氣功學

——數千年以來的第一部氣功學百科全書

林厚省教授◎著

林厚省教授簡介

- 林厚省教授，原是上海中醫學院中醫研究所業務所長、門診部主任醫師，現是國際信息研究所所長、教授，國際氣功聯合總會主席。他是發放氣功外氣治病的先行者，氣功麻醉手術首創者（獲國家重大科研獎第一獎），發現氣功物質性之先驅者，氣功信息治療儀發明者（獲得1989年世界醫療儀器展銷會金獎）。
- 著有《太極氣功十八式》《氣功三百問》《氣功學》等十餘本書。他編導的太極氣功十八式健康功法在世界各國流行推廣，特別是東南亞國家萬人齊集，視爲國操，現有學員幾百萬人。他被聘爲美國聖地牙哥大學客座教授、國際自然療能學會永久名譽會長、日本國際氣功學會高級顧問、香港中國氣功科學研究協會永久名譽會長。

前　言

古老又神奇的氣功，自 1979 年由中國大陸中國科學院、中國科委、中國科協、衛生部和國家體委組織的中國氣功彙報會上通過科學儀器的探測，證明氣功「外氣」之一是屬於紅外輻射、靜電、磁和某種「流」等物質以來，正煥發出前所未有的「青春」，不僅在中國大陸落地開花，而且遠涉重洋，廣泛傳播國外。人們越來越認識到，這一中國醫學的珍貴遺產、具有中華民族特色的醫療保健運動，是在人類同大自然和疾病鬥爭中，運用意識的引導，實行自我調節、自我控制，使人健康長壽的一門科學。

氣功既鍛鍊人的身體，又修練人的道德，對於增強人的體質，開發人的智慧，防病治病，延年益壽，促進人體科學之探索，都具有重要的意義。

氣功由於歷史悠久，群衆基礎廣泛，民間長期流傳著各家各派，門戶甚多，功種功法也很複雜。但練功的要素總不外乎調身、調息、調心，功種也總離不開動功、靜功、動靜結合功，通過精、氣、神之鍛鍊，達到練氣與練意。人們在練功時，可根據體質的強弱、病情的輕重、年齡的大小、條件的不同，選擇不同的練功方法。通過循序漸進的鍛鍊，可使人的經絡疏通，氣血調和，陰陽平衡，精神安寧，強健筋骨，扶正祛邪，增強體質，達到「有病治病，無病強身」之效果。體強體弱均可鍛鍊。

從大量的臨床實踐中看到，人體通過氣功的鍛鍊，對於高血壓、心臟病、哮喘、神經衰弱、神經官能症、關節炎、腸胃炎、腎炎、肝硬化、肺氣腫及腫瘤等多種慢性病，確實具有不同程度的療效。某些練功有素者通過氣功之鍛鍊，不僅身體強壯，而且能將自身的內氣發放出來（稱爲外氣）作用於其他病人，起到治療作用。

更爲神奇的是，在發放「外氣」的基礎上，對病人的特定穴位進行氣功麻醉，或誘發特異功能，使氣功這顆瑰麗的明珠在人體生命科學的領域中大發光彩。

當代的科研人員和中西醫醫務工作人士對氣功臨床和原理開展多方面的研究，並採用現代化科學方法，多學科探討「氣」的本質與物質性，在氣功基本功法普及和推廣方面取得了成績，在氣功「外氣」的仿生療法等研究方面也獲得突破，使氣功在防病、治病方面日益發揮積極作用，逐步系統化，成爲一門新興的人體科學。

我們在學習、繼承、總結前人經驗的基礎上，結合自己多年來的練功實踐和科學實驗，先後編寫出版了《氣功使人健康》、《氣功三百問》、《少林氣功》、《太極氣功十八式》等書籍，引起國內外讀者的極大興趣與熱情支持。十幾年來，我們收到中外讀者及氣功愛好者的大量來信，要求我們編寫系統的氣功專業書籍。爲了滿足讀者的要求，我們在理論研究、臨床實踐、科學實驗的基礎上結合同道的經驗和材料，主觀上想把它編寫成既可作爲大專院校的氣功學教材，又可做各類氣功學習班、進修班的專業指導書籍，還可作爲國內外氣功愛好者的參考讀物。因作者之水平所限，尙難達到此一願望，切盼讀者和同道通過氣功鍛鍊的實踐，提出寶貴的意見，以便不斷修訂與提高。

我們在編寫本書的過程中，得到上海中醫學院、上海氣功研究所的專家與同道的關懷與支持，也得到香港中國氣功科學研究協會主席林菁先生、澳門中國氣功科學研究協會會長余妙麗女士的協助，並參照賀明、林中鵬、高林、陶祖萊、劉貴珍、馬濟人、林海、張文江、程克錦、馬禮堂、顧申爾、林萍、朱龍妹等同道的珍貴資料，李承建、張湛、陳婷立等爲本書繪圖，仇言麟、錢放先生爲本書拍攝照片，在此，謹表示衷心之感謝！

目　錄

氣功學

第一章 氣功學概論

中國是歷史悠久，遺產極爲豐富的文明古國。在衆多的遺產中，**中醫學**是其中的重要組成部分。而中醫學中又有一門叫**氣功**的學問獨樹一幟，在民間廣爲流傳，被視爲神奇力量的象徵。多少年來，武林高手無不具有深厚的內功，更有名醫、神醫等美稱的醫界妙技回春手，精通脈絡之分布，善施助「元」之氣，使病者起死回生，恢復健全的體質。所以，隨著日月的推移，衆手的栽培，不僅沒有失傳，反而發揚光大，流傳中外，成爲中外公認的強身保健之醫療運動，並逐漸形成一門探索人體生命奧秘的科學。

近幾年來，氣功事業飛速發展。爲了深入了解、探索這門科學，氣功研究所、國內外氣功科學研究學會相繼成立；氣功醫院、氣功療養所不斷開設；各種論述氣功的刊物也逐漸增多；各流派的氣功師爲發展氣功事業，相繼著書立說，傳授「不傳之秘」；科學家、醫務工作者也積極主動地參加氣功的科學研究工作和臨床實踐。作爲一種健身防病的雙效醫療運動，不僅國外參加氣功鍛鍊的人已多達幾千萬，而且國內（台海兩岸）因參加氣功鍛鍊而受益的人也已不計其數。這是氣功史上的空前壯舉，值得歡慶。

第一節　氣功的涵義

氣功之所以說是中國醫學寶庫中的奇葩，乃因它是中國醫學遺產中具有民族特色的一種醫療保健運動。它是我國人民幾千年來，在與大自然和疾病鬥爭的過程中，運用意識的作用，對生命過程實行自我調節的經驗總結；是一種獨特、有實效的鍛鍊「精」、「氣」、「神」的自我身心修眞療法。

氣功的涵義，簡單的說就是練氣和練意的功夫。氣功的氣是呼吸之意，功則是用意識不斷調整呼吸和姿勢的練習。練氣功，就是練氣、練意，以意引氣，循著人的經絡運行，促進、加強有關臟腑功能的氣化，通過氣的運行，加強「元」氣，達到祛病強身的雙效。

氣功之所以有效，是因爲人們可以根據自己年齡的大小、體質的強弱、條件的差異、病情的輕重，選擇氣功中的靜功、動功、動靜結合功練習。通過採用不同的練功方法，起到疏通經絡、調和氣血、平衡陰陽、扶正祛邪、增強體質之作用，收到有病治病、無病健身的效果。概括來說，氣功是人們以意識之作用，採取自我鍛鍊身心，對生命過程實行自我調節、自我控制，祛病延年，使人健康長壽的一門人體生命科學，是一種鍛鍊人體元氣，增強自身體質的功夫。

氣功的名稱，過去沒有正式的統一稱呼。醫、武、道、佛、儒，門派甚多，名稱龐雜，諸如性功、定功、靜功、玄功、內功、內養功、養生功、吐納、導引、行氣、修道、坐禪、煉丹等等，名稱雖不同，然而均屬氣功之前身。據考證，《淨明宗教錄》的作者晉朝道士許遜曾在此書中有《氣功闡微》之記載。杭州祥林醫院在 1934 年出版過董浩寫的一本叫《肺癆病特殊療養法——氣功療法》的書。1935 年，中華書局印行的《少林拳秘訣》一書也提到氣功。可是，以上諸書都沒有對氣功做出完整的解釋，也沒有作為正式名詞確定下來。1953 年，北戴河氣功療養院的劉貴珍在同其他人商榷後，寫作出版了《氣功療法實踐》一書，對「氣功」兩字做了較完整的解釋。一直到 1979 年 7 月 15 日，中共國務院召開中國氣功彙報會，才作為正式名稱確定下來，並把上述所說各家各派的功種統稱為「氣功」。

那麼，為什麼又稱它為「氣功療法」呢？《氣功療法實踐》裡說：「**氣**這個字，在這裡是代表呼吸的意思，**功**字就是不斷地調整呼吸和姿勢的練習，也是俗語說的要練得有功夫（現在認為氣功除調整呼吸和姿勢練習外，還應當包括意念活動），將這種氣功方法，用醫學之原理加以整理研究，並且運用於治療疾病和保健強身上，去掉以往的迷信糟粕。因此把它稱為『氣功療法』。這樣稱呼它，既合乎實際而又易叫易懂，易為廣大人們所接受。」從而，氣功和氣功療法這一名稱就此推行到中國大陸全境。

第二節　氣功的類別

氣功的分類方法很多，現在加以規範化，主要的根據是依照氣功的功類、內容、體態、作用、形式及目的等方面來劃分的。

1 氣功的練功內容之分類

【命功】 腎精以及身軀有形之物謂之**命**，命功即從練精開始，經聚津生精，練精化氣，練氣化神等階段，一般都從守下丹田開始，周天功、強壯功多屬此類。如果想使自己健壯體格，都可練此功。從現代醫學理論來看，作爲「命宮」的下丹田是精囊、前列腺或卵巢、子宮等有關生殖器官的所在之處，也是精氣之聚匯及任脈、督脈、沖脈這三脈交會之處。通過對「命宮」的意守、調息、存養、觀想等的修練，不僅可以激發體內能量物質的凝聚，產生某種儲能性效應，而且還可調節和充實肌體體液的循環，提高整體代謝機能，從而發揮肌體的激能性效應。

【性功】 心性、神意活動謂之**性**。古稱：「心爲地，性爲王，王居心地上。」練性功主要是練神，全部集中於意識活動的鍛鍊。或從守上丹田開始，或不搞意守，任其自然（守上丹田者並不全屬「性功」）。佛家參禪意念意守法的「以一念代萬念」等療法就屬此類。性功的範疇還包括涵養道德、陶冶性情。性功一般很適合腦力勞動者練。必須注意的是，練性功一定要在老師的指導下練習，以免出現偏差。

【性命雙修功】 這是一種比較全面的高級階段修練功。可以先修性功，再修命功，以完成雙修；有先修命功，再修性功，以完成雙修；還有上練神慧修性，下練眞精修命的雙修。推究原理，**性**和**命**是人體生命中兩個互相聯繫、互相依存的側面，兩者不可分割。練功時對每一練功法的側重點有所不同。對於性命雙修的解釋就是性與命的雙修，是求性命會合，陰升陽降，取坎塡離，以火烹水，水火相濟，河車運轉，氣貫周天，心腎相交，神氣合一，結精氣而成丹，從而達到天與人合一，與天地同體之高深境界。

2 氣功的練功體態分類

【站功】以站式練功，一般稱爲「站樁」。站功對增力、壯體、發動眞氣、培養元氣，提高身體的健康素質效果明顯。站樁不僅是一種氣功鍛鍊方法，而且是武術的基本功，是達到武術上乘功夫的重要途徑。練武術，尤其練內家拳的都注重站樁，如太極拳的小馬步樁、川水樁，形意拳的三才式，通臂拳的羅漢樁，長拳的童子拜佛樁，少林下按式站樁等等。所以，站功不僅適應不很衰弱的病人，對於健康人及體育愛好者也很適應，還是發放外氣的基本功。

【坐功】以坐式練功。坐功是練氣功淸靜法門、周天搬運法門的重要方法。此法易啓動眞氣而不外散，能打通經絡乃至觀察內景（人體內的經絡、臟腑的氣化現象）。它不僅是祛病延年的重要手段，而且是探究氣功奧秘的重要內容。《因是子靜坐實驗談》的作者蔣維喬氏、《食餌療法及救治氣功偏差手術》的作者周潛川氏、《眞氣運行法》的作者李少波氏、《內養功》的作者劉貴珍氏、《放鬆法》的作者陳濤氏均著重坐功，都有此因素。坐功的姿式有多種，一般分爲垂腿坐（坐在椅子、凳子上）、盤膝坐（分自然盤膝——散盤、單盤——一足抵上會陰部、一足置於另一大腿根部，雙盤——兩足分別壓於兩腿上，俗稱「五心朝天坐」）、跪坐（兩腿跪下，臀部坐在小腿與足上）三種。

【臥功】 以臥式練功。臥功有兩種姿式，一爲仰臥，一爲側臥，作用與坐功相似，但啓動眞氣較慢。身體極度衰弱或高度疲勞時宜以臥姿練功，但氣機發動卻較其它方式不明顯。對行動不便的患者，臥功是唯一可行的好方法。對一般練功者來說，臥功只作爲睡前、醒後補助練功的方法。

【行動】 古人未提行功，只是練功到一定程度後，要求走路也保持練功狀態；也就是說，行走也保持內在的練功狀態。武術很注重步法的鍛鍊，現在所傳的行功就是從武術中某些基本步法中演變而來。郭林先生的行步功與太極拳的獅子滾球丹法、少林拳的逍遙步、五禽戲的熊形步等和它很相似。此法易學、易練，有和暢氣血、疏通經絡的作用，宜於慢性病人的鍛鍊。

3 氣功練功形體之動靜的分類

【靜功】 練功時形體保持不動。坐功、站功、臥功即屬此類。它雖然在外表上保持安靜，內部卻在做「內運動」。

【動功】 通過經編排的動作，內練元氣，外練筋、骨、皮，達到壯骨強筋、神氣合一的目的。它不僅可以用於強身，還可用於制敵。太極氣功十八式、太極拳、形意拳、八卦拳、大雁功、調息功均屬此類。

【動靜結合功】 即指又練動功，又練靜功，動靜相結合之功。要求外動內靜、由動歸靜。如達摩易筋經、峨嵋十二樁、蛤蟆氣，以及形神樁等。

4 氣功的練功種類

【硬氣功】 武術與雜技中多採用此類，如頭碰石碑、橫刀開腹、氣斷鐵鏈、刀槍不入、寒暑不侵、力托千斤等。所謂金鐘罩、鐵布衫，均含括其中。

【軟氣功】又稱「醫療氣功」，乃是用於養生、防治疾病的各種氣功。

應該指出的是，硬氣功、軟氣功乃是人們的俗稱。所謂硬氣功者，是氣功師把眞氣運行到身體的意定部位，使該部位產生暫時性的變化，從而呈現出超出常人的機能表現；實際上也是眞氣功能的表現。

5 氣功的練習應用門派的分類

【醫家功】與中醫理論緊密相連，對人體內的經絡、臟腑氣化反應觀察較爲透徹的稱呼，目的在於祛病延年，探索、研究人體生命之奧秘，是中醫學的基礎和精華部分。如周天功中的經脈周天運轉和少林氣功大周天轉動即是。

【道家功】以中醫理論爲基礎、修心練性爲主的稱呼，目的在於葆性全眞、長生久視，主張還丹內斂。它探求人體奧秘與大自然的關係。如周天功中的丹道周天即是。

【儒家功】著重於心性的陶冶、鍛鍊，以存心養性爲主，主張在日常生活中砥礪意志，正心存誠意，養浩然之氣，以求豁然貫通。

【佛家功】以虛無爲宗旨，以明心見性爲主。目的在於斷感證眞、妙契佛性。如六妙法門、止觀等即是。

值得注意的是，氣功雖然門派林立，但經過幾千年的流傳，互相影響，因此，往往有相同相似之處，並且還具有博採衆長、各具特色之特點。

6 氣功在練功之作用方面的分類

【保健功】一般在醫學上，正常人應當血脈通暢，陰陽平衡，五臟調合。所謂人體患病，即是血脈乖亂，陰陽失去平衡，五臟失調；治療疾病則以暢和氣血，疏通經絡，平秘陰陽爲要。而這正是氣功最基本的功能，無論練什麼形式的氣功，均有防病治病之作用。一般認爲，爲防病治疾而練氣功，就稱爲「保健功」，例如內養功、鬆靜功、太極氣功、動靜結合功等。

【增力強身功】氣功的鍛鍊是使人防病於未然，並增強自身內在潛力的有益運動。當你的保健功收到效果時，希望通過繼續練功，培益眞氣，使眞氣充沛，暢達臟腑、經絡、皮肉、筋骨，從而強化人體各個部分的功能。可以說，強化體內各部分的功能之練功法稱爲增力強身功。例如站樁功、少林內功、蛤蟆氣動功、硬氣功等。

【探索人體奧秘功】氣功的鍛鍊日漸深入後，不僅可以防病治病、增力強身，還可以通過「內視」功夫，揭示人體內部的內在奧秘，認識臟腑、經絡、氣化等人體生命的活動過程，並培育特異功能，如耳朵識字、眼睛透視、意念開花、意念制動、意念撥鍊等。這也是現代醫學難以理解的現象。具有這種功能的功法則稱爲「探索人體奧秘功」。

【發放外氣功】也稱「內氣外放功」。醫學上認爲，外氣是內氣的延伸。具有深厚基礎的氣功師經過多年訓練，內氣充足，從而達到內氣外放。氣功師不接觸患病者的軀體，而通過外氣發放至病者的特定穴位，使病者感受到酸、麻、脹、冷、熱、壓重、蟲爬或者肌肉跳動（氣功上稱爲**氣感**），使患者達到治療效果。這種功法也稱「布氣功」，以這種功法治患者之疾也叫布氣療法、運氣療法。練習太極氣功十八式，結合少林內功等功法，對此功的形成效果顯著。

【智能功】 氣功除上述作用外，還有激發強化異於常人的智能之作用。例如練習太極氣功十八式後，大腦皮層進入良性意念法，使全身感到很輕鬆愉快，耳靈目清，記憶力增強。練禪密功時著重鍛鍊脊髓部分，即打通任、督脈，放鬆整條脊柱和會陰，提高神經反射能力，增加愉快感，提高智能能力。練周天功到一定階段，頭頂可現跳動，甚至開頂，以增強其整體性和有序程度，提高敏銳和感知能力。

7 氣功在練功外形和效應的分類

【靜養型】 著重「以靜養氣」，功能特點是低代謝、高儲能。如內養功、鬆靜功等。

【體操型】 著重「以動養筋」，功能特點是強肌強骨、通經活血。如太極氣功十八式、行功、五禽戲、易筋經等。

【按摩型】 著重「以外動求內動」，功能特點是通絡活血、滋養內臟。如保健功、沐浴功、摩腹功、摩腎功等。

【自發型】 著重「以靜生動」，功能特點是內氣按摩，壯元強身。如自發五禽戲動功、鶴翔樁、自發動功等。

第三節　氣功的作用

氣功鍛鍊的實質是鍛鍊眞氣，培育元氣，扶植正氣。所以它能扶正祛邪、增強人體的免疫力和抵抗力。氣功鍛鍊要求放鬆、入靜、自然和排除雜念，它能消除應激性反應，排除緊張狀態；氣功鍛鍊能疏通經絡、調和氣血和平衡陰陽，提高神經系統的協調能力，使大腦皮層展現保護性的抑制作用；氣功鍛鍊能降低基礎代謝，提高儲能能力，對腹腔發揮按摩作用，從而增進食欲，提高消化功能；氣功鍛鍊能發揮人體潛力，調動自身的積極因素，並起著自我控制作用。所以，氣功鍛鍊不用服藥，不用打針，它能由於自身的努力，達到防病治病、健康長壽的目的。

我們看到不少慢性病人，通過練氣功，病體痊癒了：有的恢復了工作能力；有的病情在改善，趨向於痊癒；有的則控制了病情的發展。另外有些人屬體弱或年老力衰，通過氣功之鍛鍊，增強了體質，恢復了活力，使精神倍增，愉快地生活著。這些現象充分說明了氣功的作用。下面我們將在理論上闡述氣功的作用。

【增強體質，祛病延年】前面說過，練氣功可以調整陰陽，暢和氣血，疏通經絡，培益眞氣，使人的生命力得以旺盛，並使弱者強，病者康，老者復壯。《素問》指出：「其知道者，法於陰陽，和於求數，飲食有節，起居有常，不妄作勞，故能形與神俱而盡其天年，度百歲乃去。」《管子》指出：「人能正靜者，筋韌而骨強。」《抱朴子》也說：「善行氣者，內以養身，外可祛病。」古代名醫華佗則進一步指出：「動搖則穀氣得消，血脈流通，百病不生。」事實一再爲這些論斷所言中，並爲現代先進的醫學科學所證實。

【發達智力】氣功鍛鍊不僅可以增加人類的健康素質，還可以激發人類的無窮智慧。練氣功要求入靜，而入靜與人的睡眠狀態、清醒狀態有著本質的區別，屬於人類生命過程的三態之一，它的作用是休息、消除疲勞、增強人體的生命活動。它的重要作用在於大腦活動的有序程度增加。這樣一來，腦細胞的活動效率大大提高。研究表明，一般人的大腦中約有 140 億腦細胞，其利用率往往不到 10%，大量腦細胞因彼此間的「線路」不通而未能加以利用。而氣功的鍛鍊顯著改善了這種狀況，大腦活動的有序程度增強，使一些本來未能聯繫的線路被接通。這樣，大腦的潛力就被發揮出來，達到發達智力之效果。

中醫理論認爲，眞氣是生命活動的動力，而練習氣功的入靜狀態正是促進眞氣增長、運行的最好條件。充足的眞氣向思維活動提供了可靠的動力保證，從而敏銳了大腦的機能。所以，《管子》說：「定在心中，耳聰目明。」對於靈感，古人更有一段極其重要的論述。《管子》指出：「思之思之，又重思之，思之不得，鬼神將通之，非鬼神之力也，精氣之極也。四體旣正，血氣旣靜，一意博心，耳目不淫，雖遠若靜，思索生知。」（《管子·內業》）我們的祖先在兩千多年前認識到靈感是在不斷地實踐、知識積累後，經過思索而引起的認識上的飛躍。這是多麼難能可貴啊！如此精闢的論斷雄辯地證明了氣功之重要意義，確實值得今人去努力。所以，現今有無數矢志於事業的奮鬥者加入氣功鍛鍊的行列，也正是爲了通過氣功鍛鍊，增強其才智與體質，爲其事業的奮鬥打下良好的基礎。

【陶冶性情，涵養道德】練習氣功要求力排干擾，每個練功者要想收到練氣功的效益，就必須主動、自覺、經常地摒棄七情干擾。不僅在練功之際，平時也要注意保持情緒的安定、精神的愉悅，和暢於中，喜形於外，不使自己有憤怒乖張之氣、悲思抑鬱之情，這樣練功收效就快。另外，當練功到一定程度——眞氣充足後，五臟得到眞氣的充足濡養，功能隨之加強，隸屬於五臟的情志活動也必然隨之平和。以上就是練氣功能陶冶性情之所在。

爲了在練功中保持氣機暢通，必須在平時就排除狹窄的心胸、利己的私欲、驕矜的念頭，常存仁民愛物之心、克己奉公之德、光明磊落之情操。如遇不愉快的事或受他人刺激，可以設想你正沈浸於內養功或太極氣功十八式中的開闊胸懷一節，努力使自己平靜下來。這樣，氣機就能發揮，練功也就會收到顯著的效果。

【激發和強化人體內在潛力，獲得種種異常的智能】

人體的內在潛力究竟有多大，目前尙不能斷定，因此練氣功能獲得怎樣的特異功能，還在繼續探索中。北京的白雲觀裡曾有一幅對聯：「意凝氣凝神凝爐中煉就長生藥，念住息住脈住鼎內修成不壞身。」這裡的「念住」是指入靜時克服和消除雜念；「息住」指練功時「閉氣」；「脈住」是指練功時心跳停止。這不是欺人之談，而是客觀的存在。「息住」現象並不少見。很多練功有素者出現過此現象，呼吸停止後即出現胎息。「脈住」的現象亦可證明。印度瑜伽師表演，把其裝入棺材，埋入地下，用遙控心電圖觀測心臟，當其練功至一定程度，心電圖呈現繩狀圖形，即心臟停止了跳動。直至功畢，心臟又恢復正常的跳動。另外，不少氣功師通過練功，獲得了遙視、遙聽，甚至意識傳感等功能。還有些氣功有素的氣功師能將內氣外放離體，爲患者治療各種疾病。至於那些能「指斷碎石」、「寒暑不侵」、「刀槍不入」的功能，已是屢見不鮮，司空見慣的事實，這裡就不一一列舉了。

【體育、書畫、特殊環境與氣功的關係】

在大陸六屆全運會中，上海游泳隊取得了優異的成績，震驚了泳壇。這與他們採用先進的科學方法訓練分不開。他們根據氣功原理，運用內養功來消除臨場緊張，這樣的心理訓練使運動員情緒穩定，臨場的技術發揮出色，賽後又可以加快消除疲勞。以前的天津游泳隊，現在的上海隊，以及日本、西德隊等均採用以氣功爲主的心理訓練，作爲克服賽前緊張的手段，取得了顯著的效果。

歷代書家都很重視作書時「心」的作用，《虞世南筆髓》中說：「心爲君。妙用無窮，故爲君也。」氣功主張入靜時凝神抱元守一，而書法中也須先凝神，後作書落筆。這樣，氣功與書法自然而然地結合起來，使某些書法家習字作畫，力透紙背。

在特殊的環境下，對航空員、潛水員的療養效果加以觀察，發現航空員和潛水員通過氣功鍛鍊，心血管的功能大大提高，體質增強，引體向上次數明顯提高，1500 米長跑測驗成績也顯著提高。疾病治療結果也表明，通過氣功鍛鍊，痊癒率大大提高，尤其對高血壓、神經衰弱效果更明顯。這說明，氣功不僅對一般人起防病治病、增強體質的作用，對特殊環境如航空員、潛水員的療養康復也起了顯著的作用。

同樣，在戲曲方面，通過深呼吸法和煉丹田之氣，能以少量呼出之氣，演唱較長的唱詞。另外，如同體育中類似氣功的鍛鍊，放鬆功的練習能起到穩定情緒、調節表情肌肉之功能的作用。

第四節　氣功是自我鍛鍊的整體療法

人體是「形」、「神」統一的有機整體，精神對人體有著巨大作用。練氣功是運用「內向性」的鍛鍊方法，即主動控制意識，達到掌握自身的內在行動，調動和增強人體各部分機能，激發人體的固有潛力，從而使人體心身機能得到加強，達到疾病可除，弱者變強，老者復壯的功效。

氣功是直接以防病治病，增強體質爲目的，以自己的身體爲對象，通過有意識的自我調控心理、生理活動，矯治其失控的鍛鍊方法。所謂內功，一般來講就是靜功，它採用放鬆、入靜、意守、調息等方法，運用坐、站、臥等姿勢。然而，雖稱靜功，卻是欲靜不能。因爲氣在內部運動，所以靜功又是靜中動的鍛鍊方法。所謂外功，一般指動功。它是採用各種精心編排的動作運動、按摩、拍擊等方法，以意引氣相結合，鍛鍊內臟、筋骨和肌膚。雖然它處在運動之中，卻要求凝思聚神於靜中。所以它又可說是動中靜的鍛鍊方法。歸根結柢，不管它採用動還是靜，都體現爲通過自我，而非通過打針、吃藥等方法。所以，把它說成是一種自我身心的鍛鍊方法，是一種科學的見解。目前，社會上還流傳著外氣治療。然而，因爲這種治療方法會損害氣功醫師的身體，又加上社會上的江湖騙子藉此招搖撞騙，所以不提倡，不廣泛推廣，只做一些臨床和科學實驗之用。

那麼，又爲什麼說氣功是自我鍛鍊的整體療法呢？一句話，氣功是「心、身結合」之鍛鍊方法。

中醫學中，整體生命觀對我們了解構成氣功、中醫之共同的理論基礎做了如下解釋：

【天人整體觀】 把人看作自然界的一部分，從天地間萬物生生化化的整體背景上去考察人的生命活動。《素問・四氣調神論》就說：「陰陽四時者，萬物之始終也，死生之本也，逆之則災害生，從之則苛疾不起。」中國醫學認爲，春夏養陽、秋冬滋陰就是根據必順四季，適應寒暑變化調節陰陽的。這種觀點被稱爲「智者的養生之道」，用於病理和生理上，就是中醫的「天人相應」之觀點。由此而產生了根據季節用藥的方法及針灸的的子午流注之法。

這些理論曾被忽視，因爲有許多人認爲這是糟粕。現代的醫學用地磁變化影響某種疾病突發，證明了「天人相應」的事實，認爲這是人體與天地之間關係的反應。同樣，古人對人體生化過程進行了綜合觀察，得出了總結，創造了非常科學的子午流注法。這業已引起國內外學術界的高度重視。

【心身整體觀】 把人的心身看作一個整體，並以此考察人的生命活動。古人認爲：精神是人之生命活動的主宰；形體是人之生命活動的基礎；氣是人之生命信息的體現，貫通於周身，把形和神結合成一個統一體。《淮南子・道原訓》中就這樣說：「夫形者，生之舍也；氣者，體之充也；神者，生之制也。」在這三者當中，古人又強調了氣的存在。

現代的解剖學、組織學在人的形體上研究得相當精深，但忽略了氣機的存在。所以，我國古代文化與醫學理論對人體生命過程的重要論述及認識引起越來越多的科學家重視，其原因就在此處。

【人身整體觀】 中醫認爲人體各部——外爲四肢百骸，

內為五臟六腑，彼此連繫，互相作用，形成一個以臟腑為核心的有機整體。《素問·五臟生成篇》中說道：「心之合脈也，其榮色也，其主腎也；肺之合皮也，其榮毛也，其主心也；肝之合筋也，其榮爪也，其主肺也；脾之合肉也，其榮唇也，其主肝也；腎之合骨也，其榮髮也，其主脾也。」至於在《內經》中，這方面的論述就更多了。這一理論成為後來「臟象學說」與「臟腑辯證」的根據。

然而，這還不足以說明人身之整體觀，另外一種說法更具全面性。《靈樞》中說：「夫十二經脈者，人之所以生，病之所以成；人之所以治，病之所以起。」這就說明，人體這一有機整體是因經絡系統的關係而形成，人的生命活動之進行則是借助於氣來完成。練功有素者提動眞氣，任、督兩脈進行小周天運行，十二經脈進行大周天運行。這就表明，人的整體性中，「氣」是其主要部分。

綜合上述觀點，得出如下結論：以臟腑為核心，賴經絡之維繫的「形」，寓於心的「神」，以及周流於經絡，充盈於四肢百骸，把「神」與「形」結合在一起的「氣」，三位成一體，構成了以心為主導，心身統一，天人相應的人的生命。這是氣功與中醫的理論基礎，而「氣化論」及「經絡學說」則是這種整體生命觀的具體表現。

第五節　氣功是中華民族的寶貴遺產

氣功在我國有悠久的歷史。據考證，早在周代金文（公元前 11 世紀～公元前 770 年）中就有了氣功的記載。不過，當時不叫氣功。戰國初期的文物《行氣玉佩銘》就已記述了氣功的理論與練法。這段記述是刻在一根十二面體的玉柱上。我國現存最早的醫學典籍《黃帝內經》裡已有了關於氣功的描述。從這以後，歷代均有氣功的詳細記載。

氣功與一般的體育運動有所不同，它不追求短時間的激烈運動，而是有意識地按練功原則練習，慢慢通過調整人體的生理功能發揮作用。氣功的鍛鍊著重於加強內運動，即調整陰陽及人體內部功能，也就是精、氣、神的鍛鍊。

氣功在治療疾病方面，是以中醫理論爲基礎的，是根據陰陽虛實的理論和氣血、經絡等學說辯證施治的。如陽虛的患者採用氣功中的貫氣法，高血壓病患者意守「湧泉」穴，低血壓病患者意守「百會」穴。總之，在選擇功種方面，是根據病者病情輕重、不同病種的不同特點、相同病種的不同情況或同一病員在疾病的不同階段，採用因人制宜，區別對待，辯證、有針對性地對症練功。因此說氣功是中國醫學的珍貴遺產之一，是具有中華民族特色的醫療保健運動。

第六節　練功先修德

練氣功不僅能強健身體，祛病延年，而且能增進精神、道德上的修養。俗語說：氣功能「修身養性」——就是指出此點。要練好氣功，必須經常保持精神恬靜、情緒穩定、心境愉快，常懷助人爲善之心，務使自心保持一團太和之氣，這樣才能收到練功應有的效果。同時，練氣功能使眞氣充沛、五臟得養，情志也隨之安泰，神清意靜，心平氣和，從而取得涵養道德，陶冶性情之效益。

《道德經》中說：「道生之，德儲之……萬物莫不尊道而貴德。」從廣義上說，道德是宇宙間最基本的物質及其性能之概括；換言之，是大自然最精細的原始物質及其固有的能力與規律。它不僅存於宇宙之內，也存於人的身體之中，與自然界的道相通，決定著人體的生長衰亡。人的生命運動整個過程是在「道」的背景上，在「德」的影響下進行的。《素問•生氣通天論》中指出：「陰陽四時者，萬物之始終，死生之根本，違背它則生災害，順從它則避免苛疾。這就是得道。」練氣功就是通過運用意識涵養道德，建立與強化人的精神和無所不在的「道」的直接和自覺的聯繫，使人的生命運動高度適應大自然的微妙變化，形成一個「天人相應」之整體。這樣一來，不僅能健身養生，還能充分開發人的智慧，強化種種潛能。

狹義的道德是指人與人之間關係的行爲準則。它不同於法律，但受法律與習慣的影響。人生活於社會中，道德規範對人的行爲是一種約束。雖然不如法的力量強，但道德是一種精神方面的概念，因此更深入於人的內心世界。

練氣功，兩種涵養的道德都應包括。首先是順應自然之性，接受自然界中道之「生化」，以使生命過程順利進行；然後在陶冶情操方面做到「克除私欲」，克服損人利己等邪念，更要嚴格地遵守公德，樹立高尙的道德品質，使自己的體魄與道德相融合。

練氣功時或期望在氣功上有造就者必須具備以下幾點：

【認眞陶冶性情，砥礪意志，是保持意靜神寧、氣機和暢的關鍵】《荀子》中對此做了較深刻地說明：「治氣養心之術，血氣剛強，則柔之以調和；知慮漸深，則一之以易良；勇毅猛戾，則輔之以道順；齊給便利，則節之以動止；獲隘偏小，則廓之以廣大；卑濕重滯貪利，則抗之以高志；庸衆駑散，則劫之以師友；怠慢僄棄，則炤之以災禍；愚疑端愨，則合之以禮樂，通之以思索。凡治心養氣之術，莫徑田禮，莫要得師，莫神一好，夫是之謂治氣養心之術也。」這裡對人的弱點一一指出，對怎樣改正，使對練氣養心之人的必經之途清晰而又坦蕩，做了極好的說明。

【開闊胸懷，培養樂觀主義，是練功有成的重要因素】《素問·舉痛論》中說：「喜則氣和志達，榮衛通利。」儒、道、釋家對此很推崇。若在練功時感覺到舒適、輕鬆、安然之感，則可以導致氣功向高級階段發展。

【講究文明，克服不良習氣，是防止氣功出偏差的重要之處】練氣功的效果如何，關鍵在於是否入靜。如存有不良習氣，會在大腦中形成一個頑固的興奮灶，掩蔽眞意，就不容易入靜。如是，講究文明，就有利於「七情」穩定，使氣能在穩態下沿著意識指引，循徑而行，達到有素之效果。

【克除私欲，與人爲善，是使練功進境上升的推動劑】如果能做到這一點，那麼，意識中的一般合乎自然規律的意識與練功的眞意就能合爲一體，顯示出來，練功往往能事半而功倍。這一點在《管子·心術》中講得很清楚：「去欲則宣，宣則靜矣，靜則獨立矣；獨則明，明則神矣，神者之貴也。故館不避除，則貴人不舍焉。故曰不潔則神不處。」所以，儘管克服私欲很難，但必須耐心而又堅決地去克服。這對氣機的上升，功夫的進展是至關重要的。

總之，練氣功也是樹人之過程，必須爲自己創造良好的環境。每一個練功者須慎而思之，穩而處之，懷著愉快的心情，抱著樂觀的精神鍛鍊，使病者早癒，健者更壯。

在修德方面，有一些問題值得注意。一是某些江湖騙子利用氣功可健身治病的特點或通過表演硬氣功，招搖撞騙，販賣假藥，騙取錢財。這敗壞了氣功的名聲，所以必須抵制之。二是氣功能防病治病，使人康健，但在宣傳上爲了突出自己，講過了頭，如說「氣功萬能」、「氣功能治百病」等等，不僅對氣功事業不利，而且還給人們留下不好的印象，產生反感情緒，所以必須注意之。三是自高自大，門戶林立，相互保守，相互排斥，互相詆毀等。這與氣功事業的發揚光大是相違背的，必須改正之。應該認識到，氣功入門不難，深造也是辦得到的，關鍵是「持之以恆」。因爲氣功不僅是一種自我強身方法，而且將成爲打開人體生命之奧秘的一把鑰匙，練功者一定要樹立高尚的情操與品德，爲自身的強健，爲氣功事業的發展而貢獻力量。

第二章
氣功發展簡史

第一節　氣功的起源

中國氣功發展的歷史悠久，已有5000年以上。它是我國古代人民在長期的生活、勞動之餘，與疾病、衰老鬥爭的實踐過程中，逐漸認識和創造的一項身心鍛鍊的方法，防病治病的一門科學。

在遠古年代，氣功的萌芽和發展是由於這樣一些情況而逐漸被人們所認識的：人類要生存下去，就要運用人的自身機能去戰勝大自然施予人類的種種考驗，以適應千變萬化的自然環境。人類除了利用大自然各種有利的條件保存自己之外，還要使人的機體適應大自然給人類造成的各種困難、痛苦和磨難，這就促使人類認識抵抗疾病侵襲的自身保護的重要性，並提高自身鍛鍊的能力。

例如，人在勞累時會不自主地打哈欠，要求休息和睡眠，以消除疲勞；在疾病疼痛時會發出呻吟，以緩解疾痛；在勞動時會發出「嘿」聲以助力；在飢餓時會要求進食；在勞倦體乏時，伸伸懶腰或閉目安靜；感到腰背酸痛時，對腰背自摩自捏，輕輕拍打一陣，而感到酸痛減輕或消除；若感到胸悶腹脹，便張口呵氣，或以手摩按胸腹，而感到脹悶改善；天氣寒冷時，人們會坐在避風朝陽的地方取暖，坐時自然會將伸直的手脚緊縮靠近驅體，兩手放在小腹上（後來稱丹田穴），並將口自然閉合，以利保暖；在空氣稀薄處，自然產生深呼吸，久而久之，腹式呼吸形成了，靜神定坐之後，當會感到精力充沛，身體舒適。

人們從這些活動中領悟到，這是一種有益於身心健康的作法，從而進入有意識的鍛鍊，並從中總結了多種多樣的方法，於是或靜或動的氣功鍛鍊便開始萌芽了。再通過不斷地實踐摸索，反覆證實有一定的效果之後，一種方法就逐漸被人們保留，採納，得以流傳，應用。

但氣功是在什麼時代、怎樣形成和發展起來的？目前已無法稽考，只能根據文獻，做一些推測。秦呂不韋《呂氏春秋・古樂》中記述：「昔陶唐之始，陰多滯伏而湛積，水道壅塞，不行其源，民氣鬱閼而滯著，筋骨瑟縮不達，故作爲舞以宣導之。」這段話補充了《尚書》中洪水成災後的情況。由於洪水瀦留，水濕之氣太盛，在人們當中普遍出現了肌膚重著，關節不利的情況。他們根據平時積累的知識，就選用某些舞的動作，作爲舒筋壯骨，通利血脈，強健體質之用。這就是一種原始氣功中的動功，也是東漢傅毅《舞賦》中說舞蹈是「娛神遺老，永年之術」的依據。

這種舞蹈，通過出土文物彩陶盆而具體化了。在青海省大通縣上孫家寨，考古工作者發掘了一批新石器時代的墓葬遺址，其中出土了一件與古代氣功有關的舞蹈彩紋陶盆。這個彩陶盆繪有黑色舞蹈圖畫，彩繪主題是三組舞蹈畫面，每組 5 人，手拉手，面向一致的動作。整個畫面人物突出，神態逼真，用實線條表現，寫法流暢劃一，既是一件難得的藝術珍品，也是反映古代氣功的實物証據。

在商、周初期的銅器上，有些圖像十分生動地描述了古人施展氣功的各種姿勢。這說明，在文字產生之前，很可能就已產生了氣功。

翻開中華民族的文明史，自有文字記載以來，就有關於人的生命運動規律的論述，就可以找到氣功的蹤跡。

例如我國最古老的哲學名書《易經》，據說是古人「仰觀天文，俯察地理，中通人事」所作。它從哲學角度闡明了宇宙間萬物生生化化的普遍規律，並在此背景上論述了人的生命本質，奠定了中醫學和氣功學的理論基礎，其中的許多論述，至今仍是氣功的綱領文字。如「退藏於密」、「艮其背」……都是練氣功的一定功法。《易經》中陰陽往復的理論，直接指導著氣功的實踐。魏伯陽著的氣功大作《參同契》就是在《易經》的基礎上，參以練功實踐而成。

又如《書經》，它是西周以前的歷史文獻，其中也有「人心唯危，道心唯微」，「允執厥中」的記載。這不僅指明了「人心」、「道心」的區別，而且指出了「執中」的練功方法。

至於在古代民歌當中，也有針對氣功的描述。如：「君子兮，其儀一兮，其儀一兮，其心結兮。」（《詩經》）講的是氣功有素者的精神境界與外在聯繫。可見，在史前時代，氣功已經相當盛行。

第二節　春秋戰國時期

春秋戰國是我國古代文化史上的黃金時代，也是氣功理論體系的形成時期。其時諸子蠭起，百家爭鳴。人們總結了前人的經驗和成果，把人對自然、社會以及人對自身生命的認識，推進到理論的新高度。氣功也在這個背景上系統化，形成了獨立的理論體系，氣功所認爲的人身三寶——精、氣、神的概念正式形成。例如《管子》說：「心之在體，君之位也。」「精者，氣之精也。」「氣者，體之充也。」明確地提出：「心全於中，形全於外……人能正靜，皮膚寬裕，耳目聰明，筋韌骨強。」「心靜氣理，道乃可止。」這正是氣功養生的根本所在。《孟子》提出「存其心，養其性」，精闢地闡述了意與氣之間的關係。他說：「夫志，氣之帥也；氣，體之充也。」「志一，則動氣；氣一，則動志。」《荀子》中說：「心者，形之君也，而神明之主也。」又說：「心何以知道？曰：虛一而靜。」並明確地稱此爲「養心治氣之述」。可見，這時氣功已成爲一門獨立的學問。

諸子百家爲了說明自己的主張，在氣功領域裡形成百花齊放、爭奇鬥艷的局面，發展了自己的理論體系。

道家從自然科學的角度進行研究，目的是「葆性全眞」（《莊子》），關鍵是：「致虛極，守靜篤。」下手處是……「虛其心，實其腹。」老子《道德經》說：「常無欲以觀其妙，常有欲以觀其徼。」第一句是清靜法門的要領，第二句則是指搬運法門。莊子說：「緣督以爲經，可以保身，可以全生，可以盡年。」（《莊子·養生主》）說的是搬運法門小周天的功夫。

尤其值得注意的是二十世紀出土的戰國時代文物《行氣玉佩銘》。銘文曰：「行氣——深則蓄，蓄則伸，伸則下，下則定，定則固，固則萌，萌則長，長則退，退則天。天幾舂在上，地幾舂在下，順則生，逆則死。」著名的歷史學家郭沫若先生在《奴隸制時代》一書中，對《行氣玉佩銘》做了極為詳細的考証。他認為，《行氣玉佩銘》中所刻的銘文，對功法、經絡的存在，氣機的運行，練功的調息過程做了形象化的描述。《行氣玉佩銘》中說：「行氣是一個循環過程，吸氣深入多了便擴伸，使它往下伸，伸到一定部位便固定，固定後越積越多，充溢後往上長，順原路退回，合天機便朝上動（心），合地利便朝地下衝（精），順此原理則健康生長，逆此原理便生患死亡。」這段充滿哲理的銘文反映出氣功作為一種物質所呈現的生命力量和發展的基礎是建立在辯証理論上的。寥寥數十字，把周天功的第一回合——小周天的練功過程說得清清楚楚。這表明當時的氣功水平已相當高，而且也証明經文、諸子上的有關論述並不是借喻談玄，而是闡發氣功養生的原理。

儒家從社會科學方面進行探討，其要求是「存心養性」，通過養浩然之氣，增強人體之機能，下手處是「求放心」「存夜心」（《孟子·告子》），關鍵則在於「心勿忘，勿助長。」（《孟子·公孫丑》）應該指出，儒家特別注意在日常生活、待人處事中，通過涵養道德來練氣功。對此，荀子在《解蔽篇》裡講得相當透徹。

醫家以人的生命，以及人與自然的關係為研究對象，實質上相當於道家學說的應用分支。醫家氣功稱為「養生」、「攝生」，通過「呼吸精氣」、「積精全神」，以達「卻老全形」，「長生久視」之目的。下手是「恬膽虛無」，關鍵則是「法於陰陽，和於術數。」（《內經素問·上古天眞論》）

同時，古人認爲，一個好醫生必須具備以下五個條件：「一曰知治神，二曰知養生，三曰知毒藥之僞眞，四曰知砭石之大小，五曰知臟腑血氣之診。」（《內經素問·寶命全形篇》）其中，知養生固然離不開氣功，知養神更需精通氣功。因爲，《內經·素問八正神明論》說得很淸楚：「形乎形，目冥冥，問其所病，索之於經，慧然在前，按之不得，不知其情，故曰形。」「神乎神，耳不聞，目明心開而志先，慧然獨悟，口弗能言，具視獨見適若昏，昭然獨明，若風吹雲，故曰神。」顯然，氣功不到一定火候，於診斷時便不可能達到知神的地步。因此，著名的醫家多數都是氣功大師。

司馬遷曾介紹這一時期的一位知「神」的名醫——扁鵲。據《史記·扁鵲太倉公列傳》記載，扁鵲治病時，「能盡見臟腑之症狀，特以診脈爲名耳。」他之所以具有這種本領，按楊玄操的說法，是因爲受「桑君之秘術，洞明醫道」的緣故，顯然扁鵲「知神」的功能來源於氣功強化了的潛在能力。

不僅如此，氣功還是一種古老的醫療手段。《內經·負樞·師傳篇》有這樣的一種記載：「帝曰：成有導引，行氣、蹺摩、灸熨、刺焫、飲藥之一日，可獨守也？將盡行之乎？歧伯曰：諸方者，衆人之方也，非一人之所盡行也。」可見氣功（導引、行氣）與按摩（蹺摩）、針灸（灸熨、刺焫）、藥物治療（飲藥）一樣，在春秋戰國時期就是中醫的一種傳統醫療方法。

總之，早在春秋戰國初期，我國人民運用氣功養生治病，文獻中就有不少記載。我國現存最早的醫學經典著作《黃帝內經》中就提出了「上工治未病」的預防醫療觀點，把養生問題列在首位。《素問・上古天眞論》指出：「上古之人，其知道者，法於陰陽，和於術數，飲食有節，起居有常，不忘作勞，故能形與神俱，而盡終其天年，度百歲乃去。」又說：「虛邪賊風，避之有時，恬淡虛無，眞氣從之，精神內守，病安從來！是以志閒而少欲，心安而不懼，形勞而不倦。」「呼吸精氣，獨立守神，肌肉若一。」《素問・異法方宜論》云：「其民食雜而不勞，故其病多痿厥寒熱，其治宜導引按蹻。」《素問・刺法論》則指出：「腎有久病者，可以寅時面向南，淨神不亂思，閉氣不息七遍，以引頸咽氣順之，如咽甚硬物，如此七遍後，餌舌下津，令無數。」

經文中提到的「術數」、「導引」、「按蹻」、「呼吸眞氣」、「餌舌下津」、「閉氣不息」、「獨立守神」、「淨神不亂思」等語都是氣功的鍛鍊方法。

老子《道德經》有「綿綿若存，用之不勤。」「載若魄抱一，能無離乎？專氣致柔，能嬰兒乎？」等語，指的是在練功時，心情須安靜，思想應集中，呼吸要柔和、細長，氣要貫丹田，意要守丹田，即必須注意「意」與「氣」的鍛鍊。

《莊子・刻意篇》指出「吹呴呼吸，吐故納新，熊經鳥伸，爲壽而已矣，此導引之士，養形之人……之所好也。」說明通過氣功的鍛鍊，有強身、延年的作用。

綜言之，春秋戰國時期，隨著文化高度發展，隨著人對自然及自身生命運動認識的深化，氣功也高度發達，形成了完整的理論體系，建立了一系列有效的練功方法，爲今後歷代氣功的發展打下厚實的基礎。

第三節 秦漢至隋唐時期

秦始皇統一中國之後，親手導演了古代文化的一次大浩劫——焚書坑儒，許多寶貴的文化典籍因而損失殆盡。這一現象直至入漢以後，由董仲舒提出「廢黜百家，獨尊儒術」的主張，稍有所改變。但是，從此以後，再也未出現過春秋戰國時期那種百家爭鳴的繁榮景象。所以，包括氣功機理在內的「性命之學」之研究，進入了道家、醫家的領域。氣功因之而被當作「修性復命」的手段，廣爲流傳。由於當時的生產力低下，科學技術落後，因而對於練習氣功過程中出現的精神與生理現象不能解釋清楚，於是，氣功遂蒙上神秘的色彩，流於玄學。

東漢明帝時，佛教自印度傳入中國，盛行於西晉，至隋唐達到鼎盛。佛教一經傳入中國，即與中國的固有文化相融合，佛教哲學中關於宇宙及人的生命理論和中國古代的性命之學相結合，佛教的傳統修持方法和我國古氣功的修性養身結合，從而豐富了我國古代文化中的性命之學，並從理論中與實踐上這兩方面推動了氣功的發展，同樣也使本已神秘的氣功染上了宗教色彩。

不過，在這一階段，對氣功發展做出貢獻的醫家、道家、道教（道家與道教有區別）、佛家之士還是大有人在。

【醫家】《黃帝內經》成書於漢，它集先秦醫家理論與實踐之大成，是一本系統闡述人之生命的整體觀之要書。它的三個最主要的觀點就是：

(1)人的生命是神、氣、形（肉體）這三者的統一。(把人的生、長、壯、老、死（衰亡）歸結爲氣的發生、生長、衰亡的過程，認爲人的生命力在於「神氣皆在」；若「神氣皆去」，則雖有形骸獨存，而人作爲人的生命力也就完結了。)

(2)人是由五臟六腑、形體百骸和血脈經絡構成的一個整體。(生命運動以「心」爲主導，賴經絡氣血而維持。)

(3)人的生命活動與天地間萬物生生化化有密切之關係，受後者制約。(鑒於這種整體的人類生命觀，養生之要旨就在於「順四時而適寒暑，和喜怒而安居處，節陰陽而調剛柔。」)

這個時期的名醫，如張仲景、華陀、陶宏景、巢元方、孫思邈等都是氣功巨匠。

據《後漢書・華陀傳》記載，華陀「曉養身之術，年且百歲，猶有壯容，時人以爲仙。」華陀曾對自己的徒弟說：「人體形得勞動，但不得使極耳。動搖則穀氣消，血脈流通，病不能生，譬如戶樞終不朽也。是以古之仙者爲導引之事，熊經、鴟顧，引挽腰體，動諸關節，以求難老。吾有術，名五禽之戲：一曰虎、二曰鹿、三曰熊、四日猿、五曰鳥，亦以除疾，兼利蹄足。」這和秦《呂氏春秋・盡數篇》裡所敍述的道理一樣：「流水不腐，戶樞不蠹，動也。形氣亦然，形不動則精不流，精不流則氣鬱。」都強調了一個動字，闡明了氣功動功的基本原理。華佗的一個學生樊阿用五禽戲作爲鍛鍊方法鍛鍊身體，活到 100 多歲，頭髮還是烏黑的。《後漢書・王眞傳》中也記有：「王眞年且百歲，視之面有光澤，似五十者，能行胎息、胎食之方。」文中所託胎息即是靜坐調息，胎食即是咽下口中津液。

隋朝名醫巢元方著《諸病源候論》，其中有《養生論》、《導引方》，列舉了具體的練功方法，指出：「氣功練到一定程度，手掌中能放出氣來（勞宮穴）。」

唐初名醫孫思邈活了 100 多歲，後世尊稱爲「藥王菩薩」。他在《千金翼方》中專門闡述了《和神導引之道》。他說：「養生之道，常欲小勞，但莫極及強所不能堪；且流水不腐，戶樞不蠹，以其運動也。」又說：「氣息得理，即爲病不生。」故「善養攝者，須知調氣焉。」看來，他的思想是與華佗一致的。

《外台秘要》一書中，王燾常於處方之前，先列出導引吐納的鍛鍊方法，如心腹痛及脹滿痛。方十首前云：「常淸靜，以雞鳴，安身臥，嗽口三咽之，調五臟，令人長生，療心腹痛。」又如痰飮論二首前云：「左右側臥，調息十二遍，療痰飮。」

【道家】漢初盛行黃老之道，道家對於性命之學和氣功理論有很大的發展。劉向、劉歆父子所著的《淮南子》對此做了系統的總結。《道原訓》在天人統一的背景上，從化育萬物的「道」和「德」出發，揭示了人的生命本質：「夫形者，身之舍也；氣者，生之充也；神者，生之制也，一失位則三者傷也。」因此應該「使之久處其位。」這就要「將養其神，將弱其氣，平夷其形，而與道浮沉俯仰。」這正是氣功的根本原則，與醫學理論相一致。

和醫學不同之處在於醫家重於養形，而道家則重於激發、強化人的固有、同時潛在的機能。

《精神訓》中對氣功強化人的潛在能力產生的機理有一

番精彩的論述：「夫血氣能專於五臟而不外越，則胸腹充而嗜欲省矣，胸腹充而嗜欲省則耳目清、視聽達矣，耳目清、視聽達謂之明。五臟能屬於心而無乖則志勝而行不辟矣，志勝而行不辟則精氣盛而氣不散矣。精氣盛而氣不散則理，理則均，均則通，通則神，神則以視無不見，以聽無不聞也。」又說：「精神內守形骸而不外越，則望於往事之前，視之來事之後，猶未足為也。」這番話乍一看似乎不可能，但從氣功效應的實驗結果來看，卻是頗有道理的。

對於練功方法，《淮南子》也有很多精妙的論述。如《齊俗訓》中說：「常欲為虛則有，不能為虛矣，若夫不為虛而自虛者，此所慕而不能致也。」這短短的數語，透徹地闡述了道家功清靜法門之意念活動的要領和目標境界。

東漢以後的道家人物往往兼通醫學。如葛洪、陶宏景等都精於醫學。葛洪著的《抱朴子》不僅講述了金丹、藥餌的服食，而且把前人的練功方法做了全面總結。看起來雖然重於「成仙之道」，但對健康長壽、祛病、目明、固齒、聰明……都做了描述，明確指出了「三丹田」：下丹田在臍下2寸4，中丹田在心下降宮心闕，上丹田在兩眉間。(詳述可參看《抱朴子·地眞》）書中又對「丹道」——包括內丹、外丹，都做了系統的論述，對行氣、練功術（屬於氣功的內容）也做了必要的闡述。因此，《抱朴子》一書可以說是總結了晉以前之氣功知識的專著，一直為歷代氣功家所重視。

陶宏景著的《養性延命錄》雖然不及《抱朴子》博大精深，但對中醫學、氣功學也都有重大之意義。

漢朝的魏伯陽以煉丹比擬氣功，因而他著的《參同契》成了後世修練氣功的重要典籍。自此以後，「金丹大道」成了道家氣功修眞的專用名詞。

【佛家】佛教大約於公元前 6～5 世紀發源於印度，其哲學理論起源於印度古典哲學——《吠陀》。它對於宇宙以及人的生命之論述，與中國古典哲學有很多相似之處。印度佛教不論何派，甚至佛教以外的宗教，都很注重禪定。它被列爲佛教六度（戒、定、慧、施捨、忍辱、精進）之一。禪是梵語，意思是「思維修」、「靜慮」，又作「棄惡」之解釋。「禪定」就是「安靜地想」。印度教的禪定方法是靜坐，「調整呼吸，舌注上顎，心住一境。」要求做到得失隨緣，心無增減，違順風靜。（《唐高僧傳》中所說的「風」是印度古典哲學中的「四大」——「地水火風」之一，相當於我國的氣）。現今爲世人承認的瑜伽術，用的也是這種方法。

瑜伽術隨佛教一起，於東漢傳入中國，但影響不大。後來大乘教傳入，並逐漸與我國古典文化相融合，於兩晉時廣泛流傳，中國佛家氣功也產生於此時。當時印度高僧菩提達摩東來，先至梁，後至北魏，在嵩山少林寺「面壁九年」，把印度佛教的禪定與我國的養生方法相結合，創造了一套簡單的禪法，有「理入」與「行入」兩途。「理入」即壁觀，就是要使心如壁立，不偏不倚；按《唐高僧傳》的說法，就是要「捨僞歸眞，凝住壁觀，無自無他……與道冥府，寂然無爲。」而「行入」則要求「逢苦不憂」、「得失隨緣」，「行無所求」。達摩不僅創立了新禪法，還創造了一套強筋健骨的健身法。後世武術界均奉達摩爲宗師。流傳於今的《易筋經》、《洗髓經》，據說是達摩所著。（明以前未見此書，疑是後人托名者。）

由兩晉至隋唐，佛教盛行，宗派也開始增多，主要有三論、律、淨土、天台、華嚴、法相、禪、密等十大宗。十宗之間，若以修持而言，實則只有五種，即禪、觀、律、密、淨。「修律」是佛家之道德操行。除此之外，講的是修功，即練氣功。它的宗旨是「妙契佛性」、「斷惑証眞」。但其入手方法，四家各有不同。密宗修持方法是多方面的。淨土宗口頌「南無阿彌陀佛」六字洪名，實際上是氣功中的口訣「默念入靜法」。天台宗講究修止觀，《修止觀坐禪法提要》中說：「止乃伏結之初門，觀是所惑之正要……止是禪定之勝因。」實際上止觀法相當於意守某一處，某一景象。

禪宗的修功方法，自達摩以來，經歷代發展，日趨簡化，但流派很多。據密宗《圓覺大疏抄》記載，有七家。但若簡化，則只分兩家：一是以神秀爲代表，講究：「凝心入定，住心看淨，起心外照，攝心內証。」另一派則以六祖惠能爲代表，不主張坐禪而重視「參活頭」，借「機鋒轉語」，以達「明心見性」之目的。其實，這是氣功中「以一念代萬念」的入靜法。這裡要提出的是，禪宗認爲「明心見性」是修道佛的關鍵，這與《淮南子・齊俗訓》所說的完全吻合。「人生欲平，嗜欲害之，唯聖人能遺物而反已夫乘丹而惑者，不知東西，見鬥極則寤乎。夫性亦人之鬥極也。」這表明了禪宗的修持方法實際上是佛、道、儒三家的結合。

【道教】道教對於氣功的普及，以及氣功之練功方法的具體內容頗有貢獻。例如《太平經》把人身各部分的「一」歸納爲九個，練氣功要掌握這幾個關鍵，所謂「守一者延命」。但《太平經》一書主論調和陰陽，偏於功理。三國時代的魏國人荀悅著有《申鑒》，說明比較詳細。隋朝的寇謙之提出了詳細的呼吸吐納法，使其功法進一步具體化。

隋唐之際，出現了一系列氣功專著，如詳細論述了「行氣」、「練氣」、「閉氣」、「委氣」、「布氣」的《崇山太無先生氣經》。又如道教各流派的氣功專著《幻眞先生元氣訣》、《長生胎元神用經》、《攝生纂錄》、《太清服氣口訣》、《氣法要妙之口訣》，均有重要的指導意義。

第四節　宋金元時期

宋代對醫學書籍做過一次較爲全面的系統校刊和編纂總結，對養生法方面的有關問題也做了一些編輯整理工作，並促進了它的發展。

《聖濟總錄》原書有咽津、導引、服氣三部分，專論氣功鍛鍊方法的。如咽津法：「開口，舌柱上齒取津咽之，一日得三百六十咽佳。」導引法：「人之五臟六腑，百骸九竅，皆一氣所通，氣流則形和，氣滯則形病，導引之法所以行氣血，利關節，闢除萬邪，使不能入也……若五臟三焦壅即以六氣治之……噓屬肝，呵屬心，呼屬脾，呬屬肺，吹屬腎，嘻屬三焦……大抵六字瀉而不補，但覺壅即行，本臟疾已即止……」服氣法：「……服氣之法……或食從子至巳，或飲玉池之津，或吐故納新，導引接蹻，或食日月，或閉所通。大抵氣以形載，形以氣充，氣形充符，自然長久……」

這一時期有關養生學的專著，有趙自化《四時頤養錄》，陳直《壽親養老新書》；蘇東坡則搜集了前人的練功經驗，加上個人體會，寫成專著，由後人編入《蘇沈良方》。

張安道《養生訣》說：「每夜子時後，披衣起，面東或南，盤足坐。叩齒三十六通，握固、閉息，內視五臟……待腹滿氣樞，則徐徐出氣。俟出入息勻調，即以舌攪唇齒，內外漱練……津液滿口，即低頭咽下，以氣通丹田中……」這一具體指導練功的方法，至今仍有重要的參考價值。

南宋時期，一本無名氏作的《八段錦》則是養生、導引之專書。

這一時期，氣功發展到了具體化和實用化的階段。最爲後世氣功家所重視的張紫陽寫的《悟眞篇》，提出了氣功分爲命功、性功、性命雙修功三大門類，對氣功的發展做出了重大推動。另外，呂洞賓（純陽子）著述甚豐，傳世的有《呂祖全書》、《洞天奧旨》、《醫道還原》等等。

金元時期的劉完素在《素問·玄機原病式》中提到六字訣，在攝生論中專門討論了攝生方法。

《儒門事親》的作者張子和在該書中談到練功吹氣的方法可治療外傷。其中有「默想東方，日出，始氣一口，吹在傷處」的記載。

李杲在《蘭室秘藏，勞倦所傷論》中云：「夫喜怒無常，起居不時，有所傷勞，皆損其氣，氣衰則火旺，火旺則乘其脾上……懶於語言動作，喘乏，表熱，自汗，心煩，當病至時，宜安心靜坐，以食其氣，再以甘寒瀉其火，以酸味收其散氣，以甘溫溫其中氣。」這說明，人的無規律之生活不但可能傷脾，還會致病。這種辯証的病因推斷，爲辯証施治提供了有利的依據。所以它又強調了患病之時可以「安心靜坐」，並輔以藥物來治療，用氣功與藥物相綜合應用的治療方法來治癒病人。

朱丹溪在《格致餘論》中談到：「氣滯痿厥寒治者，治以導引。」又：「令以順四時，調息神態，而爲治病之本。」

這說明練功可「調息神態」，「培養正氣」，對氣功治療疾病的作用做了正確的解釋。

這個時期氣功發展的珍品就是三大名著《性命圭旨》、《慧命經》、《伍柳仙宗》。它們融合諸家之說於一體，指明了具體練功的方法。這些練功方法切實可行，練功的每一步可能出現的生命現象都如實寫出，使學者有法可依之而行，有驗（徵）可悉之而証，即每練一步，有一步標誌，學者自無茫茫然之感。而且書中對前人不實之說及謬誤之論均如實予以糾正，值得氣功理論及實踐工作者拜讀。

縱觀自宋至元的社會狀況，氣功在功法具體化、實用化方面有不少創造和發展，對功理的研究亦有所深化。但是，宗教化、神秘化及各門各派的對立及江湖習氣，使氣功的發展受到阻礙，這是值得吸取教訓的。

第五節　明清時期

明朝中葉，徐春甫編的《古法醫統大全》，綜合了一些醫家的練功經驗，還考証了自宋元以來，養生科就已被列爲十三科之一。

李時珍在《奇經八脈考》中說：「內景隧道，唯返觀者能照察之。」指出，練功與經絡有密切的關係。

曹元白《保生秘要》一書列舉四十六種病症的導引法，主張「動靜兼施」，在練功方法上較《巢氏病源》更具體。

陳繼儒的《養生膚語》中認爲，精、氣、神爲上品上藥，「保精」、「裕氣」、「養神」爲長壽之要方，提出練功中要辨別虛實寒熱，隨証施治的經驗。他說：「卻病之本，有行動一法，虛病宜存想收斂，固密心志，內守之功者以補之；實病宜按摩導引，吸努掐攝，外發之功以散之。凡熱病，宜吐故納新，口出鼻入以涼之；冷病以存氣閉息，用意生火以溫之。此四法可謂治病捷徑，勝服草木金石之藥遠矣。」

張景岳在《類經》一書中說：「若攝生者，必明調氣之故……」明確提出了養生與調氣的關係。

傅仁宇在《審視瑤函》中最早記載了應用六字訣的練功方法治療綠風內障，至今仍有很大的參考價值。

王肯堂在《証治準繩·論青盲症》中曰：「若能保直致虛，抱元守一者，屢有不治而愈。」提出了練功可以治青盲症的觀點。

王陽明對靜坐有相當功夫，著《傳習錄》一書，教他的學生練習氣功。

清初，汪訒庵著的《醫方集解》附〈勿藥元銓〉一卷，搜集了一些前人的練功方法。文曰：「調息之法，不拘時候，隨便而坐，平直其身，不倚不曲，解衣緩帶，務盡調適，口中舌攪數遍，微微吐出濁氣，鼻中微微納之，或三五遍，或一二遍，有津咽之，吸齒數遍，舌抵上顎。唇齒相著，兩目垂簾，令朧朧然，漸次調息，不喘不粗，或數息出，或數息入，以一至十，以十至百，攝心在數，勿令數亂。」

沈金鰲著《沈氏尊生書》，卷首有運動總法，專論練功方法，指出了運動十二則。如「若身稍有絲毫不快，宜迅速運動，免致久滯積成大病。」「行動時，宜無人無我，休息以著之。」他又說：「攝心歸一，專其一處，皆可正念。」這就是我們常用的集中一處如意守丹田之類的方法。

清代後期，王祖源編著《內功圖說》，包括了十二段錦總訣、十二段錦圖解、易經筋圖解以及各部按摩導引等，主張「動靜兼修」。

席錫藩編繪的古代內外圖說，詳細介紹了諸病導引治病、八段錦、易筋經圖解說明及按摩調息，總名《內外功圖解輯要》，共分 28 門，124 圖。此外，鄭官應編的《中外衛生要旨》，對於排除雜念入靜做了簡要的敍述。

蔣維喬氏編的《因是子靜坐法》對呼吸鍛鍊和思想集中的修生方法做了簡單的敍述，對當時學習氣功者有一定的幫助。丁福保編纂的有關靜坐法書籍，對練功也有參考價值。

第六節　二十世紀新貌

1949 年以後，氣功得到很大的發展。1955 年，劉貴珍等先生在唐山市氣功療養院對氣功療法進行了臨床觀察，取得了可喜的成績，被中共衛生部授予獎狀，表彰他們的治療經驗對保障人民健康及發揚中國醫學文化遺產均起到了一定的作用。唐山市氣功療養院是中國大陸首次把氣功作爲一種治疾健身的療養院，它的存在標誌著氣功事業發展進入了新的階段。劉貴珍先生接受了前人的練功經驗，總結了自己的心得體會，編纂了《氣功療法實踐》一書。書中提出了氣功鍛鍊的功法——內養功、強壯功、保健功，並於 1956 年開始，在唐山、北戴河先後開辦了氣功訓練班，爲大陸各地醫療單位培養氣功專業人才。

1957 年 7 月 1 日，上海成立了氣功療養所。不到兩年時間，氣功療法就在上海各醫療單位、研究單位推廣開來，同時在各單位協助下，初步開展了關於氣功療法的理論探討。1958 年，上海市氣功療養所開辦「氣功療法講座」兩期，並集體編寫出版了《氣功療法講義》一書。該書共 10 講，對氣功的由來、原理、練功方法、指導原則、注意事項、護理方法等方面皆做了扼要的介紹。該所通過大的臨床觀察，發現「放鬆」(包括解除精神緊張及全身肌肉、關節各部的放鬆)是練功的一個重要環節，也是防止練功產生偏差的一個重要方法。因此，他們把「放鬆」列爲一種功種，稱爲「放鬆功」，作爲學功及練功的基本功。

此後，大陸大部分地區的許多醫院、療養院都開闢了氣功床位和門診治療，挖掘出更多的功種，逐漸擴大了治療範圍，在一些慢性病如潰瘍病、肺結核、肝炎、胃下垂、高血壓、青光眼、哮喘等病種上取得了較好的療效。

理論方面，各科研機構、醫院、氣功研究所、療養所以及有關單位，運用現代科學方法，對氣功的原理方面，開始進行了呼吸、循環、消化、神經等系統的實驗研究；加強臨床研究、教學單位之間的協作，取得了初步的成就。在北京召開的「全國衛生事業躍進交流會」上，氣功療法在防病治病方面的貢獻，得到了中共衛生部的又一次表揚。上海市氣功療養所被授予獎狀。

1959 年 7 月，衛生部在上海召開的「全國中醫經絡針灸學術座談會」上，關於氣功臨床及機制研究的報告也做了交流。上海第一醫學院生理教研組的《氣功療法機制的研究》一文並被選入衛生部主編的《慶祝建國十周年醫學科學成就論文集》，並得到衛生部嘉獎。同年 8 月，衛生部委託秦皇島市，在北戴河召開了氣功經驗交流會。這是一次氣功界的盛大集會，共有 17 個省、市、自治區的 64 個有關單位（其中有 9 個醫學院校及研究單位）參加。會上，交流了氣功對於治疾的有效作用，如對潰瘍病、神經衰弱、胃下垂、肺結核、慢性肝炎、矽肺、風濕性心臟病、支氣管哮喘、高血壓、低血壓、糖尿病、腎炎、胃次全切除後傾倒症、慢性結腸炎、慢性膽囊炎、早期肝硬化、精神分裂症後遺症、陽痿、強直性脊柱炎、放射性反應、放射線所致血小板減少性紫癜症、無脈症、胃粘膜脫垂等 20 多種疾病有效，促進了氣功療法在廣度與深度的進一步發展。從此，氣功事業納入了科學軌道，上海、唐山、北戴河、天津等地先後開辦了氣功訓練班。

1960 年，衛生部委託上海舉辦短期脫產的「全國氣功師資班」，爲各省市培養氣功人才 39 名，爲全面開展氣功療法創造了條件。據不完全統計，上海市開展氣功的單位有近百個，根據 45 個單位氣功應用病種的統計，把氣功列爲綜合療法的基礎療法治療的病種，已有高血壓、結核病、潰瘍病、青光眼、妊娠毒血症、子宮功能出血、慢性盆腔炎、風濕病、腫瘤等 50 多種。當時還以氣功療法治療急性闌尾炎 20 例。可以看出，氣功療法不僅應用於慢性病，而且可以應用於急性病；不僅適用於功能性疾患，而且適用於器質性病變。對某些外科手術前後及配合針刺麻醉方面，氣功也被作爲一種輔助手段；近年來還開始應用氣功治療腫瘤等病症。

1978 年以來，上海、北京等地進一步開展氣功的臨床研究和氣功運氣療法的臨床觀察，上海中醫學院、上海中醫研究所同中國科學院原子核研究所協作，採用現代科學儀器，對氣功「外氣」進行測試，証明氣功之「氣」有一定的物質基礎，從而把氣功科學研究推到一個新的階段，使氣功進入科學的行列，成爲探索生命科學的新課題。

1979 年 7 月，由中共國家科委、國家體委、衛生部、中國科學院、中國科協等單位在北京召開的氣功彙報會，引起了醫藥界、科技界、新聞界的廣泛重視，對氣功的普及和科研的開展起了很大的推動作用。隨後，上海、北京、青島、張家口、廣州、合肥等地分別採用仿生學的方法模擬氣功醫師發放的紅外信息，成功地製造了氣功紅外信息治療儀，在臨床上使用，獲得了一定的療效。近年來，各地關於氣功的研究報告中，証實氣功科學對中醫基本理論（如經絡氣血等）、醫療保健、老年醫學、體育運動和人體功能等認識方面有了新的進展，在氣功功法的普及和推廣上也令人鼓舞。

特別值得指出的是，大陸中華全國中醫學會氣功科學研究會已於 1981 年 9 月 12 日正式成立，接著於 1986 年成立了中國氣功科學研究會，1987 年成立了中國功理功法委員會，大陸氣功界自此有了全國性的組織領導機構。特別是近幾年，中國大陸科學家已把氣功學提到前所未有的高度來認識。著名的科學家錢學森認爲，中國氣功是現代最尖端的科學技術，是高技術，是「道道地地的尖端技術」，是「平方的高技術」。這一切必將使今後氣功的臨床實踐、功法推廣、科學研究、科學領導以及組織和推廣等等發揮更大的作用。

氣功在防治疾病方面取得的成就，促進了人才培養的發展，同時推動了研究工作和專業書刊出版的發展。在研究工作方面，對傳統理論、功法、歷史、古籍等領域進行了文獻研究與整理，其中以現代科學知識和技術研究氣功的作用原理，自 50 年代至今已做了大量工作，概括起來有三個方面：

首先是練氣功時的人體生理效應；其次是練靜功時的人體機能狀態；其三是練功時的人體電磁信息研究等。這些方面的研究工作，對於廣泛地開展氣功療法有重大意義。

實驗研究結果，發現氣功的鬆放、入靜和一定的呼吸方法，可以直接作用於中樞神經及植物神經系統的生理功能，從而起了安定情緒的作用。大腦皮層腦電 X 波加強，隨著入靜放鬆的深度而擴大。這時大腦降低了它對「七情」劣刺激的敏感性。而且在練功入靜狀態下，練者的生理變化是氧耗量、血壓心率、呼吸頻率、交感神經系統活動普遍降低，說明氣功有防治過度緊張、過度疲勞，以及其它導致人體心身機能失調的有效作用。

近年來還開始了內氣外放的實驗觀察，發現了外氣作用的許多物理現象。1979 年曾組織科學工作者向中共國務院有關領導進行彙報。從此，古老的氣功學術不但在生理基礎上說明了一些問題，而且對人體內「氣」的概念，初步可以在物質上加以說明，也使氣功事業進一步走向科學的道路。至此，誕生了中國氣功學這個獨立的嶄新學科。中國氣功學從萌芽、發展、成熟直至結果，成爲一門嶄新的獨立學科，是在社會發展的基礎上必然得出的產物，它的誕生標誌著中華民族已擺脫貧窮落後的狀況，在物質與精神領域走向新階段。隨著氣功學的誕生，這幾年來先後成立了權威的研究機構，如上海市氣功研究所、北京中醫學院氣功研究所、中國氣功進修學院、國際氣功信息研究所等專業研究機構。

學科的誕生，學院、研究所等科學機構的成立，氣功治病的臨床實踐，大大推動了氣功專業書刊的出版，先後出版的專業書有《氣功療法實踐》、《氣功療法講義》、《氣功科學常識》、《內養功療法》、《氣功及保健功》、《太極氣功十八式》、《氣功藥餌療法與救治偏差手術》、《氣功使人健康》、《峨嵋十二樁釋密》、《新氣功治癌功法》、《眞氣運行法》、《氣功精選》、《大雁六字功》、《中國氣功學》、《氣功療法一百問》、《鶴翔樁》、《氣功養生學概要》、《大雁功》、《中國氣功法》、《氣功療法和保健》、《少林氣功》、《氣功三百問》等等，爲廣大氣功專業人員、氣功愛好者提供了參考材料。此外還有氣功方面的刊物，如《氣功》（杭州）、《氣功與科學》（廣州）、《中華氣功》（北京）、《東方氣功》（北京）、《中國氣功》（北戴河）、《氣功與體育》（西安）。還有若干地方在籌辦中。在《武林》、《中華武術》、《武術健身》、《體育世界》、《大衆醫學》以及一些報刊雜誌上，也時有氣功方面的文章發表。這都有利於普及氣功知識，進行學術交流。

由於氣功的理論和實踐都在迅速發展，由於氣功對人類的共同性，近年來國外也開始注目。外國考察團、參觀團、交流團及個人頻繁地前往中國大陸進行考察、參觀、交流。國外也成立了氣功研究機構。大陸氣功專業人員紛紛應邀出國講學、教功、舉辦訓練班。在中國大陸也舉辦了中外氣功研討會、中國氣功國際學術會議，人數很多，效果很好。

氣功外氣麻醉的成功，已引起國內外科學界和醫務界的高度重視，是氣功事業發展中一個新的突破。

第三章
氣功學與中醫理論

第一節　氣功之氣的含義

氣，是古代人民對自然現象的一種樸素的認識，認爲氣是構成世界最基本的物質，宇宙間一切事物都是由氣的運動變化而產生。這種觀點被引用到醫學領域，就認爲氣是構成人體的基本物質，以氣的運動變化來解釋人的生命活動。正如《景岳全書》所說：「人之有生，全賴此氣。」醫門法律》也說：「氣聚則形成，氣散則形亡。」

氣功是「鍛鍊人體之氣」。人體之氣有多種多樣的表現形式，其中最基本的氣即是「眞氣」（又名元氣、正氣、精氣、眞元之氣）。

眞氣是由腎中的精氣（即指稟受於父母之精氣）、脾胃吸收運化而來的水穀之氣（由人吃進去的營養物質所化生）和肺吸入的空氣三部分結合組成。它是一種活動力很強的精微物質。它流行於全身，無處不在，無處不到。它的運動，在中醫學理論裡稱爲「氣機」，主要表現爲升、降、出、入四種形式。人體的臟腑、經絡等組織都是眞氣升降出入的場所，所以眞氣是流行分布於全身各處，表現爲各個臟腑、經絡等不同組織的生理活動，因此有各種同的名稱。如：

臟腑之氣：眞氣分布於臟腑，即成爲臟腑之氣，如心氣、肺氣、脾氣、胃氣、肝氣、腎氣等。

經絡之氣：眞氣行於經絡，即成經絡之氣，簡稱**經氣**。

營：營氣是與血共行於脈中之氣。

衛氣：衛氣是行於脈外之氣。它的性質是慓悍滑利，不受脈管約束，運行於脈外。

宗氣：宗氣是積於胸中之氣。

從氣的流行與分布，我們可以看到氣的功能主要包括五個方面：

動力作用：人體生長發育，各臟腑、經絡的生理化活動，血的循行，津液的輸布，都要依靠氣的激發和推動。如氣虛則推動作用減弱，生長發育就會遲緩，臟腑、經絡的功能就會減退，或發生血行停滯、水液停留等各種病變。

溫煦作用：人體之所以能維持正常體溫，主要依靠氣的溫煦作用調節。如果氣的溫煦作用不正常，失於調節，大多出現畏寒怯冷、四肢不溫等症狀。

防禦作用：氣能護衛肌體，防禦外邪入侵。《素問·評熱病論》說：「邪之所湊，其氣必虛。」這裡所說的氣是指氣的防禦作用。如果防禦能力減弱，邪氣侵入，人就得病。在疾病過程中，正氣不斷發揮抗病的能力，以正氣克邪氣，使病邪得以消滅，健康得到恢復。

固攝作用：氣的固攝作用表現於控制血液，不使溢出脈管；控制汗液與尿液，使其有節制地排出；固攝精液，使其不產生遺瀉現象等等。氣的推動作用與固攝作用是既矛盾又統一的。例如，氣對血的作用，一方面能推動血的流行，另一方面又能統攝血的流行，這樣才能使血液得以正常循行。如果氣虛，則推動作用減退，導致血行不利，甚至產生瘀血，氣虛，致固攝作用減退，便將導致出血。

氣化作用：一是指精、氣、津、血之間的相互化生。《素問・陰陽應象大論》說：「精化為氣。」王冰注《素問・陰陽應象大論》說：「氣化則精生，味和則形長。」這是指精、氣之間的相互化生。二是指臟腑的某種功能活動。如《素問・靈蘭秘典論》說：「膀胱者，州都之官，津液藏焉，氣化則能出焉。」這裡的氣化，指的是膀胱的排尿功能。

以上幾項作用雖名有不同，但又密切配合。

總之，氣功是練人之氣，其含義概括為兩個：一指構成人體和維持人體生命活動的精微物質；二指臟腑組織的生理功能。兩者又是相聯繫的。因此，中國醫學認為：「氣是維持人體生命活動的一種基本物質。」氣功行氣是我國古代用以防病治病的重要手段。氣功鍛鍊人體之正氣，對促進人體健康發揮了極其重要的作用。

第二節　氣與血的關係

氣與血都是人體生命活動的基本物質，兩者是既可分又不可離的，存在著相互依存、相互為用的密切關係。

氣爲血之帥。血——是通過營氣的作用將脾胃吸收運化而來的水穀精微物質上注於肺脈，與肺氣相合所化生的。形成之後，又與氣沿著經脈一起運行。心的主血，肝的藏血，脾的統血，又都是臟腑之氣發揮作用的結果。可見血在其形成與運行過程中，始終離不開氣。氣能「生血」，又能「攝血」，所以說：「氣爲血之帥。」

血爲氣之母，「氣行血則行」——說明血是在氣的推動下循環運轉的，也說明氣起著血之帥的作用。但另一方面，全身的氣得以充分發揮作用，使人體各部分進行生理活動，又有賴於血的充分供給營養，故又有「血爲氣之母」的講法。

氣血相依，氣與血存在著相互依存的關係。氣血互相依存，共同構成人體生命活動的主要物質；並且，「氣主呴之，血主濡之。」（《難經·二十二難》）互相爲用，周流全身，運行不息，不斷地進行新陳代謝，促進人體的生長、發育和進行生理活動及生命活動。正如古人所說：「氣血瘀阻，病由之生；氣血通則病自愈。」如果：「血氣不和，百病乃變化而生。」說明氣與血關係密切，在人體的生命活動中都起著極其重要的作用。

第三節　氣與臟腑的關係

中醫學中關於臟腑的理論，稱爲「臟象學說」。臟象學說將人體內臟分成臟與腑兩大類：心、肺、脾、肝、腎稱爲**五臟**；膽、胃、大腸、小腸、膀胱、三焦稱爲**六腑**。化生和貯藏精氣是五臟的功能；腐熟水穀、傳化糟粕是六腑的功能。

如《素問·五藏別論》說：「所謂五藏者，藏精氣而不瀉也，故滿而不能實。六腑者，傳化物而不藏，故實而不能滿也。」這就是五臟六腑在生理功能上的區別。

臟腑功能的產生，主要賴於臟腑之氣。

何謂**臟腑之氣**？

眞氣通過經絡輸送至臟腑而發生作用時，稱之為「臟腑之氣」。假如一個人眞氣不足，則臟腑之氣也就隨之虛弱，臟腑功能必然相應減退。例如，如果心氣不足，就會出現心煩、驚悸、少寐、多夢等心神不寧的症狀，嚴重的還可能出現昏睡、昏迷、痴呆、譫妄、狂躁等精神失常的症狀。另外，心氣不足時會使血行瘀滯，出現面色青紫發紺、四肢不溫，甚至眩暈、神疲、氣短、汗多等症狀。如果肺氣不足，會引起呼吸功能減弱，也會影響眞氣的生成，從而導致全身性氣虛，出現體倦無力、氣短、自汗等症狀。如果肺氣在水液調節方面失於宣散，就會形成腠理閉塞無汗等症狀；失於肅降，就會出現水腫、小便不利或尿少等症狀。脾胃之氣，清代葉天士說：「納食主胃，運化主脾，脾宜升則健，胃宜降則和。」脾升的是清氣（水穀精氣），胃降的是濁氣。清氣不升，可導致濁氣不降，濁氣不降也會影響清氣的上升。因此，就會出現食欲不振，脘腹飽脹、惡心、噯氣、消化不良、腹瀉、舌苔厚膩等症狀。總之，臟腑之氣不足，就會產生臟腑功能相應失調，造成各種各樣的病症。

要加強臟腑之氣，必須加強眞氣的聚集、運行和儲存。而進行氣功鍛鍊，就可起到加強眞氣的作用。

第四節　氣與陰陽的關係

陰陽，是古人對自然界相互關聯的某些事物和現象對立雙方的概括。一般地說，凡是活動的、外在的、上升的、溫熱的、明亮的、功能性的、機能亢進的，皆屬陽；凡沉靜的、內在的、下降的、寒冷的、晦暗的、機能衰減的，全屬陰。

陰陽學說在闡釋人體的組織結構時，就大體部位來說，人體的上部屬陽，下部屬陰；體表屬陽，體內屬陰；體表的背部屬陽，腹部屬陰；外側屬陽，內側屬陰。以臟腑來分，六腑屬陽，五臟屬陰。正如《素問·寶命全形論》所說：「人生有形，不離陰陽。」

陰陽學說在說明病理的變化時，與氣的聯繫極其密切。它認為疾病的發生是陰陽失去相對平衡，出現偏盛或偏衰的結果。疾病的發生、發展關係到正邪兩個方面。人體抗病機能——正氣，與致病因素——邪氣，以及它們相互作用、相互鬥爭的情況，都可以用陰陽概括說明。病邪有陰邪、陽邪之分。正氣包括陰精與陽氣兩個部分。陰邪致病，可使陽偏盛而陰傷，因而出現熱症；陰邪致病，則使陰偏盛而陽傷，因而出現寒症。陽氣虛不能制陰，則出現陽虛陰盛的虛寒症；陰液虧虛，不能制陽，則出現陰虛陽亢的虛熱症。因此，儘管疾病複雜多變，但均可以用陰陽失調，「陰勝則寒，陽勝則熱；陽虛則寒，陰虛則熱」來概括說明。

在疾病診斷方面，陽氣不足為「陰症」，陰精不夠屬「陽症」，即表、熱、實屬陽，裡、寒、虛屬陰。診斷時，首應分清正邪之氣，陰陽之別。如「望診」：色鮮明屬陽，晦暗屬陰；「聞診」：聲音洪亮屬陽，低微斷續屬陰；「切診」：脈象浮、數、大滑、實屬陽，沉、遲、小澀、虛屬陰。

在陰陽失調的情況下，如果陽邪致病，出現熱症和實症時，練習氣功必須注意氣往下引，並採用瀉法；如果陰邪致病，出現寒症和虛症時，練習氣功就必須注意氣往上引，氣貫丹田，並採用補法。因此，氣功鍛鍊不僅能扶正祛邪，而且能調節陰陽平衡，使人健康。

第五節　氣與三焦的關係

三焦亦爲六腑之一，因人體十二臟腑中唯它最大，故又有「孤府」之稱。正如《類經》所指出，三焦是「藏府（注：**即臟腑**）之外，軀體之內，包羅諸藏，一腔之大府也。」

三焦是上焦、中焦、下焦的合稱。現在常用的上焦、中焦、下焦的概念已和原作爲六腑之一的三焦意義有所不同。現常用的上、中、下三焦，主要是用於人體部位的劃分，即橫膈以上爲上焦，包括心和肺；橫膈以下到臍爲中焦，包括肝與胃；臍以下爲下焦，包括脾、腎、大小腸、膀胱等。

三焦主持諸氣，總司人體氣化，爲通行元氣和水穀運行的道路。元氣發源於腎，但必須借三焦的通路，才能敷布周身，以激發、推動各個臟腑組織器官的功能活動。所以《難經·三十八難》謂三焦「有原氣之別焉，主持諸氣。」《難經·六十六難》又說：「三焦者，原氣之別也，主通行三氣，經歷於五臟六腑。」由於原氣通過三焦運行於全身，所以在上、中、下焦三個不同部位，以及所經過之不同臟腑，使飲食水穀的消化、吸收與輸布、排瀉發生不同的氣化作用。

上焦主宣發敷布，即通過心肺輸布，將飲食物的水穀精氣布散於全身，溫養肌膚、筋骨，通調腠理。《靈樞·營衛生會篇》將這一切功能形容爲：「上焦如霧。」霧就是形容輕清的水穀精氣彌漫的狀態。中焦主腐熟水穀，是指脾胃消化飲食，吸收精微，蒸化津液，使營養物質化生營血的作用。《靈樞·營衛生會篇》將這一功能形容爲：「中焦如漚。」漚就是將水穀腐熟物質化爲乳糜狀態的形容。下焦主分別清濁，並將代謝之水液及糟粕排瀉於外。這種飲食主要是指腎與膀胱的泌尿作用，同時也包括腸道的排泄作用。《靈樞·營衛生會篇》把這種功能稱爲：「下焦如瀆。」瀆是溝渠、水道的意思，形容水濁不斷向下疏通，向外排瀉的狀態。而三焦所以能通行水穀，成爲水液代謝的通道，又主要是因爲三焦是運行元氣的通路，有主持諸氣，總司人體氣化功能。

因此，三焦主通行元氣與運行水穀，疏通水道的功能，與練氣功有著密切的聯繫。

第六第　氣與經絡的關係

經絡是人體氣、血、津液運行的主要通道，是人體各個部分之間互相聯結的途徑。它遍布於全身。如《難經》說：「經脈者，行血氣，通陰陽，以榮於身者也。」人體所有的臟腑、器官、孔竅以及皮毛、筋肉、骨骼等組織，就是依靠經絡的溝通和聯結，成爲一個統一的整體。

經絡包括經脈和絡脈兩部分。經脈是經絡的主幹，大多循行於人體深部，有一定循行的路徑；絡脈是經脈的分支，如《醫學入門》說：「經者徑也，經之支派旁出者爲絡。」

經脈可分爲正經和奇經兩類。正經有十二條：手太陰肺經、手陽明大腸經、足太陽膀胱經、足少陰腎經、足陽明胃經、足太陰脾經、手少陰心經、手太陽小腸經、手厥陰心包經、少手陽三焦經、足少陽膽經及足厥陰肝經，合稱十二經脈。奇經有八條：任脈、督脈、冲脈、帶脈、陰蹺脈、陽蹺脈、陰維脈、陽維脈，合稱奇經八脈。絡脈之中，較大的稱「別絡」，浮行於淺表的稱「浮絡」，細小的分支稱「孫絡」。沿著經絡途徑運行的行氣稱「經氣」，表現爲經絡的反應性及傳導作用。針刺治療時的「得氣感」就是經氣的一種表現。

外邪侵犯人體，通過經絡而由表入裡，傳入內臟。如《素問・繆刺論》說：「邪氣之客於形也，必先舍於皮毛。留而不去，入舍於孫脈；留而不去，入舍於絡脈；留而不去，入舍於經脈；內連五藏，散於腸胃，陰陽俱盛，五藏乃傷，此邪之從皮毛而入，極於五藏之次也。」從而說明氣與經絡之關係很密切，因爲經絡之氣是沿著經絡而運行，而經絡卻又是氣運行的主要通道。

在練氣功的過程中，讓經絡之氣暢通於十二經脈的一種功法稱爲**大周天運行法**；讓經絡之氣暢通於任、督二脈的一種功法稱爲**小周天運行法**；讓氣以丹田爲基地，使丹田之氣循經絡而運行全身，稱爲**丹田運行法**。氣功鍛鍊方法雖然不一，但總是爲了疏通經絡，調和氣血，達到增進健康之目的。因此，經絡與氣的關係十分密切。經絡是氣血運行的通路，它起著行氣血、通陰陽、養臟腑、濡筋骨、利關節等作用，從而說明氣與經絡，在生命活動中起著重要的作用。

第七節 氣與七情的關係

七情，是指人的精神情志活動。在中醫學中分爲喜、怒、憂、思、悲、驚、恐七類，故稱爲「七情」。一般情況下，大多屬於生理活動的範圍，並不足以致病。但是，如果由於長期的精神刺激或突然受到劇烈的精神創傷，七情的變化超過了生理活動所能調節的預測，就會引起體內陰陽、臟腑和氣血功能的失調，從而產生疾病，中醫學稱爲「內傷」。因此，七情與氣的關係密切。

七情的異常變化會傷及內臟，主要是影響內臟的「氣機」，使氣機升降失常，氣血功能紊亂，即《素問·疏五過論》所說：「離絕菀結，憂恐喜怒，五藏空虛，血氣離守。」臟腑氣機失常的具體表現是：**怒則氣上，喜則氣緩，悲則氣消，恐則氣下，驚則氣亂，思則氣結**。所謂「怒則氣上」，是指過於憤怒，使肝氣的疏瀉功能失常，橫逆而上之中，甚至血隨氣逆，並走於上，蒙蔽淸竅，引起昏厥。過度喜笑，以致心氣緩散，精神不能集中，是謂「喜則氣緩」。過度悲哀，以致意志消沉，肺氣耗傷，是謂「悲則氣消」。過於恐懼，以致腎氣不固，氣陷於下，二便失禁，是謂「恐則氣下」。突然受驚，以致心無所依，神無所附，慌亂失措，是謂「驚則氣亂」。思慮過度，以致氣機阻滯不暢，脾胃運化無力，是謂「思則氣結」。因此七情與氣的關係非常密切。

要排除七情的干擾破壞，要使身體健康，就必須保持樂觀情緒，具有開闊的胸懷，排除私心雜念。《太平經·以樂卻災法》提到樂觀的作用時說：「樂乃可以和陰陽」，「元氣樂則生大昌。」而氣功鍛鍊能使人心平氣和，排除雜念，放鬆樂觀，是排除七情的重要辦法，從而能增進健康。

第八節　氣與六淫的關係

「六淫」即**風、寒、暑、濕、燥、火**，在正常的情況下稱爲「六氣」，指的是自然界六種不同的氣候變化。人們在生活實踐中，逐漸認識了它們變化的特點。只有氣候異常，急驟變化，或人體的抵抗力下降，六氣才會成爲致病因素，侵犯人體，產生疾病。這種情況下的六氣就稱爲「六淫」。淫有太過的意思。由於六淫是不正之氣，所以又稱「六邪」，屬於外感病一類的病因。

六淫致病，一般具有以下幾個特點：

六淫爲病多與季節氣候、居住環境有關。如春天多風病，夏天多暑病，長夏初秋或久居濕地多濕病，深秋多燥病，冬天多寒病等。

「六淫邪氣」既可能單獨使人致病，也可能有兩種以上的邪氣同時侵犯人體而致病。如風寒感冒、濕熱泄瀉、風寒濕痺等。

六淫在發病過程中，不僅會互相影響，而且可能在一定的條件下相互轉化。如寒邪入裡可以化熱，暑濕日久可以化燥傷陰等。

六淫爲病，其入侵途徑多從肌表或口鼻而入，或兩者同時受邪，故稱「外感病」。

疾病的發生、發展和變化，與病者的體質強弱和致病因素的性質相關頗深。六淫即風邪、寒邪、暑邪、濕邪、燥邪、火邪等。當這些外邪侵入人體時，必然遭到人體正氣加以反抗，因而中醫學把這種邪正鬥爭稱為「邪正相搏」，認為外感疾病過程中所出現的怕冷、發熱、汗出的症狀都是外邪侵入人體後，人體正氣同病邪鬥爭的反映，也就是「邪正相搏」的臨床表現。疾病的好轉和惡化取決於邪正雙方的力量對比和邪正鬥爭的形勢發展。即是：正勝邪退，疾病痊癒；邪盛正衰，疾病惡化。

練習氣功能扶正祛邪，即能夠提高人體抵抗和戰勝外邪侵襲的能力。所以，氣功成為醫療體育的重要方法之一。

第九節　精、氣、神三者的關係

精、氣、神是人體活動不可缺少的物質。古人稱：「天有三寶——日、月、星；人有三寶——精、氣、神。」

精是人體中的精微物質。有廣義的精，即指人體之精，包括五臟之精。有狹義的精，即指生殖之精。精還有先後天之分。先天之精乃稟受於父母。《靈樞·經脈篇》說：「人始生，先成精。」後天之精則由飲食化生。《素問·經脈別論》說：「食入於胃……淫精於脈……飲入於胃，遊溢於精氣。」這就是指後天之精。先天之精與後天之精相輔相成。

精在人體內起著重要作用。古人說：「人含氣而生，精盡而亡。」

氣是構成人體生命的基本物質，它有元氣（又稱眞氣）、臟腑之氣、經絡之氣、宗氣、營氣、衛氣等等。它的重要性正如《景岳全書》所說：「人之有生，全賴於氣。」

神是精與氣所產生之生命活動的另一種物質。《靈樞經》說：「兩精相搏謂之神。」《靈樞·平人絕穀篇》說：「故神者，水穀之精氣也。」《大平經》說：「人有氣則神，氣絕則神亡。」神，一般人認爲，它是一種思維意識活動，但中醫學則把它看成是人體生命中的重要物質之一。正如《靈樞·移精變氣篇》說：「得神者昌，失神者亡。」氣功強調練神、參神、守神，其重要意義也就在於此。

那麼精、氣、神的關係又怎樣呢？《素問》說：「精中生氣，氣中生神。」《類經》說：「精全則氣全，氣全則神全。」古代氣功家根據此理論，提出「練精化氣，練氣化神，練神還虛（虛是指虛靈。）」和「積神生氣，積氣生精。」氣功對於練精生氣、養神健身起著重要作用。

第十節　氣功與整體觀

整體觀是中國醫學理論的指導思想，陰陽學說、臟腑學說、經絡學說、營衛學說等中醫的基本理論，無一不體現著整體觀的精神。臨床上，中國醫學對病因、病機、辨證、治則的認識以及對健康、疾病、康復等概念的解釋，也都貫穿著整體觀的指導思想。因此，氣功治病、保健的原理也必須結合「天人相應」的整體觀進行討論。

事實上，氣功的傳統理論和鍛鍊要求方面，都體現著「天人相應」整體觀的思想。《素問·上古天眞論》中說：「眞人者，提挈天地，把握陰陽，呼吸精氣，獨立守神，肌肉若一，故能壽敝天地，無有終時，此其道生也。」又云：「聖人者，處天地之和，從八風之理。形體不敝，精神不散，亦可數百。」經文指出，氣功養生者，必須善於掌握自然界的變化規律，以順應天地之和。只有這樣，才能較好地進行守神調息鍛鍊，達到益壽延年的目的。

與我國氣功同屬一類的印度瑜伽術中的「瑜伽」二字即寓「天人相應」之義。可見，國內、國外氣功傳統理論都以「天人相應」之整體觀作爲指導思想。因此，氣功鍛鍊在強調內因之決定性作用的同時，也注意外因的重要作用。中國醫學把喜、怒、憂、思、悲、恐、驚七情當作致病的「內因」，把風、寒、暑、濕、燥、火六淫當作致病的「外因」。

古代養生家，根據實踐經驗，結合致病因素，制定了防病、治病的方法和法則。在養生實踐中，以「天人相應」整體觀的思想作指導，在著重自身精、氣、神內因鍛鍊的同時，強調「精神修養」，「順應四時」，「起居有節」，「不妄作勞」等要求。在精神方面，講究情緒平衡、心情愉快，避免過分地喜、怒、憂、思、悲、恐、驚諸情志的劇烈變化。否則，就會受到七情的損害，導致疾病的罹患。在順應四時方面，養生家注重自然氣候之變異，告誡人們要「虛邪賊風，避之有時。」當然，「法於陰陽」，「順應四時」，不是消極地順從氣候的變化，還要通過「和於術數」，增加肌體的抵抗力，以對變異的環境進行積極的適應。

在飲食起居方面，養生家也十分重視。《飲食通鑒》云：「飲食定時，飢飽得中，水往變化，汗氣和融，精血以生，營衛以引，臟腑調平，神志安寧，正氣充實於內，元氣通合於外。」指出了「食者生民之天，活人之本」的重要意義。養生家反對單調的肥甘佳饌食譜，提出了「高粱之變，足生大丁」的告誡。要求粗精兼備，五穀俱全的飲食，提出「五穀為養，五果為助，五菜為充」的主張。上述的飲食調理要求，對治病、保健都有積極意義。

養生家也極為重視起居的規律性要求，主張結合四時變化而相應調整，提出「春三月，夜臥早起，廣步於庭。夏三月，夜臥早起，無厭於日。秋三月，早睡早起，與鷄俱興。冬三月，早睡晚起，必待日光」的要求。這裡不是要求機械的復古循舊，而是借鑒古人重視生活起居有常的訓義。在不妄作勞方面，《素問·上古天眞論》云：「心安而不俱，形勞而不倦。」指出養生者在日常生活中，不要「以妄為常」，要參加體力活動，但不可妄於作勞，這樣的有度勞動就具有養生的意義，「戶樞不蠹，流水不腐。」正是此義。

不難看出，氣功養生乃是既重視個體內因之鍛鍊，又強調「精神修養，順應四時，起居有常，不妄作勞」四方面綜合調理的養生學，其治病保健之機理也必然是諸因素的綜合作用；概括而言，是通過維護與改善「天人相應」的動態平衡狀態實現的。

隨著自然科學的發展，氣功理論的研究將不斷深入，氣功治病、保健的本質也將進一步闡明，這對豐富中國醫學理論和促進生命科學的進展都將產生深遠的影響。

第四章
氣功原理探索

數千年的實踐證明，氣功堪稱是一種卓有成效的「保健養生」方法。許多藥石無效的沉疴痼疾，試之以氣功，初獲良效。

爲什麼氣功具有如此神通？爲弄清其原理，不妨先看看氣功有何特點，和其他體育運動、治療方法有何不同？

氣功流派很多，功法何止千百。不管哪個流派，練功之法不外乎：涵養道德，默運意識，調整呼吸，引動形體。**引動形體**是一切體育運動所共有的，只是具體要求不同。各種體育運動都講究呼吸，目的在於滿足形體運動的需要；氣功調息，主要爲了練氣，形體運動則是補助的，因而氣功調息要比一般體育運動複雜得多。

氣功涵養道德，除了社會道德、公德外，還有另一層意思，即要求練功者的精神狀態符合於自然發展之規律。《黃帝內經》說：「陰陽四時者，萬物之終始也，死生之本也。逆之則災害生，從之則疴疾不起。」「故智者之養生也，必順四時而適寒暑，和善怒而安居處，節陰陽而調剛柔，如是則僻邪不生，長生久視。」也就是說，氣功鍛鍊很重視「自我」和環境之間的信息交流，很重視使「自我」情緒、意識等順應時空環境的演變。

氣功與一般體育運動、醫療方法不同之處在於它特別強調意識作用。運用意識的具體方法固然因功法而異，但原則卻大體相同。《管子》說：「能正能靜然後能定。定在心中，耳目聰明，四肢堅固。」《荀子》要求「虛一而靜。」《孟子》認爲：「志壹則動氣。」《內經》指出：「呼吸精氣，獨立守神，肌肉若一。」「恬憺無爲，乃能行氣。」佛家則提倡「明心見性」……這裏「正」、「定」、「虛」、「靜」、「壹」、「明」、「空」等，都指大腦皮層的活動狀態。可見，氣功是直接以大腦爲首要對象的鍛鍊方法。因此，探索氣功原理，首先要考察氣功對大腦功能的影響，弄清「定」、「虛」、「靜」等生理、物理內容，然後再研究這種大腦活動的改變對人的生命運動之影響。

第一節　氣功鍛鍊引起腦電變化

近年來，國外對氣功引起腦電圖(EEG)改變的情況十分注意，做了大量研究。

實驗表明，練功者練功時的腦電圖與正常人清醒時的腦電圖有十分明顯的差別。正常人清醒狀態下記錄到的最大量高頻、低幅150μV隨機波，諧波很少；而練功者練功時的腦電圖存在大量低頻諧波，包括 α 波、θ 波、γ 波，波幅很高，α 波波幅是常人腦波波幅的 3 倍多。

腦電圖是大腦不同區域細胞電活動的積分形式，腦電圖上出現諧波，表明該區域內之細胞的某些電活動有序；諧波波幅增大則意味着「信噪比」提高。

我們知道，常人在平靜且全身放鬆時，EEG 也會出現 α 波；在瞌睡時，會出現 θ 波；熟睡時則會有 δ 波。氣功鍛鍊引起的 EEG 改變和它們有何不同？

爲此，國外一位科學家細緻地測量了練功過程中 EEG 的改變，算出它們的頻譜時間序列，並與正常人靜態、瞌睡、熟睡、催眠等狀態下的 EEG 做了系統的比較。根據他的測量，練功時 EEG 的變化可分爲三個階段：

練功者在準備階段，EEG 就出現大量 α 波，(頻率大約 10 Hg 赫茲 HZ)。一開始練功，α 波劇增，波幅增大，頻率降至8 Hg左右。但這不是氣功鍛鍊所特有的。就腦電的 α 活動而言，氣功鍛鍊的特點是大幅度 α 諧波首先在枕葉出現，然後向前部擴散。而且，收功後，EEG 依然有大量 α 波。

第二階段，EEG 中佔主導地位的諧波是 θ 波。它不同於睡眠狀態。首先，練功時 θ 波是連續的，頻率幾乎不變；而睡眠時，θ 波是和 α 波、δ 波交替出現的。其次，在聲、光刺激下，練功者 EEG 上的 θ 波消失數秒鐘之後立即恢復；而睡眠時，刺激將使 θ 波消失，變爲 α 波。第三，練功時，θ 波首先出現於額葉；睡眠時則不然。另外，練功時還會出現短促、大幅度的 δ 波。功夫較深者，同時出現的 α 波會使 δ 波變成鋸齒形。

第三階段，EEG 在一個低頻諧波的背景上，產生 β 諧波，頻率分別爲 20 Hg （波幅較大）和 40 Hg （波幅較小)。β 諧波首先發生於額葉，向後部擴展，而且左半腦先於右半腦。這種 β 諧波對於聲、光刺激相當穩定。

練功時腦電圖不僅對光、聲刺激穩定，且練功者可清晰地回答問題，移動肢體，腦電圖基本上（至少是諧波部分）不變。可見，氣功鍛鍊確使人進入一種既不同於清醒、平靜鬆弛態，也不同於睡眠或催眠態，而是新的意識狀態。

實驗表明，氣功鍛鍊不僅使大腦各區域內細胞活動的有序程度提高，而且使這種有序結構趨於穩定。

這位科學家測量了練同一種功（TM 功——瑜伽功的一種）但功夫深度不同之人的腦電用頻率時間序列，運用相干（不同葉）技術加以處理。不僅練功過程中相干，練功前、收功後都有一定的相干性。

這種相干性，說明不同的腦葉，腦電波同步，表明大腦皮層不同區域腦細胞電活動有序。相干性越高，不同之腦葉細胞電活動的的有序程度也越高。上述實驗表明：功夫越深，腦細胞電活動有序性越高。

練 TM-Sidhi 功法（另一種瑜伽功）的人也有 EEG 的相干性。不同於 TM 功，這種功法的特點是 β 波高度相干。可見，不同之功法對大腦皮層電活動有序化的影響亦不同。

由此觀察，大腦皮層活動的有序化可能就是氣功理論中「靜」、「虛」和「定」、「壹」、「空」、「明」、「無」等的物理內容。有序事件的性質（電活動、化學活動或其它的運動形式）、有序的層次（整個皮層、不同腦葉、細胞、細胞組織、生物大分子等）、有序化的程度、有序活動與無序活動的相對強度、有序的頻率結構、有序結構的穩定性等等，則為「靜」、「定」、「虛」、「空」、「無」等提供了具體且定量的測量。腦電圖的有序化只是大腦皮層活動有序化的一個方面。

氣功鍛鍊引起的腦細胞活動的有序化與保健、養生有什麼關係呢？具體地回答其生理、病理機制，目前還在研究之中。這裏，我們從更爲基礎的意義上來探討這種有序化與種種氣功神效之間的關係。

第二節　氣功養生的熱力學原理

熱力學不考慮組成系統各個單元運動的細節，而着眼於系統的整體行爲。從熱力學觀點考察生命現象，是從組成生命體之各單元的相互作用中認識生命過程的開端。

熱力學裏有兩個基本概念。

一是溫度(T)，它是宏觀物體的基本單元隨機運動之強度的統計量度。隨機就是無序，故 T＝OK，意味着系統的運動完全有序。

另一個基本概念是熵(S)，它是組成宏觀物體的基本單元運動無序程度的量度。按 Boltzmann 定義：

$$S = K\log D$$

K 是 Boltimann 常數，D 表徵單元運動無序的程度。

S＝0 意味着系統運動完全有序。這種狀態稱爲**基態**。

作爲熱力學狀態函數，熵是在平衡態下定義的。如何將它推廣於非平衡開放系統？如果在空間尺度相當於分子平均自由程、時間尺度相當於分子馳豫時間的範圍內，系統的溫度、壓力、組元濃度等沒有顯著的改變，就可以假設系統在任意小區域 $d\delta$ 內是局部平衡的，其熵爲 $S\delta$。

定義系統的熵爲：

$$S=\int s\delta d\delta$$

顯然，這樣定義的熵依然是系統無序程度的度量。

從熱力學觀點來看，生命體是個非平衡開放系統，故熵的概念亦適用於生命體。但是，生命體構造是多層次的。從整個生命體各器官、各組織到細胞、細胞組織、生物大分子，各個層次之子系統的構造都是高度有序的，都是開放的非平衡系統。當我們把熵的概念應用於生命體時，必然產生兩個問題：(1)系統該怎麼取？是以細胞爲單元，還是以生物大分子爲單元，或以原子爲單元？(2)生命體中各級子系統的有序性表現爲與生命攸關的各種時空事件的有序，不限於單元的能態分布。看來，對生命過程來說，熵的概念必須大大擴展。人們稱之爲廣義熵，以有別於熱力學熵。

基於生命活動的高度有序，對生命現象來說，有序比無序更有直接意義。

設系統的有序性可用 $\frac{1}{D}$ 表示，則可定義負熵：

$$\tilde{S}=K\log\frac{1}{D}$$

它是系統有序程度的量度，由 Schrodinger 首先引進。$\frac{1}{D}$ 是一切可以用來確定系統秩序的物理量之綜合，其確切定義與系統（單元）的取法有關。

與熱力學溫度相應，也可以引進一個參數了。它表示同一層次上，有序活動的強度與相應之無序活動的強度之比。以此作爲描述系統有序性的另一個基本參數。

在系統演變過程中，熵隨之而變化。熵的改變(ds)來自兩部分：系統內部產生的熵 dis，和系統——環境間的熵的交換 des；即：

$$ds = dis + des$$

按照熱力學第二定律，任何物理化學過程有

$$dis \begin{cases} = 0 & \text{可逆過程} \\ > 0 & \text{不可逆過程} \end{cases}$$

如果系統是孤立的，des＝0，那麼：

$$ds \geq 0$$

它表明，系統總是自發地朝着使其熵不斷增加的方向演化。也就是說，系統演變的自然趨勢是從非平衡態趨於平衡態，從無序變爲有序。極盛時，又從平衡態趨於不平衡態，熵增加，又使有序變爲無序。

生命在於秩序。從受精卵→胎兒→嬰兒→青春發育期，人體各系統、各層次構造的有序性不斷提高，臻於完善；生命力亦不斷增強，達到極盛。從盛年→中年→老年，各層次生命的活動逐漸由有序→無序，功能衰退，趨於死亡。因而，在人的整個生命過程中，作爲系統無序程度量度的熵（廣義熵），有一個減少→保持某一恒定（大體上）低值→增大的過程。廣義熵達到最大値，就是生命死亡的宣判。

生命現象所涉及的種種物理、化學過程只有在非平衡態下才能進行，都是不可逆的。因而 dis＞0，即生命過程中不斷地產生熵。爲維持生命，保持系統有序，必須使 des＜0，且｜des｜足夠大，使得｜$\frac{des}{dt}$｜≥｜$\frac{dis}{dt}$，即以足夠的速率將產生的熵從系統中排出。或者，用 Schrodinger 的說法，要不斷地吃進負熵。細胞的新陳代謝，人的飲食排泄，不僅是爲了取得生命活動所必須的能量，也是爲了從環境攝取同樣爲生命活動所必須的「秩序」，即獲取高品位的有序能量。確實，測量表明，人類排泄物的熱力學熵要比食物高得多。而且，溫血動物之所以必須保持一般來說高於環境溫度的體溫，不僅僅是體內生化反應的要求，還因爲這樣有利於向環境排出體內產生的熵。

因此，按照熱力學第二定律，生命過程就是結構高度有序的生命系統，借助於它和環境之間能、質的交換，不斷從環境吸取有序的物質和能量，不斷向環境排出降價了的相對而言較爲無序的物質和能量，對抗其自身無序化的自發傾向之過程。這就是「新陳代謝」的熱力學含義。所以，人的壽命長短取決於 $\frac{dis}{dt}$ 與 $\frac{des}{dt}$ 這矛盾雙方的消長。

氣功養生的熱力學原理之一就是：通過氣功鍛鍊，運用意識能動地提高自身生命活動的有序程度，降低 $\frac{dis}{dt}$，從而使系統的熵增率變小，或者使 $\frac{ds}{dt}=0$，使熵維持在一個低值上；甚至減少（$ds<0$）。氣功鍛鍊引起的腦電圖變化爲此提供了直接證據。

按照「心」—「身」統一的人類生命整體觀，作爲「思之官」、「智之舍」的「心」（即大腦）在人的生命過程中起着主導作用。古人云：「心全於中，形全於外。」「修身在正其心。」

等等，說的都是這個道理。所以，大腦是整個人的生命系統中佔主導地位的子系統。

上述腦電圖測量證明：(1)氣功鍛鍊不僅使大腦皮層同一區域的細胞電活動趨於有序，而且不同之腦葉細胞電活動的有序程度也提高了；(2)氣功鍛鍊使人的大腦皮層細胞電活動有序分量強度增大了；(3)氣功鍛鍊使大腦皮層細胞電活動有序結構的穩定性大大提高。由此可見，氣功鍛鍊確實使人的生命活動中樞獲得了更多的「負熵」。

據估計，腦的重量僅佔體重的2%左右，而它所消耗的氧卻佔全身的20%左右。故腦是人體中能耗率最高的一個子系統。腦活動的有序必將使整個人體的熵增率明顯降低。不僅如此，古人說：「夫志，氣之帥也。」作爲「形之君」的「心」，其活動的有序將使作爲生命信息的身心有序化，從而提高整個人體活動的有序程度，使人的生命運動進入一個高效率、低消耗的新狀態。何以爲證？直接測量人體的（熱力學）熵流或熵產生的速率目前還辦不到，但氣功生理效應的實驗結果爲此提供了間接而明確的證據。

例如，R. K. Wallace 曾測量過一組氣功者的生理變化。對氧耗率的測定結果，可見練功時氧耗率大大降低：比正常狀態低16%，比睡眠狀態低6～10%，而練功的人是清醒的。這說明，在同樣條件下，氣功鍛鍊使人體基礎代謝降低了，即內耗（＝TS）減少了。而體溫（T）不變，故系統的熵比常態或睡眠時低得多。這正是 $\frac{dis}{dt}$ 降低的結果。

熵增率下降只是氣功養生熱力學原理的一個方面。進而言之，人體是一個多層次、非線性的開放之非平衡系統，無論是整體，還是不同層次上的各個子系統，都是消耗結構(dissipativestructure)。

非平衡熱力學理論告訴我們：

⑴若系統的結束不隨時間變化，開放系統將趨於非平衡的定態(stationarynonequalibrium states)，此時系統的狀態變量不隨時間變化，熵也是狀態變量，故定態時：

$$des = -dis \leq 0$$

可見，要維持系統處於定態，必要的條件是使熵流爲負，且 $\left|\frac{ds}{dt}\right| = \frac{ds}{dt}$。換言之，定態系統的熵流決定於系統內部的「不可逆過程」。

如前所述，熵是成熟的生命體維持其健康生命的必要條件。N. Wiener 曾指出：「有機體，例如人，在一段時間內力圖維持甚至提高自己的組織水平，成爲熵不斷增加、混亂不斷增加，層別不斷消失這個總潮流中的一個孤立區域……我們的生命對抗這個衰敗和凋謝的總潮流之過程就叫**穩態**(homestasis)。」顯然，生理學中的穩態從熱力學觀點來看，相當於開放系統的非平衡定態。

I. Prigogine 等證明，在線性理論的範圍內，非平衡定態系統的熵產生率 $\frac{dis}{dt}$ 達到相當約束下的最小值。由此可以推論，生命體的穩態在小擾時是穩定的，且：

$$P = \frac{dis}{dt} = p(min)$$

即：

$$\left.\begin{array}{ll}\text{穩態時} & \frac{dp}{dt}=0 \\ \text{偏離穩態時} & \frac{dp}{dt}<0\end{array}\right\}$$

⑵非線性開放系統在遠離平衡態時是不穩定的。在異常漲落（擾動）的作用下，系統會發生突變，這種突變有可能產生更高級的有序結構，從而使系統發生質變。活的生命體都是遠離平衡態的非線性開放系統。

按上述原理，在一定的條件下，生命體的穩定可能發生突變，系統的$\left(\frac{dis}{dt}\right)min$發生躍遷。新的穩態的熵產生率可能低於原來的$\left(\frac{dis}{dt}\right)min$。

氣功養生的熱力學原理之二就是：通過氣功鍛鍊，利用意識和氣的反饋作用，使各個子系統，尤其是中樞系統，在不同層次上發生「定態躍遷」，新的定態比原來的定態更加有序，從而使整個人體系統的穩態躍遷到有序程度更高的新的穩定。這或許是「返老還童」的熱力學解釋吧。

這種說法有沒有證據呢？

MERU 對氣功家所作之電腦波相干性也很強。這說明他的大腦皮層細胞電活動的有序性已經達到一個新的定態，其熵的產生率比正常人低得多。另外，MERU 還對練氣功引起人體生化過程的改變做了一些研究。氣功鍛鍊有素者五羥色胺代謝水平遠高於常人，約爲後者的 2～3 倍；而去甲腎上腺的代謝水平卻降低了，約爲常人的 60%左右。Jevning 等還測得了練功後血漿中催乳激素濃度提高。這意味着中樞介質多巴胺活性降低。因而人感到輕鬆寧靜，引起血漿中皮激素含量的改變。可見，氣功鍛鍊使皮激素分泌減少約 50%。而皮激素會加速蛋白質裂解，並抑制免疫反應。故皮激素分泌的減少，一方面使蛋白質更新率降低，人體疲老過程變慢；另一方面則使免疫系統的功能提高。

這些實驗雖然還很初步，但從中已初步表明：氣功鍛鍊有可能使人體內部的生化過程推移到一個新的、更有序的穩定，從而改善人的素質，使人變得更健康、更聰明、更能幹、更長壽。

綜言之，從熱力學觀點來看，氣功養生的根本原理是：以君之官「心」的各個層次活動有序化爲主導的，人體內部相應的物理、化學過程的有序化。這種有序化表現爲：(1)有序程度提高，熵增率降低；(2)非線性效應引起穩態躍遷，達到一個更有序的穩態；(3)有序活動強度提高，而隨機活動強度降低；(4)有序結構穩定性提高。

不僅如此，氣功外氣效應的根本原因也在於體內相應的物理、化學過程的有序化。比如，單個細胞的膜電位不超過 100 mV，數以萬計的細胞電活動有序化以後，就會在人體周圍引起顯著的靜電效應；分子電流的有序化將產生宏觀的群效應；DNA 雙螺旋結構分解時，會產生 10^{11}～$10^{12}s^{-1}$的電解輻射，這一過程的有序化有可能產生可以覺察的毫米波或毫米未波；等等。這些效應有的已被實驗所證實；有的雖然目前還沒有觀測到，其發現也不會爲時太遠。

第三節　氣功養生與控制論

控制論着眼於系統總體的動態及一切可能存在的可變狀態，並研究爲何實際出現狀態只是可能出現狀態的一部分，從中找出變化規律，而系統的物質實體是什麼則無關宏旨。它爲研究複雜的生命現象提供了一種科學的研究方法。

控制論創始人 N. Wiener 精闢地指出：「高等動物的生命，特別是健康的生命，能延續下去的條件很嚴格。這種狀態稱爲**穩態**。人體是一個維持穩態的機構。」又說：「這種穩態所維持的模式正是人作爲人的試金石。」而穩態的維持和信息的接收、傳遞、貯存、加工過程有密切的關係。

信息是消除不確定性的因素。對人的生命來說，信息就是人在適應外部世界，並使這種適應反作用於外部世界的過程中，同外部世界進行交換的內容。接收和加工信息的過程就是我們適應外部環境，並在其中生活的過程。這個過程可以看作一個時間序列。由於人作爲一個控制系統，接收和加工的信息具有偶然性，故系統所有可能接收和加工的序列構成一個統計系統，其中每一個時間序列都以一定的概率出現。設分布概率爲 pi，定義信息量 H 爲：

$$H=\sum_{i=i}^{n}pilog_2pi$$

顯然，信息是系統有序程度的量度。因此，Wiener 認爲：「它實質上就是負熵。」這就不難理解爲什麼熵對生命過程有如此重要的意義。而熱力學第二定律實際上就是：「如果系統不和外界交換信息，信息量只會越來越小。」

設生命體的狀態 E 可以用一系列狀態變量 {xa}，a=1, 2……表示，生命體一切可能的狀態集合 {Ei}= {〔xa〕i}，i=1,2……n。其中子集合 $\{E_j^{(1)}\}$，j=1,2……m，m<n，是生命體的穩態集合，即當 {xa} 取子集合 $\{E_j^{(1)}\}$ 中的元素時，生命體是活的，而且健康。作爲穩態調節機構，生命體的功能在於：在種種外界干擾下，保證系統的狀態不越出穩態集合 $\{E_j^{(1)}\}$。應該指出，「生」和「死」並無絕然的界限，健康與否也屬相對，故穩態集合 $\{E_j^{(1)}\}$ 本身是個**模糊集合**。

顯然，干擾也是信息。搞信息理論，只有用信息才能抵消信息；只有用調節機構 R 的信息才能壓低干擾 D 引起的生命體狀態 Ei 的變異。W. R. Ashby 證明，D、R、E 三者的信息量有如下之關係：

$$H(E) \le H(R) - H(D) - HD(R)$$

或用熵表示：

$$S(E) \ge S(D) + SD(R) - S(R)$$

HD(R)、SD(R)分別爲固定干擾下，R 的信息量和熵。

若 R 與 D 之間有確定的函數關係，則 HD(R) =0，此時變爲：

$$H(E) \le H(R) - H(D)$$

或 $$S(E) \ge S(D) - S(R)$$

後式是 E 的最大信息量或最小熵。可見，欲使穩態系統

在干擾下有序程度不降低，即 $H(E) \leq 0$，必須使調節機構的信息量高於生命體可能接收的干擾信息量（即 $|H(R)| > |(H(D)|$），否則穩態不能維持。

就物種而言，若其基因型決定的調節機構之信息量有可能低於環境干擾的信息量（即 $|H(R)| < |H(D)|$），這個物種的前途有四：(1)被自然淘汰；(2)提高調節機構的信息量；(3)放寬穩態範圍；(4)利用環境的約束，找出干擾之間內在的制約關係，利用有利干擾來對抗不利干擾。(2)、(3)表示進化，而(4)則意味着發現和創造。這似乎是人類所特有的。

人是地球上最複雜的生命體，同樣的自然條件下，人所接收的干擾信息比其他動物大得多。而人類不同於其他動物之處在於他有異常發達、會思維的大腦和能製造工具的雙手。人類之所以能生存，除了通過大腦的思維和雙手的勞動，發現並利用了自然的約束，並借助於醫藥學擴大了穩態集合之外，還有一個內在原因：它在穩態模式中增加了一個能動的控制機構(C)——思維的大腦。爲維持穩態，與 $H(D)$ 對抗的不是 $H(R)$，而是 $H(R,C)$：

$$H(R,C) = H(R) + HR(C) = H(C) + HC(R)$$

顯然，

$$|H(R,C)| > |H(R)|, \quad |H(R,C)| > |H(C)|$$

從而提高了人類生命穩態的穩定性。

由於方法論、認識論的侷限性，現代醫學對於人的生命之認識未能眞正體現這個模式。按西醫理論，人的精神活動（包括意識）和生理過程是截然分開的。人的意識可以支配肢體的運動，這和其他哺乳動物沒有質的區別。而植物神經、內分泌、免疫等人體調節系統卻不受意識控制；即使有些影響，也是次級效應。

與此適成對照，古哲對人的生命之認識和上述穩態模式很吻合。《淮南子•道源訓》說：「夫形者，生之舍也；氣者，生之充也；神者，生之制也。」明確了「神」（精神）對生命的控制作用。《內經•素問》論述了人體十二臟之相使：「心者，君之官也，神明出焉……故主明則下安，以此養生則壽……主不明，則十二宦危。使道閉塞，形乃大傷，以此養生則殃。」這種「心」「身」一致，以「心」為主導的人體生命整體觀，可用穩態控制模式來表示。作為「思之官」、「神明之主」的「心」是系統穩態的控制中心；遍布全身的「經脈十二，絡脈十五」則是系統穩態的調節機構，也是信息通道；而氣就是對抗種種「虛邪賊風」，維持穩態的生命信息。

按照這種穩態模式，干擾（「外感六淫」）信息量大，因而是致病的一個重要原因，內部噪聲（「內傷七情」）引起的穩態控制中心信息量的減少（「主不明」）以及信息通道容量的降低（「使道閉塞」），對穩態的危害更大（「形乃大傷」），而且外因（$|H(D)|$增大）也需通過內因（$|H(C,R)|$減少）才能起作用。因此，若把人的生命看作一種穩態模式，則養生健身的要旨在於：

(1)提高控制中心——「心」的信息量。睡眠對人的生命之所以重要，原因之一就是睡眠使腦細胞活動趨於有序，$|H(C)|$增大。而前述腦電觀測證明，氣功引起的大腦皮層活動的有序化程度更高，層次更深，因而$|H(C)|$更大。

(2)提高穩定調節機構的信息量。人體經絡不僅是調節器，也是信息通道。我們知道，只有當通道的信息容量高於 H(C,R)時，控制中心和調節器才能對系統實施有效的控制。通道信息容量用它代遞信息的速率來度量，它等於信息每步轉移速率與每步信息量之乘積。因而提高｜H(R)｜，就是增大通道的信息容量。中醫用藥石針砭，通經絡而治病；氣功通過意、氣的鍛鍊，使意氣合一，由氣通而致脈通——作用都是提高｜H(R)｜，擴大信息通道的容量。

(3)降低穩態控制中心和調節機構內部的噪聲，增大信號強度，提高「信噪比」，從而降低「感知閾值」，提高「心」(大腦) 和經絡本身功能的穩定性。前述腦電實驗結果表明，氣功確實有這樣的作用。

因此，從「控制論」觀點來看，氣功之所以具有養身健身之卓效，是因爲它抓住了穩態調節的中心環節：提高穩態控制中心的信息量；擴大信息通道容量；強化信息，同時降低內部噪聲，以提高信噪比——從而使穩態模式的控制、調節效率大大提高。其結果表現爲：

(1)調節範圍擴大，系統穩態的穩定性提高。最直接的例證是生物回授 (一種初級氣功)。它證明：借助於體外的反饋裝置，經過一定的訓練，人能夠用意識控制自身的某些生理過程。氣功能治許多頑症，道理就在於此。防癌、治癌也可以用這個道理說明。癌細胞是正常細胞的變態，它起因於細胞分裂過程中種種噪聲造成的複製信息的誤差；而癌細胞之所以能聚集而成病變，又是因爲噪聲使免疫細胞發生識別錯誤之故。因此，氣功鍛鍊帶來的細胞以至亞細胞組織活動的有序化，既可減少細胞複製的差錯，又可強化免疫細胞的識別、攻擊能力，從而達到防治癌病變的效果。

(2)意識和氣對於穩態的控制深入到更深的層次（如細胞、亞細胞組織），可能引起穩態模式質的躍遷，使人的潛力得以充分發揮，變得更強壯、更靈敏、更能適應環境的變化、更富有智慧、更加長壽。例如，人的腦細胞大約有 14×10^{11}個，而常人能夠利用的約爲10^7～10^8個，僅爲千分之一。閒置的腦細胞功能完好，也貯存着一些信息，只是「線路」不通，用不上。近十餘年來關於睡眠的研究告訴我們：連夢帶睡的睡眠是一個學習過程。人必須通過這一過程，重新安排已經知道的東西，把新、舊知識結合起來，化爲己有。已觀測到的睡眠過程腦活動的特點是：腦電活動有序化。如前所述，對大腦活動有序化來說，氣功比睡眠更爲有效。因而可以預期，通過長期氣功鍛鍊，人能夠改變自己大腦接受、加工、貯存信息的方式，把閒置的腦細胞利用起來。這將使人的智力、感知能力以及控制自身（內易臟腑經絡，外感形體百骸）運動的功能等產生質的飛躍。這決不是空想，種種超乎常人的智慧，在氣功造詣較深的人中間並不罕見。

又如，人體軟組織（腦、內臟、平滑肌等）均由纖維細胞構成。研究表明，它的分裂能力有一定的限度，在最好的培養條件下，也只能進行 50 次增殖。據此估計，即使目前引起死亡的原因都消除了，人的壽命也不會超過 90～100 歲。原因還不十分清楚。一種可能的機制是：細胞核裏將DNA遺傳信息轉錄，翻譯到RNA和各種酶、蛋白質分子中去的信息處理系統，在一代代增殖過程中累計誤差越來越大，造成低劣的酶分子，使細胞老化，功能衰退。另一方面，細胞核裏DNA所包含的信息，在細胞生存期間只有約0.4%被利用。大量信息是備用的，是爲了推遲累積誤差達到足以使遺傳信息混亂的期限。這兩種因素的綜合，規定了纖維細胞增殖的限度。這個限度在目前所知的「最佳」培養條件下爲50次。但人是一個整體，試管裏的「最佳」培養條件未必眞是最佳，因爲它離開意和氣的情緒。可設想，若氣功鍛鍊引起的生化、物理過程的有序化深入細胞核內的信息處理系統，則累積誤差將大大減少，增殖限度也將隨之提高，完全可能超過50代。這將使人的壽命延長，超過百歲。

(3)穩態範圍擴大，因而人能在反常的生理條件下生活。這類例子很多。比如氣功家能用意識使心率增至300次／分，發生房顫，而動止如常。又如，北京有一位氣功師曾於1979年秋，好幾天不吃飯，光喝水，而生活照常。顯然，對他們來說，穩態集合比常人大得多，生命力也強得多。

總之，從控制的論觀點來看，氣功養生健身卓具成效是理所當然的。誠然，其具體機制還有待進一步探索。

結　語

氣功是以「神」「氣」「形」三位一體，「心」「身」一致，「心」做主導的人類生命整體觀爲理論基礎的一種養生健身法，特點是以「養氣存神」爲主。通過內省，提高精神意識駕馭身體的能力。氣功養生祛病功效卓著，根本原因就在於這種人類生命整體觀正確地把握了人的生命本質。

氣功的種種「神」效（物理和生理）根源於以大腦活動有序化爲主導的體內不同層次上生理、生化、物理過程不同程度的有序化。這種有序化在熱力學上反映爲系統內部熵的產生率下降；從控制論看，則表現爲系統調節功能提高，穩態穩定性增強。無論熱力學或控制論，都預示：長期的氣功鍛鍊，可能導致人的生命力發生質的躍進，變得更健康，更智慧，更長壽。這對開發人類智能，培養德、智、體全面發展的新人，極大地提高人類的文化水平，具有重大作用。

氣功及其有關的生命現象，從近代醫學理論來看是不可思議的；但從現代物理學、控制論、信息論、系統論的觀點來看，卻是有道理的。這說明，生命科學的進一步研究和發展還需方法論和認識論的變革。未來生命科學的前沿——整體、綜合的人類生命學，正在這種變革的過程中孕育，剛剛嶄露頭角的氣功研究就是她行將問世的前奏。

第五章
氣功與人體健康

氣功為什麼會使人體健康，這是人們，特別是練功者經常關心的問題。

中醫認為，人的健康是由於正氣存身，元陽壯和。當邪氣侵入，元氣受到損害，人就呈現出病症。而氣功鍛鍊的實質是鍛鍊眞氣，培育元氣，扶植正氣，所以它能扶正祛邪，增強人體的免疫力和抵抗力。氣功鍛鍊要求人在練功時放鬆、入靜、自然和排除雜念。所以，它能排除「應激性反應」，消除緊張狀態。通過氣功鍛鍊，疏通了經絡，調和了氣血，平衡了陰陽，提高了神經系統的協調能力，使大腦皮層起保護性抑制作用。氣功鍛鍊能降低基礎代謝和提高儲能能力，對腹腔發揮按摩作用，從而增進食欲，提高消化功能。氣功鍛鍊能發揮人體潛力，調動自身的積極因素，並起自我控制的作用。所以，氣功鍛鍊雖不用服藥，不用打針，但它能通過自我身心的鍛鍊，達到防病、治病、健康長壽的目的。

第一節　氣功鍛鍊，扶正祛邪

在流行性感冒多發的季節裡，爲什麼有的人得病，有的人不會得病？同在一起吃不潔的食物，爲什麼有的人患了腸胃炎，有的人卻沒病？練習氣功的人和經常參加體育活動的人爲什麼臉色比較紅潤，身體結實，冬天不大怕冷，夏天不大怕熱，並且少患疾病？而不參加體育運動的人，容易怕冷怕熱，又容易生病？中國醫學對疾病的認識，歷來貫穿著以「正氣」爲本的論點，所謂：「邪之所湊，其氣必虛。」「正氣存內，邪不可干。」（正氣，指人體抵抗疾病的功能；邪氣，指各種致病因素。）就是說，疾病的發生不僅取決於病邪，還取決於人體抵抗病邪、維護健康的能力。氣功鍛鍊能防病治病，其根本原因在於它能增強體質，培育眞氣（正氣），扶植正氣，提高人體抵抗病邪的能力。

外感疾病，都有外邪存在，如風、寒、暑、濕、燥、火。外邪侵犯人體，必然遭到正氣的反抗，引起邪正鬥爭，中醫學稱爲「邪正相搏」。在一般情況下，取得矛盾之主導地位的是人體的正氣，由於正氣的防禦能力，逐漸戰勝了病邪，促使疾病得到好轉和痊癒。但是，在一定的條件下，邪正雙方的力量對比發生變化，正氣的防禦能力一時抵制不了病邪的入侵，於是邪正鬥爭就朝著不利於人體健康的方向發展，使疾病惡化，甚至引起死亡。因此，疾病的轉化實質上是取決於邪正雙方的力量對比和邪正相搏的形勢發展；即是：正勝邪退，疾病痊癒；邪盛正衰，疾病惡化。氣功鍛鍊是培育眞氣，扶植正氣，所以沒有病能防病，提高抵抗力和免疫力；已病，通過氣功鍛鍊，爭取正勝邪退的轉化而恢復健康。因此，氣功的鍛鍊主要是通過扶正而達到祛邪之目的。

第二節　氣功能幫助「放鬆」，消除緊張狀態

氣功鍛鍊本身要求有意識地放鬆、入靜、自然、排除雜念。所以，它能使全身各部放鬆，消除緊張和疲勞狀態。國內外大量資料證明，人的健康與精神緊張有密切的聯繫；而我們的祖先早在 2000 多年前已注意到這個問題了。《黃帝內經》中就曾指出：「怒傷肝」、「喜傷心」、「思傷脾」、「憂傷肺」、「恐傷腎」等等。科學實驗也證明：「應激反應」狀態下出現腎上腺素分泌增加，呼吸、心搏加快，外周血管舒張，血壓增高，血糖增多。然而，氣功訓練正好相反。據美國學者研究認為：氣功訓練可使人處於一種「鬆弛反應」狀態，它使交感神經系統的活動性減弱。斯特恩和德羅的研究進一步指出：「氣功訓練又使血漿多巴胺 β 羥化酶活性下降，腎素活動性減弱。這表示血管緊張素分析系統發生變化，因而血管緊張程度緩解，血壓下降。氣功鍛鍊也使中樞神經介質及內分泌發生變化。據瑞士瑪赫瑞希歐洲研究大學報導：氣功鍛鍊者 5 —羥色胺代謝水平較常人高 2 ～ 3 倍；血漿中催乳激素濃度提高。這意味著作為中樞神經介質的多巴胺活性降低。這可能就是練功後為什麼會感到輕鬆、安寧、緊張感消失的原因。練習氣功能排除干擾，降低對外界刺激的反應，這樣可使人體的生理、生化過程處於最優狀態，緩解大腦皮

層對整體的應激性反應，爲機體休息、修復和調整提供了有利的條件，促進了身體的健康。

第三節 氣功鍛鍊能疏通經絡，調和氣血

《靈樞・經脈篇》中說：「經脈者，所以能決死生、處百病、調虛實，不可不通。」李時珍在《奇經八脈考》中說：「內景隧道（經絡）惟返觀者（靜坐者）能照察之。」指的是練功與經絡有密切的關係。練功者往往也會出現手足或身體某些部位有酸、脹、麻、熱等感覺，或者感覺有一股暖流沿著經絡路線移動。這些感覺有時在某一部位，或是在某一節段，有的可沿著某些經絡或某一經絡循行；比較常見的是出現在任脈與督脈之間周轉循形，或出現在奇經的其他脈當中，特別是在帶脈上。這種循經感傳現象和針刺「得氣」時出現的感傳一樣，在氣功中稱爲「內氣」。這種內氣充足時，可從身體的某一部位發放到體外，在氣功中稱爲「外氣」。不管是內氣循行，或是內氣外放，它總是循經絡路線而行。中國醫學認爲：「通則不痛，不通則痛。」練習氣功能夠疏通經絡，消除疼痛，增進健康，道理就在於此。

練習氣功一般均能使手部皮膚溫度升高 2 至 3 攝氏度，停功後 20 至 60 分鐘才開始逐漸下降到功前水平。熱象儀拍攝表明，練功之後與練功以前相較，掌心勞宮穴皮膚溫度上升 2.8 攝氏度，並顯示出明顯的光圈。練功後，還發現手部血管舒張，血管容積增大，磷吸收率加快，血管的通透性也明顯改善，末梢血流量增加，血漿內的多巴胺 β 羥化酶的活性

降低，嗜酸性粒細胞增加，紅細胞和血紅蛋白亦有所增加，白細胞的吞噬作用提高，血漿皮質素的分泌量減少一半。由此證明，通過氣功鍛鍊，能疏通經絡，調和氣血，從而達到防病治病之目的。

第四節　氣功鍛鍊能使大腦皮層發揮抑制性的保護作用

氣功鍛鍊對大腦皮層有什麼作用呢？研究表明，人的情緒變化與腦電波頻率或波幅有相當密切的關係：當病人情緒激昂或憂慮時，往往出現低幅快波；當病人情緒平靜時，常出現慢波。爲了查明氣功鍛鍊對大腦功能的影響，國外對腦電圖的變化做了大量測量，發現常人在清醒狀態下記錄到的是大量的高頻低幅波，且同步性差；而訓練有素的氣功家出現的卻是低頻波，波幅比常人高三倍，同步性很好。練習氣功的腦電波與清醒、閉目靜息、睡眠這些情況的腦電圖都不一樣，有其特殊類型：㈠ α 波周期延長，波幅增高，頻率降低；㈡ θ 波的出現和擴散。在 θ 波出現的同時，仍有 α 波的存在；練功時的腦電圖表明，抑制性的 α 波波幅增高，節律減慢，說明抑制過程增強。依靠這些抑制過程的保護，可使那些由於過度興奮而致機能紊亂的大腦皮層細胞得到復原，使頑固的病理性興奮灶轉入抑制狀態，爲健康的恢復創造有利的條件。依靠這些抑制過程的保護，可使大腦皮層中由於過度興奮所致的機能紊亂得到糾正，從而進一步提高中樞神經興奮和抑制的協調能力，更好地指揮全身各器官的機能活動，達到防病治病的目的。

第五節 氣功鍛鍊能提高神經系統的協調能力

有的人聽到一件不幸的消息就頭昏、眼花、手腳冰冷、全身無力，這是因爲不好的消息刺激了神經系統，破壞了其協調能力。健康人的植物性神經系統包括交感神經和副交感神經系統，在通常狀態下維持著動態、相對的平衡。在患某些疾病時或應激性異常反應時，交感神經興奮性過高，表現爲心率加快、血壓增高、腸胃蠕動減弱。一旦練習氣功，久而久之，可以逐漸改變這種異常反應，提高交感神經和副交感神經的協調能力。實驗證明，高血壓患者練功時，血漿內的多巴胺β羥基化酶的活性降低。這是交感神經興奮性減弱的一個表現。國外所做的實驗也證實，練功時，人體的肌電、心電活動、心率和呼吸頻率等均有所降低。這說明，交感神經反應減弱，副交感神經興奮性反應相對增強。

爲什麼能使神經系統起調節作用？可能因爲練功時肌體的肌肉、關節等放鬆，來自這些地方的「內激感」減少。而動物實驗也證實，「內激感」的減少能降低丘腦下部和內臟交感神經的感應。另外，由於練功處在一種安靜、放鬆、自然、愉快的環境，一些不良及惡性的外在環境刺激減少了，即應激性的反應大大減少了，從而進一步調整了異常反應，提高了協調功能，增進了健康。

第六節　氣功鍛鍊能降低基礎代謝和提高「儲能」能力

從生理學觀點來看，呼吸加強，心跳加快，交感神經興奮，骨骼肌緊張，這種反應叫「耗能性反應」。形成這種反應時，能量消耗趨向於增加。相反，呼吸減弱，心跳減慢，交感神經系統抑制，骨骼肌放鬆，這種反應叫「儲能性反應」。在這種反應中，能量消耗趨向於減少。氣功鍛鍊強調思想安靜、身體鬆弛、呼吸柔和，因此有利於儲能性反應。練坐功或臥功時，身體的耗能量減少（比練功前減少 30%左右），能量代謝也減少（比練功前減少 20%左右），甚至低於深度睡眠時；呼吸頻率和每分鐘的通氣量也減少。據心理學家華萊士測量：常人熟睡時，耗氧量比清醒狀態低 10%，而練氣功時的耗氧量比清醒時下降 16%。訓練有素的氣功家，耗氧量甚至能下降 34%，熵的增加率變慢（熵的增加率大於排出熵流量是生物體衰老的標誌）。氣功訓練可使人在大腦功能提高的同時，伴著基礎代謝降低，即人體總消耗下降，「儲能」能力提高。有人認爲，其原因是生物等離子的複合。練功過程，使人體中的一個離子吸收一個電子，變成一個激發態的原子，並發射光子，釋放剩餘的能量，或一個離子與兩個電子同時碰撞，與其中一個電子結合成一個激發態原子，另一個電子帶走剩餘的能量。由於生物等離子複合過程放出能量，就相對減少機體組織的能量消耗，呈現「儲能性」，使機體重新積蓄能量，積聚精力，與疾病做鬥爭，獲得健康。

第七節 氣功鍛鍊能使腹腔發揮按摩作用

一個人在練功階段，一般都感覺到食欲增加，消化功能提高。這是因爲氣功強調呼吸（調息）和意念（調心）的作用，特別是進行腹式呼吸和意守丹田的作用。實驗中發現，腹式呼吸時，唾液等消化腺體分泌量增多，腹部溫度升高，加強了腸胃血液之循環。橫膈肌活動幅度增強，活動範圍比平時增加 3～4 倍，改變了腹腔的內壓；腹腔內壓周期性的變動能「按摩」腸胃，促進腸胃蠕動，改善消化和吸收功能。故練功後，食欲和食量顯著增加，體重亦因而增加，面色漸趨紅潤，體力也隨之增強，從而增進了健康。

第八節 氣功鍛鍊能夠發揮人體的潛力，並展現自我控制的作用

平時缺少活動的人，特別是腦力勞動者，稍一勞動或參加輕微的活動，就氣喘吁吁，感到疲勞。然而經常活動的人，尤其是經常參加體育鍛鍊或氣功鍛鍊的人，則不會有前一種人的感覺。有的人體質條件差，經常疲乏無力，但自練氣功後，相當明顯地改變了此種狀況，自覺精力日見旺盛。這是什麼原因呢？這是因爲原來的元氣不足，通過氣功的鍛鍊得到加強，並激發了體內的潛在能力。

實驗的結果表明，人體內有很多潛能尚未很好地發揮。例如，人的大腦神經細胞約有 140 億個，而經常只有 10 幾億

個在運用；也就是說，尚有 80～90%的神經細胞未發揮其效用。一般人的毛細血管也有不少經常處於未發揮作用的狀態。又如人的肺泡約有 7 億 5 千萬，但經常使用的也只不過是其中的一部分。練習氣功後，腦電波發生明顯的變化，肺活量明顯增大，血管容積明顯提高，這就有力地證明了氣功鍛鍊能確實有效地發揮人體內在的潛能。同時，它還能起著自我控制的作用。從現代生物控制論的觀點來看，人體是一個完整的自我調節系統，大腦是自我調節系統的中心，它負擔著分析處理來自內外環境的種種信息，以維持生命活動的動態平衡。

近來，許多科學家提出自我控制的新理論，承認人體中存在一種關於自我控制的系統，這個系統的主要部分是某種性質的信號（介質）和細胞結構（複體）以及它們之間的互相作用。細胞與細胞之間是通過介質的釋放而傳遞信息。這種信息由發體發出，受體接受。練功中的「調身」、「調心」、「調息」都是自我控制。練功後，血漿環磷腺苷(cAMP)含量增高，傳遞信息的介質增加了。而且練功又可使一些介質，例如五－羥色胺比正常人升高 2～3 倍。這些介質對機體細胞活動具有整合作用和有序化，因而能夠治療那些由於細胞間通訊誤差所引起的疾病。

有人把氣功這一療法稱爲自我控制或自我訓練療法。現已證明：通過氣功鍛鍊，可以控制自己的心率、血壓、肌電、腦電等方面的內部機能活動。國外也有類似的報導。

本世紀 70 年代初，英國物理學、心理學家 E．格林曾對氣功師斯瓦米做實驗觀察，發現這位氣功師能用意念控制手的溫度。10 分鐘內，使同一手掌拇指與小指側的皮膚溫度相差 12 攝氏度；還能用意念改變心率，從每分鐘 70 次變爲每分鐘 300 次。

1960 年，美國醫生瑪里納西和霍蘭德在治療中風和外周神經損傷的患者時發現，如果將患者有關功能受損組織的肌電圖變成視覺或聽覺能夠接受的信號，再作用於患者自身，通過患者氣功的自我控制，病情能較快地好轉。1964 年，安德紐斯醫生用同樣的方法觀察二十例半身不遂的患者，也獲得同樣的效果。這一結果引起美國、加拿大醫學界的注意。從 1969 年起，他們研製了一系列電子監測器，如皮膚電阻回授計、血壓回授計、肌電回授計等等。病人練功時，因體內或體表狀態改變而產生的「信號」能夠通過這些儀器「反饋」於病人自身，起自身調節和控制之作用，達到防病、治病之目的。這種方法稱爲「生物回授法」。據加拿大的格門士和布朗士報導，他們運用這種方法治療 200 名患者，結果 60%主訴症狀消失，32%好轉，無效者僅 8%。美國的布勒德禮等用這種方法治療 114 例，結果大多數在 8～12 周之後逐漸好轉。而這些患者都是經過長期常規治療無效之患者。從而證明，氣功鍛鍊能進一步發揮人體的潛力，並起自我調節和控制的作用。

第六章
氣功的特點、鍛鍊要領和原則

氣功是一種獨特的自我鍛鍊方法，具有民族特色的一種醫療保健運動，也是醫療與體育相結合的健身活動。它可以發揮人體潛力，調整身體內部的功能，增強體質，提高抵抗疾病的能力，從而達到治病強身之目的。

第一節　氣功的特點

氣功的特點有以下六個方面：

1 調動自身潛能，對人體無副作用

氣功鍛鍊就是通過自己練功來調整身體內部的功能，調動人體自身的潛力，發揮人體的主觀能動性，依靠自己的力量來強身。氣功與其它療法不同。藥物治療、針灸、推拿治療等，起主導作用的是藥物的性能和醫生的技術，病人處於配合地位，只能起協同作用。而氣功則必須由病員自己鍛鍊

身體，增強抵抗力以後才能完成醫療任務。因此，要求病員充分發揮主觀能動性，有信心、有耐心、有決心、有恆心地堅持鍛鍊，正確掌握練功方法，注意練功原則和事項，就能逐步獲得療效。由於這種療法是依靠自身鍛鍊而不依靠服藥打針，所以就不存在藥源性的副作用。

2 動作簡單，形式多樣

氣功分「動功」和「靜功」。靜功多數練習單一動作，有時結合用意練習；動功的動作也很簡單，每一節拍也只有單一動作。練功的方法卻多種多樣，有臥功、坐功、站樁、行走及動靜結合的功法，但每個動作都很簡單，容易掌握。例如，神經衰弱的患者，一般採用站樁功爲宜；腸胃不好的患者，練習臥式或坐式的意守丹田功較好。因此，氣功具有動作簡單，易學易懂，形式多樣，針對性強的特點；並可根據病情和體質情況，任意選擇合適的功法，便於廣大群衆學習、掌握和推廣。

3 意識和呼吸的作用

氣功的鍛鍊歸納起來，有調心、調身、調息三個部分，簡稱「三調」。調心指意識，調身指姿勢，調息指呼吸，三者之間相互聯繫、相互促進、相互協調、相互作用，組成了氣功訓練的基礎。例如，胃潰瘍患者練習氣功時，在擺好了姿勢（臥式或坐式）之後，採取運用意識意守丹田，以自然呼吸或腹式呼吸進行配合，這樣就有氣入丹田的感覺，產生了腹部的溫熱感，導致腸鳴和腸胃蠕動，達到治療胃部潰瘍病的效果。高血壓患者的意識就換了一個形式，意守丹田改成意守脚心（湧泉穴），但仍是一個地方的意守，放鬆自然呼吸法，會產生氣往下沉的感覺，使大腦清醒，血壓下降；但如改守百會穴（頭頂），則感覺有氣上衝、頭脹胸悶、血壓上升。這就證明，氣功的鍛鍊，除擺好正確的姿勢（調身）外，還要注意配合調心（意識）和調息（呼吸）的鍛練。

4 鍛練精、氣、神

氣功和一般體育鍛鍊有關連，但也有不同，它不追求短期內身體劇烈運動，而是通過「三調」鍛鍊，調整人體內部的功能，從而增強體質，提高抵抗疾病的能力，以達到治病強身的目的。有的人氣血很調和，看上去精神，這就意味著他的身體很健康。中醫把這稱作是精、氣、神的反映。氣功最強調的就是精、氣、神的反映，認爲「練精化氣，練氣化神，練神還虛」是人的生命之所在。古人就知道這個道理，故把身體鍛鍊的方法分成內功和外功兩類：即內練精、氣、神，外練筋、骨、皮。而氣功強調加強內在運動，調整人體內部的機能活動，即是內練精、氣、神。

5 強調整體療法

氣功不是針對某一種疾病而設的特種療法，而是強調內因，旨在改善人體內部整個機能的整體療法。因此它的實用性和可研究性比較大。

中醫學認爲，人的正氣虛弱，就是外邪侵入，導致臟腑功能氣血失調，不適應情緒的變化而產生疾病。「久病必虛」即是指此。正氣虛弱不僅是致病的原因，也是疾病發展、變化的觸媒。正氣愈虛弱，疾病愈重，最後導致影響各部位。

所以，如何防止疾病擴散，進而逐步消除，就取決於整體機能的配合。氣功鍛鍊的要旨是鍛鍊精、氣、神，也就是扶植正氣，促進人體內部機能的活動增強。例如，練功的步驟，首先是放鬆，然後入靜，加上意守，配合呼吸，通過一階段的練功，練功者感覺到睡眠逐漸正常，食欲逐漸增進，加強了呼吸、消化、循環、泌尿系統的功能。這些現象正是正氣恢復的外在反映，使不少體弱多病，久治不癒的患者在氣功鍛鍊中恢復了生機，健康愉快地生活下去。

氣功的整體性還表現在它的指導思想上。如靜功的要旨是「無爲」。太極氣功十八式的調心內容是良性意念。值得注意的是，「無爲」和「良性意念」恰恰是針對中醫學中與致病有關的「七情」、「六淫」而言的。我們知道，「七情」即「喜、怒、憂、思、悲、驚、恐」，它的存在是人的精神的主要反應。中醫學認爲，「七情」活動與臟腑活動有著深刻的聯繫，「七情」過分，導致臟腑產生疾病。我們還知道，「六淫」即「風、寒、暑、濕、燥、火」，是指大自然的六氣對人體的主要反應。「六淫」侵入人體，人體即產生病患。而氣功中的「無爲」即是控制自我的一種方法，「良性意念」更是一種升華了的境界，它們對於控制「七情」起著特殊的作用。通過「無爲」、「良性意念」，人眞正達到恬淡虛無、前景一片美好的「世外桃源」，精、氣、神俱備，「六淫」便不能侵入人體爲害，就能不通過任何藥物而達到正氣上升、外邪莫進的正常狀態，進而達到延年益壽。

6 適合於慢性病者的鍛鍊

健康的人如果天天躺在床上不起來，一個星期後就會感到頭暈目眩，手脚虛弱無力。長期伏案寫作或工作的人，體質往往不好，這是因爲沒有進行適當的活動增強體質的緣故。青少年和體魄健壯的人常常通過各種體育的鍛鍊以增強體質，愉快心境；而體弱多病者，或者慢性病者、不適應劇烈運動者怎麼辦呢？氣功就爲他們提供了一條通向健康的康莊大道。我們不能要求臥床的病人起床鍛鍊，氣功就能讓他（她）在床上做臥功；我們也不能要求心臟病的患者進行劇烈的運動，氣功就能讓他（她）在凳上做放鬆功或柔和的動功。總之，氣功是廣泛地適合於慢性病患者的鍛鍊功法。

第二節　氣功鍛鍊的要領

氣功鍛鍊者如果不掌握氣功鍛鍊的要領、原則和注意事項，往往會出現偏差，因此掌握氣功鍛鍊的要領非常重要。

1 鬆靜自然

鬆是指全身放鬆，靜則是指思想安靜；也就是說，姿勢、呼吸、意念都要順其自然。

【放　鬆】

是指軀體、思想意識和精神情緒放鬆。練功時如果思想情緒過於緊張，或者某一部位的肌肉過於緊張，就必然使大腦皮層與皮層下的植物性神經中樞一直處於興奮狀態，本位感受器、內感受器的傳入衝動也不能減少，即應急性反應繼續存在。實驗證明，人體放鬆時，鬆弛後對氧的消耗量減少，能量代謝率降低，儲能反應狀態增強，交感和副交感神經的協調能力增大，進一步疏通經絡，調和氣血，有利於機體功能的調整和修復，從而達到增進健康的目的。例如高血壓病人如果緊張和激動，血壓馬上升高，表現爲頭昏腦脹、眼花、頸強等肝陽上亢症象。如果氣功鍛鍊做到全身鬆弛，不但氣血下沉，陽亢症象減輕，而且血壓明顯下降。因此，放鬆對於患者消除思想和身體緊張起著很大的治療作用。

【入　靜】

是指思想安靜，不胡思亂想，靜想單一或是非常愉快的良性意念。這樣對於大腦皮層起著主導性抑制作用，進一步調整和恢復神經系統的功能，從而提高全身各組織器官的機能，起著對身心健康有益的作用。例如失眠患者，多數是思想不夠安靜，胡思亂想的緣故，越胡思亂想，越睡不著，心裡煩惱就更睡不著。而通過氣功鍛鍊，即「淨神不亂思」，祛除胡思亂想、私心雜念和邪念，做到心情舒暢，心靜意定，就能很快入睡了。

【自　然】

是指思想愉快自然，呼吸細勻自然，姿勢正確自然。練功時，順其自然就會逐步產生酸、脹、麻、熱等得氣感，或產生蟲爬、蟻走的「行氣」感。這些效應是隨著練功深入到一定階段、一定程度，自然而然產生的，不是憑主觀願望所能追求得到的。呼吸也要注意勻暢自然，如果追求頻率立即減少，腹式呼吸幅度急速增加，必然會產生氣急、胸悶、憋氣等偏差。上海高血壓病研究所曾連續觀察一批初學氣功者在練功過程中的呼吸圖形，發現呼吸波形柔和平穩，勻細自然，降壓效果較好，而呼吸頻率勉強減慢，幅度勉強增加，效果較差，甚至練功後反而感到不適，而且血壓反而升高。

所以我們在進行呼吸鍛鍊時，一定要細勻自然。

但是鬆、靜、自然也是相對而言的。鬆不是一味的鬆，有的功種如盤坐功和站樁的上、中、下按式，為了使頭部和上身放鬆，相對來說下肢就緊了，相反而行就不可以了。又如靜，也是相對而言。古人曾說過，凡人不可無思，當以漸漸除之。就是說，凡是人，就必有思想，重要的是當練功時可以用漸漸進入靜思，不去想這樣那樣的問題。同樣，自然也是相對而言。如做太極氣功十八式，必須隨著動作的轉換，上下左右動作而進行呼吸，同時又要用意念想像此動作的意境，必須配合得絲絲入扣，方能產生極佳之效果。如一味順其自然，便沒有協調了。因此，認眞領會鬆、靜、自然的內在意義亦是十分重要的。

2 動靜結合

氣功分成動功和靜功，但一般是以靜功為基礎，配合一些肢體活動和柔和的動作，俾能對增進健康和治療疾病起作用。氣功鍛鍊的實質是靠內在運動。一般人都認為氣功是靜功，其實這個靜並不是機體全部靜下來，而是形象的靜，內在的動。練功時要求放鬆和安靜，使體態柔和自然，外表看上去很安靜，內動卻很很厲害。它不是身體外形的運動，而是身體中的「內氣」運轉，使身體發熱出汗，唾液分泌增多，血管容積增大，細胞電泳增高，胃腸蠕動增強，橫膈肌升降幅度加大，皮膚電發生明顯的變化等等。因此，氣功的鍛鍊要求動靜相兼，加強「內運動」，根據練功者的不同條件練習不同的動靜相兼之功法，達到防病治病之目的。

3 意氣相隨

氣功的氣和意相互聯繫，互相依存，相互促進。因爲氣是人體生命活動中的一種基本物質，是經絡臟腑、組織器官進行生理活動的基礎，所以氣功的鍛鍊主要是練氣。如果未能把自身的內氣調動起來，逐步積蓄充實，循經運行，就談不上以意引氣。另一方面，氣功練氣還必須注意練意，因爲練功過程要做到讓身體放鬆、自然些，使經絡疏通，氣血諧和，意氣相隨，動靜協調，練養相兼，都離不開意的引導。

當然，在練意問題上，歷史上存在著兩種不同的看法。有人認爲練功不要用意，甚至反對用意，即認爲練功時什麼東西都不要想，只要求入靜、放鬆，任其自然就行。有的人卻強調練意，並主張發揮意的作用。我們氣功理論和實踐者則客觀看問題，認爲各人都有各人的道理，重要的是將兩者結合起來，取長補短。如果消取意守，那麼循經是盲目的，與現代所提倡的「三調」內容不符。如果一上來就用意，甚至過猛，那也不行。例如在練意的過程中，意守丹田，不要守得太死，用意過濃，發現丹田部分發熱，腸子蠕動加快，便可以適可而止，如果再進一步意守此處，用意太過，就會產生腹脹現象等不良反應。另外，在練意的過程中，不要強求各種感覺和急於「通關」，所謂通「大小周天」等。用意過猛，勢必形成「揠苗助長」的錯誤，這樣就容易產生憋氣，出現氣阻、胸悶、氣長、頭昏、心慌、心悸等偏差，所以用意時必須自然舒適，不要勉強，不要用意過濃過分。尤其是在「內氣」尚未積蓄、儲存之時，不能急於追求氣的效應，更不宜追求通「大小周天」。舉一個例子，有的練功者在練功過程中刻意追求通「大小通天」，結果在部位上（如背部或大椎穴處）產生一個氣丘，甚至在頭頂或前額上產生氣餅，經常感到氣脹，有壓重感，很不舒服。這就是練功過程中用意不當，過於強求所產生的偏差。

4 練養相兼

練是指練功的過程——有意識地調整身體，擺好姿勢，放鬆全身各部位，集中思想，排除一切雜念，並調整呼吸。養是指練功過程中，經過「三調」所產生的一種使身體的機能處於改善的狀態。入靜後，人由於處在各機能十分調和的狀態，因而身體舒適，呼吸柔和，細密均勻，精神處在休息點。練功者的目的就是要達到這種狀況，並讓這種靜養狀態在不斷深入的練功中維持並發展深入，向更高的境界升華。有的時候，進入這種靜養狀態很快，比較長，有的時候往往一會兒就過去了，這就是注意力是否集中的關係；往往修養越深，這種靜養狀態越容易得到，並更多地保持在這種狀態中。所以，練功者必須在這方面積累經驗。

養的另一個方面是指在進行一系列的內部鍛鍊之後必須休整，使另一個新的過程來臨之際能重新入靜。練功不是無休止的，所以練養必須相兼。

練與養在練功過程中同時出現，互相交替、互相促進，如果掌握尺度得當，可以使養的時間適度增多，質量也就能相對提高。

總之，練中生養，又練又養，這對體質差及慢性病患者尤其重要。必須懂得氣功如同其它事物一樣，不能太弱或太過。當練功練到一定程度時，不再意守過濃或行氣太過，而應讓意念若有若無、似守非守地注意丹田，即達到「養氣存神」、「復命歸根」。這樣，眞氣充足，不致耗散，日積月累，氣足神旺，功有所成。

初學氣功者，經過初級階段，可能有些疲勞，這乃是正常現象，主要是因爲劇烈的內運動消耗了能量，加上體弱者的循環系統功能差。可以通過適量的營養攝入得到補充。

5 姿勢準確，心境愉快

動功的「動」主要指動作。爲了配合氣功鍛鍊的理論和實踐，有所成就的氣功師根據古人及各功種的精華，結合自己練功研究而得的經驗，在動功中編排一系列科學的、正確的、行之有效的動作。武術中常有「學拳易，改拳難」的說法。正確的動作對實際效應的產生有著重要意義。因此，練功者對所練功法的動作起落、高低、輕重、虛實都要仔細揣摩、記清，舉動、部位、手法、次數、神態、用意、呼吸等須牢記在心，使自己在練功中保持正確的姿勢、呼吸法及用意概念。同時，用很愉快的心情渲染練功環境（內在渲染），舉動靈活、舒展，根據動作的輕重、節數、次數循環漸進。在這個過程當中，要根據身體情況，掌握運動量，不要超出自己的體質、病情等具體條件而生搬硬套。

另外，練靜功也要注意姿勢的準確性。不要口目閉得太緊，頸部勿強直，肩勿隆起，胸部勿過於挺出，以免因姿勢過分僵硬而致疲勞；臉也勿繃緊，宜略帶微笑，眉心舒展；意識和呼吸也必須掌握分寸；不要呆板死守，要做到姿勢準確，心境保持愉快。

第三節　氣功鍛鍊的原則

氣功的流派很多，鍛鍊方法也甚多，但他們練習的基本內容及原則是同樣的。無論什麼流派，也無論什麼鍛鍊方法，都不能離開「三調」的內容，都不能失去練功原則。氣功鍛鍊的原則並不複雜，它的主要點是通過前人的總結和今人的綜合而立，對於指導氣功走向發展道路有著重要的作用。接下來從五個方面論述氣功鍛鍊的原則。

1 堅持鍛鍊，不能半途而廢

一般來說，能夠堅持練功的人有四種。第一種是經名師嚴格教育，口傳心授，從小至大經過系統、紮實地練習而成的氣功醫師、氣功大師。第二種是爲使中國氣功事業繼承、發揚和光大的氣功理論者、實踐者與名流派繼承人。第三種是患不治之症，走投無路，通過學習氣功把病治好，從中嘗到甜頭，從而愛上氣功事業的人。第四種是過去某些受佛家、道家、儒家影響的人，一心想通過練功而成仙；也就是說，由於宗教信仰，使他們堅定不移地鍛鍊。

一些慢性病患者對氣功抱著半信半疑的態度或抱著試試看，甚至追求新奇刺激的態度。這種想法可以理解，其原因是：第一、氣功在我國歷史上受宗教的影響，被蒙上神秘的色彩。第二、由氣功而產生的某些現象及作用，未能用科學方法加以解釋，又由於摻雜了不少唯心的東西，使人感到玄虛，難以理解。第三、因一些練功者盲目練功而產生偏差，使更多的人對氣功之作用產生懷疑。第四、個別的江湖騙子利用氣功治療的效果和作用弄虛作假，騙取錢財，甚至誤人生命，造成不良的後果。

對於上述現象，我們必須用科學的方法加以分析，端正對氣功的認識，不斷樹立練習氣功的信心、決心及恒心。就像古人所說：「心誠則靈。」否則，練練停停，三天打魚，兩日曬網，再好的天賦也練不成氣功、收不到治療效果；正如燒開水，燒燒停停，永遠燒不開水的。

2 始終保持練功的正確姿勢

練習氣功的方法很多，其姿勢有臥、坐、站、行步及動靜結合等各種姿勢。在練功要領中也著重談到準確、愉快的必要性。但氣功鍛鍊的原則則強調各種姿勢的正確性與協調性之間的關係。自始至終保證姿勢的正確，互相協調，才能達到預期的效果。

比如練習站樁功，如果練習時不注意沉肩垂肘，而聳肩抬肘；不是含胸拔背，而是挺胸或彎腰；練習時膝關節之投影超出脚尖——即使鍛鍊長久，也達不到較好的效果。

3 由淺入深，循序漸進

氣功鍛鍊對於增強體質、抵抗力，增進健康，確實能起一定的作用，對於治療某些疾病也確實有一定的療效。因此，有許多病人、特別是患慢性疾病的人，對於用氣功療法治療疾病充滿了信心和決心。但有些人在練習方法上不注意疾病治療的循序漸進，也會出現不好的結果。例如，有些練功者練習站樁功，不是從高位過渡到中位，然後再過渡到低位，而是一下子進入低位練習；同時，練習時間不是從短時間逐漸過渡到長時間，而是一下子進入長時間的練習；因此造成過度疲勞，引起身體許多不良的反應，如頭昏、身體各部位酸痛（肌肉、韌帶），食欲轉差，並感到全身無力、精神不佳等等。大家知道：一般酸痛是正常的反應，但過分反應就會損及身體。尤其是體質較弱的氣功鍛鍊者，如果不是從臥功逐步過渡到站樁或行步功，而是一下子就進行較大運動量的鍛鍊，勢必造成不良的效果。所以，如果不堅持量力而行、循序漸進的原則，反而會加重病情。總之，要根據體力情況，採取逐漸增加運動量，逐漸增大難度，逐漸增加練習次數，逐漸增加練習時間。剛開始切勿過猛過急，把耐心用到循序漸進上，才能獲得較好的效果。

4 區別情況，辯證練功

氣功的功法很多，在練功過程中，必須根據練功者的病情輕重、體質強弱、年齡大小、場地條件差異和分清患病者的陰陽虛實，明辨臟腑盛衰等不同情況，區別對待。靈活地選擇功法，進行辯證練功，因人制宜，才能提高療效，增加健康。區別情況，辯證練功大致分爲以下三點：

【根據病情輕重，選擇不同功法】例如，一位臥床不起的病人適合做臥功，就不要勉強練坐功或站樁功。如果體力較好，病情較輕，年齡較小的患者就選擇站樁功，甚至選擇低位站樁功、行步功或動靜結合功。

【根據病種不同，選擇不同功法】由於疾病種類不一，練功方法也不能千篇一律，要根據病種的特點，選擇不同的功種。例如，神經衰弱患者練習時採用站樁功爲主，輔以臥功的鍛鍊方法。這是一方面用站樁功的強壯作用，以增強機體的調節功能；另一方面，借助於臥功易於放鬆的特點，誘導思想入靜，以促進大腦皮層的保護性抑制，有助於大腦皮層功能的調整和恢復，從而幫助入睡。而胃腸道疾病（胃下垂、潰瘍病等）則宜採用臥坐功，並在鬆靜的基礎上，加強調息的鍛鍊，進行腹式呼吸，增強腹腔內壓，按摩腹腔內臟，促進血液循環，改善消化功能，有利於疾病的治療。又如高血壓患者，由於肝陽上亢，上實下虛，針對這一症象，採取意守湧泉或選擇「部位放鬆法」和「三線放鬆法」引導氣血下沉，達到降壓的目的。

【同一病種，不同病員，選擇不同功法】同一病種的不同病員，要根據每個病員的不同特點，選擇適合自己的練功方法。對同一病種的患者，不做具體分析，都採用一種固定的練功法，也不會收到較好的效果。例如，平時好動或性情急躁的陽亢症突出的病員，練功時往往不易入靜。對於這類病人，不宜採用意守法，可採用放鬆法和良性意念法。臨床表現爲氣虛的病員，練功時就不宜過度瀉火，而要著重採取動靜相結合的方式，功前功後多安排一些保健按摩功，充分準備，以充實陽氣、扶植正氣來提高療效。總之，具體的情況極多，必須根據練功者的病情輕重，不同病種的不同特點，相同病種的不同情況，不同病種的相似情況或同一病員在疾病的不同階段，採取因人制宜、區別情況、辯證和有針對性的練功，對症下藥，才能更好地提高療效。

5 氣功鍛鍊與綜合措施相結合

有的人片面認爲氣功能治「百病」，甚至主張練習氣功就必須排除其它療法。這些主張與作法都是沒有根據的，是錯誤的。因爲氣功鍛鍊是調動自身的潛力，發揮其主動性、整體性，扶植正氣、疏通經絡、調和氣血、增強人體的抵抗力，達到治病強身的目的，練功的同時，還必須和其它治療措施（包括中西醫各種治療）有機地結合起來，相輔相成，才能收到良好的效果。上海高血壓研究所深深體會到：在治療高血壓患者時，採用包括思想樂觀、生活有規律、合理用藥和堅持練功相結合的綜合療法，效果更加顯著。

打針服藥在較大程度上是通過消除致病因素，幫助機體恢復健康；而練功則是調整機體相對的不平衡，增強抗病能力，提高健康水平。例如，癌症病人，用手術、化療或放射、服藥等方法治療是個祛邪過程；而通過練功，是進一步給予扶正。採用這種綜合措施，對於控制病情，延長生命，必然會起更好的效果。因此，要針對不同的對象，分清主次，把扶正與祛邪有機地結合，加以運用。另外，如果患有急性病如發熱頭痛、胃痛炎症等，必須以西醫爲主，氣功爲輔，經過退熱和止痛，再進行練功。由於病痛的改善，身體感到舒適，這樣就有利於練功時的放鬆入靜和自然，增強練功者的信心，使其更好地堅持練功，以達到更好的治療效果。對於慢性疾病患者，爲了迅速解除病痛，控制病情發展，採取打針服藥是必要的。但是，由於慢性病的病情較長，藥量也較多，容易引起藥源性的副作用。所以，最好同時採用氣功的整體療法，以提高療效，增進健康。

第七章
氣功臨床實踐

自1955年先後在唐山、北戴河、上海建立了氣功療養院以後，中國大陸各地，乃至不少國家和地區都相繼成立了氣功療養院和氣功科研機構，用氣功進行臨床實踐。氣功界在臨床實踐中了解到，西醫對疾病的診斷和對急性病的治療效果較佳，而氣功則對治療慢性病有較滿意的療效。因此，氣功在慢性病治療方面，有著許多成功的臨床實踐。以下就綜合有關資料，做一系統的介紹。

第一節　呼吸系統

1 氣功鍛鍊使呼吸系統發生哪些生理變化

氣功鍛鍊時，呼吸系統有著明顯的影響。它的表現在對肺的通氣功能、橫膈活動的幅度、呼吸頻率、肺氣泡、呼出氣成分、氣體代謝、能量消耗的影響上。

【通氣功能實驗】

上海市第二結核病院在治療肺結核時，曾把病情相似的肺結核患者分爲兩組進行對照觀察，一組爲氣功組（即綜合治療時以內養功爲主），一組爲對照組（即綜合治療時不採用氣功）。經過一段時間之後發現，「氣功組」肺的通氣功能有顯著改善，對照則變化不大。此外，還觀察到實行胸外科手術的病人術後肺功能降低的百分比，氣功組也少於對照組。這個結果說明，氣功對增強肺功能有良好的作用，不僅適用於病情穩定的內科療養病人，同時，對恢復和增強外科手術病人的肺功能可能有更大的意義。

【橫膈肌活動幅度實驗】

有 27 例肺氣腫患者橫膈活動幅度（深呼吸）治療前平均爲 2.8 厘米，治療後兩個月皆有不同程度的增高，平均 4.4 厘米。一年後爲 4.9 厘米（$P<0.01$），有非常明顯的變化。另外，治療兩個月後進行肺功能覆查時，每分鐘的呼吸頻率減少了 2.7 次（$P<0.01$）；一年後隨訪，發現長期堅持氣功鍛鍊的 16 例患者，每分鐘的呼吸頻率減少了 5 次（$P<0.01$），而肺活量則平均增加 8.1%次（$P<0.01$）。由此可以看出，氣功對肺氣腫患者肺生理功能的恢復具有一定的意義。

【呼吸頻率變化實驗】

正常男子練臥式氣功時，其呼吸頻率可以由練前的 16.5 次／分減至 9.6 次／分，其中減至 5 次／分的人占 42.8%。個別練功歷史在 30 年以上者，休息時的呼吸頻率 6 次／分，練功時降爲 4 次／分。練功時能入靜者，呼吸運動紀錄曲線呈現均匀柔和的狀態，並可維持 30 分鐘以上的緩慢呼吸；練功較差者的呼吸運動曲線則有較大的波動，只能忍受 10 分鐘慢呼吸。能夠維持較長時間的慢呼吸是長期鍛鍊的結果。

【氣體代謝和能量消耗實驗】

這個實驗發現，練功時氣體代謝有不同程度的降低，入靜好，氣體代謝率明顯降低，而且在停功半小時之內，代謝率一般仍低於功前水平，每單位時間內的能量消耗也相應減少。練臥功時，能量消耗最少，平均較功前減少 30%。

遼寧省興城縣工人療養院採用坐式內養功治療支氣管喘息 22 例，在治療前後進行了血液、痰液化驗，X 光檢查，肺活量、胸圍、呼吸和脈搏等測定對比，證明練氣功後，可使膈肌運動幅度加大 1～2.5 厘米，肺活量顯著增加，呼吸節律頻率減慢，血中嗜酸性白血球和痰中嗜酸性細胞均有所減少或恢復到正常值。據統計，治療後症狀和體徵消失，可恢復工作的有 12 例；症狀和體徵明顯減輕或發作次數減少，屬於好轉的達 10 例。其中 18 例體重增加。一般在練功後 10 天左右，飯量可增加 1～2 倍。

2 呼吸系統疾病的氣功治療效果

【肺結核】

上海第二結核病院等醫院對 296 個病例進行分析：經過氣功鍛鍊之後，296 例當中有 225 例病灶好轉，占 76%；69 例病灶無變化，占 23%；病灶惡化者 2 例，占 1%。原本有空洞的 158 例，經過氣功療法，空洞關閉和縮小者 102 例，占 64%，180 例治療前痰菌爲陽性，治療後痰菌轉爲陰性的 110 例，占 61%

他們以氣功能否提高人體的抵抗力，著手研究氣功的原理與作用。根據對患者的血液抗菌和免疫作用進行的初步觀察，發現練功後，白血球吞噬細菌的能力顯著提高，每次練功後，半小時達到最高峰，之後又逐漸恢復原樣。對照組則無變化，練功後肺活量也稍有增加。這就說明氣功療法在增加機體的防禦機理方面起了一定的促進作用。

【肺氣腫】

上海市勞動衛生職業病研究所等單位，在 60 例肺氣腫患者中開展氣功鍛鍊，都獲得療效。患者的橫膈活動幅度在治療前平均爲 2.8 厘米，治療兩個月之後，皆有不同程度的增高，平均爲 4.4 厘米。一年後 4.9 厘米（P＜0.01）呼吸頻率明顯減慢，每分鐘減少 2.7 次（P＜0.01）；潮氣量增加 101.2 毫升（P＜0.01）；肺活量平均增加 8.1%（P＜0.01）。其中胸痛改善最爲突出，近期的療效達 100%。

【支氣管哮喘】

上海第六人民醫院用以氣功爲主的綜合療法，治療支氣管性哮喘有良好的效果。129 例中顯效的達 83 人，占 64%；好轉的 42 人，占 33%；無效的僅 4 人，只占 3%。在練習氣功前後還進行呼吸、皮膚電位、皮膚溫度測變法，並進行血液、痰液化驗，X 光檢查及肺活量胸圍，呼吸後脈搏等測定對比，證明練氣功之後，可使橫膈肌運動幅度加大 1～2.5 厘米，肺活量明顯增加，呼吸節律減緩，血中嗜酸性白血球和痰中嗜酸性細胞均有減少或恢復爲正常值。

他們認爲，氣功療法治療支氣管性哮喘的作用原理，首先應當從發病機理上加以理解。這就是支氣管性哮喘的發病原理除了有顯著的植物神經混亂現象和變態反應之外，還伴有新陳代謝障礙方面的疾病。在病因上是由於外界因素的過敏性、反射性和內在因素的病灶，以及新陳代謝失調所致。

這些刺激因素在大腦皮層造成停滯的興奮性，從而使高級神經活動和植物神經活動系統的聯繫中斷，以致使支氣管平滑肌痙攣。氣功療法是「自我整體療法」，能夠使大腦皮層神經活動得到充分休息，從而恢復正常的神經活動機能，建立新的大腦皮層與內臟之間的正常聯繫，解除平滑肌痙攣，以獲得治療效果。

【矽　肺】

矽肺是在生產環境中長期吸入高濃度游離的二氧化硅粉塵引起的，以肺組織纖維化爲主的全身性疾病。瀋陽重型機器廠職工醫院從 1983 年 7 月開始，指導單純一期、二期、三期矽肺病人 20 例練習吐納氣法 50 天，發現有效果。20 例均爲男性，平常年齡 35 歲，平均病歷 12 年半，其中 11 例退休，9 例工作。練功 50 天後統計結果：肺活量增大者 16 例，無變化者 4 例；肺活量增加最多的 750 毫升，平均增加 299 毫升，胸悶、胸疼、氣短、咳嗽、咯痰等症狀均有減輕趨勢，飲食增加，睡眠較好。4 名兼有腰腿疼者反應減輕。

【浸潤型肺結核】

北京市溫泉結核病醫院自 1982 年來已有 20 例化療加氣功治浸潤型肺結核的臨床小結。在這 20 例中，堅持練功六個月未間斷者 17 例，因病情變化及其他干擾中途暫停者 3 例，有痰菌陽性者 11 例，練氣功合併化療陰轉者（六個月）100%，有空洞者 5 例，3 個月進行化療加氣功閉合者 2 例，6 個月閉合者 3 例，胸部 X 線肺部病變 3 個月並吸收者 11 例，症狀 3 個月全部消失者 3 例，6 個月消失者 12 例。大多數患者自化療加氣功後，各種症狀逐漸減輕或消失；特別是對食欲的增加、睡眠的改善，都較爲明顯。和同樣病情不但參加練功者對照比較，病變吸收較快。氣功療法對病變的消除確有良好的作用。

第二節 消化系統

1 氣功鍛鍊使消化系統發生哪些生理變化

由於氣功中的呼吸（調息）是練功的三要素之一，特別是進行腹式呼吸的鍛鍊，因而橫膈肌活動幅度相差 6.5 厘米，平均差額爲 5 厘米；而未練功者，平靜呼吸和深呼吸間的橫膈肌活動幅度相差不大，平均差額 1.7 厘米。氣功前後作胃蠕動計波X線觀察，胃蠕動波幅在氣功練習後有顯著增加，並發現在練功過程中，胃的下極移動幅度增加了 3～4 倍。上極的移動幅度也有所加大；胃的蠕動增強，張力提高，位置也逐漸上升；胃的排空增速。在進行立、坐、臥三種不同姿勢的練功對比後，發現變化差距不大，說明各種姿勢的練功都能發揮相似的效果。練功前和練功中進行了胃部鋇劑造影觀察，發現練功時胃蠕動頻速時間和胃蠕動波行時間加快。上述結果同練功後的腸鳴音增強、食欲增進、消化和吸收功能提高、營養狀態迅速改善相一致。

【胃液測定】

練功時胃液的分泌增加，因此，游離酸的絕對量勢必相應增加。一些潰瘍病患者，經氣功治療後，有的基底胃液、總酸度和游離酸均有增加的趨勢。對部分病例的觀察還說明，胃液分泌量、胃酸濃度及蛋白酶含量，在練功之後都有明顯增加。同時練功還可以抑制胃機能過度興奮，因而使胃蛋白酶活力的增加受到限制。

【唾液測定】

唾液的分泌受延腦分泌中樞控制，刺激副交感神經傳出纖維，可引起腮腺和頜下腺的分泌。練功者會感到口水增多，是因爲舌的動作和呼吸的作用反射性地刺激了副交感神經系統，促使唾液分泌增加。但氣功的「入靜」又使延腦的分泌中樞神經興奮降低，抑制了唾液的立即溢出，停止練功後，解除了大腦皮層和延腦的抑制，唾液被大量釋出。肺結核病人的唾液澱粉酶含量一般較正常人低，經過氣功鍛鍊後即見增加；即使在一次氣功前後，也可看出其變化。

2 消化系統疾病的氣功治療效果

【胃和十二指腸潰瘍】

據中國醫學科學院實驗醫學研究所生理學系等單位對氣功治療胃和十二指腸潰瘍 1385 例的療效分析，治癒的高達 77.4%，好轉的占 20.9%，無效的僅占 1.7%。

實驗方法是，練功前、練功中和練功後，採用眨眼性防禦條件反射，檢查其高級神經活動機能狀態；用血管容積非條件反射和眼心反射，檢查其植物性神經中樞的機能狀態。與此同時，做X線胃腸檢查和其它臨床檢查，作爲疾病好轉和痊癒的診斷根據。

眨眼條件反射，興奮和抑制過程均衡者，在治療前，僅占 3.3%，治療後增加到 38.6%；抑制過程減弱者和興奮過程減弱者，在治療前，分別占了 49.3%和 37.4%，治療後減少爲 29.3%和 32.1%，說明潰瘍病人經氣功治癒後，高級神經活動機能狀態的改進情況已接近健康的人。治療前血管反射不正常，治癒後恢復正常者占 44.8%，不正常程度有明顯改進者占 12.8%，治癒後血管反應無進步和退步者占 11.6%。眼心反射，治療前出現異常反應的占64%，正常反應的占35.7%，治癒後，異常反應減少爲45.2%，正常反應增加爲54.8%，接近於健康人的情況。同時發現，練功後胃腸排空時間加速，膈肌幅度增加，從而增強胃腸的蠕動功能，使臨床症狀好轉、消失或痊癒。

他們認爲，造成潰瘍的原因是由於大腦皮層的長期緊張，過度疲勞，使大腦皮層功能失調，引起植物神經功能紊亂，結果使胃壁和血管痙攣，組織發生營養障礙，粘膜抵抗力降低，從而產生潰瘍病。而氣功療法是一種自我整體療法，調節了大腦皮層功能的失調，從而調養心神，充分發揮其協調肝臟的功能，使陰陽恢復平衡，達到治療目的。同時還對吸菸和不吸菸者進行對比觀察，發現吸菸者療效低。

【胃下垂】

據上海中醫學院附屬龍華醫院氣功科對氣功治療胃下垂患者 50 例臨床觀察，經過一個療程，痊癒的 11 例，顯著好轉的 14 例，好轉的 9 例，共 34 例，占 68%；無變化的 15 例，退步的 1 例。經X線鋇餐造影觀察，恢復正常位置的 11 例，最高上升 9 厘米，平均上升 3.03 厘米；退步的 9 例，平均下降 1.9 厘米。臨床觀察表明：療效和患者原有的體質、治療期間的情緒和練功態度是否認眞成正比。他們認爲：氣功之所以能治好胃下垂，其原因是交感神經系統得到抑制，副交感神經系統機能則相對加強。因此，在練功過程中，胃腸道的蠕動增強了，有利於胃體張力的加強和使胃恢復原位。另一方面，增加了腹腔內的壓力（腹壓），從而促使腸腔內血液和淋巴液流動，腹腔內的血液循環得到加強，胃腸消化和吸收功能得到改善；通過練功，腹肌更加堅實；腹臂張力增強，使下垂之內臟恢復原位。

【肝　炎】

天津市第一工人療養院曾對無黃疸型傳染性肝炎 41 例進行療效觀察，這些病例都有食欲不振、神倦乏力等症狀，發病多緩慢，脈多弦細或沉細，舌淡無苔，肝臟都有不同程度腫大，有 27 例觸痛，4 例脾臟全部無黃疸發現；氣功鍛鍊一個月後，體重、食量均增加，肝臟腫大都有不同程度縮小，其中 28 例縮小到不能觸及或僅可觸到；出院後 34 人恢復全日工作，5 人半休，僅 2 人未復工。

【便　秘】

唐山氣功療養所曾對 126 例便秘患者進行臨床觀察。其中一例，大便相隔時間最長達 10 天以上。全部病例練習內養功，基本不用潤腸藥或瀉下藥。除一例結腸痙攣性便秘無效外，大多數患者在練功七天後便秘消失。他們認爲，氣功治療便秘是一種自我療法的治本方法，由於腹式呼吸的鍛鍊，膈肌與腹肌活動加強，對胃腸的推動按摩作用亦加強，因而胃腸平滑肌的張力和蠕動增加，所以排便及時；氣功治療還避免了由於灌腸所致的機械刺激及服瀉藥後的不良反應。

【闌尾炎】

上海市公費醫療院對氣功治療闌尾炎，190 例開展臨床療效及機制探討，自 1960 年 4 月至 1961 年 6 月，收治急性闌尾炎 156 例，慢性闌尾炎急性發作 34 例，共 190 例，全部採用氣功的單一鍛鍊，臨床見效 171 例，療效 90%。經氣功治療的病例，闌尾仍存在，可能引起復發或重複感染。長期隨訪表明（隨訪最長者達17個月），急性156例，復發者18例；慢性34例中，復發7例。急性156例，住院期間有13例失敗，手術後發現多數爲壞疽型。他們認爲：急性闌尾炎的發病，主要原因是由於大腦皮層功能失調和機能防禦能力不足。氣功療法具有動靜結合，促使機體協調的作用，可以使急性患者的機體得到平衡調整，炎症消失。患者在入靜過程中，大都出現汗腺和唾液分泌物增加、全身隨意肌鬆弛、腸蠕動增加等現象。通過植物性神經功能增強，腸道能得到調整，大大有利於闌尾運轉的協調。從臨床X線攝片檢查中，液平面迅速消失，亦可證實傳導通順這一轉變。腸道功能的調整，使嘔吐、納差等症狀在最短的時間內得到改善，腹痛也由於傳導通順、氣血暢通而消失。

【慢性過敏性結腸炎】

據南京中醫學院對九例慢性過敏性結腸炎的療效分析：9例慢性過敏性結腸炎有女性8例，男性1例；年齡最小者22歲，最大者50歲；病程最長者30年，最短者2個月，腹瀉次數每天2～4次，甚至5至6次，大部分與飲食及氣候有關，食生冷油膩即轉劇，而且，大部分伴有腹痛、腹脹、納呆及腰背疼痛等症狀。在此9例中，發現肝腫大7例，肝大的程度有1～2指，肝功能檢查均正常。放射線胃腸鋇餐造影檢查6例，無異常發現，2例有十二指腸潰瘍，1例胃下垂。乙狀結腸鏡檢查，4例無異常發現。大便孵化及細菌培養，9例均爲陰性。過去經過中西藥治療無效，在氣功治療中，其它療法停止，通過4至20次治療，結果痊癒者7例，雖食生冷油膩，未發現復發。

【胃下垂】

由李志如、鄒回春、尤克昌、時源祥等氣功師父以太湖氣功中的馬山氣功為主，配合練太湖樁等功法。176 例中，痊癒（臨床症狀消失，體重增加，X 線檢查，胃位置正常）72 例，占 40.3%；顯效（臨床症狀消失，體重不變，X 線檢查，胃位置正常）45 例，占 25.5%；有效（臨床症狀減輕，X 線檢查，胃位置正常）55 例，占 31.9%；無效（臨床症狀不減，改用他法治療者）4 例，占 2.3%。

176 例中，男性 96 例，女性 80 例；年齡在 18 歲至 35 歲的有 46 例，36 歲至 59 歲的 96 例，60 歲以上的有 34 例。胃下垂程度：髂嵴下 132 例，髂嵴上 44 例。

【胃潰瘍、胃下垂、消化功能紊亂】

浙江省建工醫院早在 60 年代初期就採用氣功療法治療多種慢性病，1981 年起又恢復了因故中斷的氣功門診。該院吳根福先生根據臨床整理的資料顯示，該院採用氣功中的貫氣法、人字樁，配合放鬆功、內養功、八段錦，對 79 例胃潰瘍、胃下垂、消化功能紊亂之患者等進行鍛鍊，在 52 例胃潰瘍、胃下垂病例中，顯效 22 例，改善 27 例，無效僅 3 例；消化功能紊亂之病例 27 例，顯效 14 例，改善 13 例。這充分證明了氣功鍛鍊的效果。

【萎縮性胃炎】

蘇州醫學院附屬第一醫院內科消化組和中醫科氣功組的王菊慧、張詠康、張孝芳早在 1958 年就對 22 例上消化道潰瘍病例採用內養功治療，有效率達 59%，並觀察到練功後能使胃腸排空加快，調整胃液分泌。1982 年 7 月至 1983 年 4 月期間，用對照方法對萎縮性胃炎做觀察後發現，氣功組中 2 例顯效，5 例改善，而對照組則 7 例無效。他們又對 20 例胃炎患者的萎縮情況做了觀察，結果是氣功組 2 例好轉，18 例無變化，惡化沒有一個，而對照組的 19 例則 16 例無變化，3 例惡化。對炎症的 23 例觀察，結論是氣功組 14 例好轉，9 例無變化，而對照組好轉僅 2 例，無變化卻有 21 例。

第三節 神經系統

1 氣功鍛鍊使神經系統發生哪些生理變化

氣功鍛鍊對神經系統的影響主要表現在中樞神經系統、肌肉運動從屬時值和前庭時值，皮膚電位和眨眼反射、聽分析器的敏感性上。

【中樞神經系統】

據有關部門測定，練功過程中腦電圖有改變。腦電圖改變是中樞神經系統機能狀態改變的一種反應，但它與清醒、閉目靜息、睡眠諸情況的腦電圖都不一樣，有其特殊類型，即 α 型周期延長，波幅增高，頻率減低；θ 波出現的同時，仍有 α 波的存在。

人的情緒變化與腦電波頻率或波幅有相當的關係，尤其是神經衰弱患者。當病人情緒激昂或憂慮時，往往出現低幅快波；當病人情緒低落時，常常出現慢波。練功時，α 波波幅增高，節律減慢，說明抑制過程增強。依靠這種抑制過程的保護，可使那些由於過度興奮而致機能紊亂的大腦皮質細胞得到復原，從而爲健康的恢復創造有利的條件。練功時慢波的出現，同練功者暫時或不斷清除情緒的擾動有一定的關係，如 α 波的平均波幅確係反映大腦皮質神經細胞新陳代謝的強度，則睡眠過程中，腦細胞的代謝水平在睡眠的各個階段波動較大。而練功過程中，沒有出現 α 波幅減低的階段，反映腦細胞的代謝波動較少。

【肌肉運動從屬時值和前庭時值】

一般認為，肌肉運動從屬時值的變化與大腦皮層的機能狀態有密切的關係：興奮過程的發展使肌肉時值縮短，而抑制過程的發展使肌肉時值延長。無論是練臥式鬆靜功，或練坐式內養功，高血壓和肺結核患者的從屬時值延長，前庭時值也隨入靜深度逐漸延長。練功 30 分鐘者比休息 30 分鐘者的前庭時值延長爲大；同時，掌握練功時間長者比掌握練功時間短者，其前庭時值延長數值更大。高血壓患者在練習氣功前後，前庭時值的平均值從 5 毫秒延長至 9 毫秒。從高血壓患者的前庭時值和前庭性反應性等變化來看，氣功能使前庭時值延長和植物神經興奮性降低，從而顯示交感神經的平衡狀態，通過氣功鍛鍊，可以重新得到調整。

【皮膚電位】

哮喘病人在練功時，左右肺俞、足三里等穴位的皮膚電位普遍下降；而非穴位的皮膚電位變化不明顯。全身放鬆時，皮膚電位下降。開始意守丹田、大椎、湧泉穴時，所意守部位的穴位則適當上升（皮膚電位），而非意守部位仍繼續處於下降狀態。練氣功者睡眠時的腧穴電流比不練功者睡眠時腧穴電流偏負更顯著，練功程度深的人，其腧穴皮膚電位下降幅度大，波動小。因此，似可將腧穴皮膚電位的變化作爲衡量上功的指標之一。

皮膚電位變化主要受中樞神經調節，同內臟機能也有一定的關係，當氣功練至一定狀態時，人的皮膚電自發節律活動可與呼吸活動同步。這說明中樞神經系統得到改善。

眨眼反射和聽分析器的敏感性

眨眼反射不僅反映了大腦皮層視覺中樞的興奮狀態，並可據此衡量機體的敏感性。練功前後呈現自動眨眼的病員，練功之際，自動眨眼與眨眼反射的強度減弱。多數人在停功五分鐘後，眨眼反射仍弱於練功前。眨眼反射的減弱與否，取決於能不能入靜。練功前有明顯的低頻率和高頻率聽覺閾值（閾值即界限值，閾讀作玉）增加的高血壓患者，練功後，低頻聽覺閾值有改善，高頻閾值變化不明顯。

2 神經系統疾病的氣功治療

【神經衰弱】

上海第一醫學院神經病學教研組、神經衰弱防治研究組等單位對神經衰弱患者採用以氣功爲主進行綜合治療的 973 人中，有效者達 870 人，占 89.5%，無效 103 人，占 10.5%。對治療結束時其中療效不好的 64 例患者繼續開展以氣功鍛鍊爲主的鍛鍊，經過三個月至一年與治療結束時相比較，有所好轉的 20 例，無改變的 23 例，惡化的 21 例。

在機理研究中，他們認爲，如果病人對疾病有正確的認識，並在行動上主動積極地參加或接受各種醫療措施，則療效較佳。同時對 22 例患者進行眼心反射、坐臥反射檢查，以及對 16 例做血管容積測定，觀察到主觀能動性的發揮強度，同療效的好壞和患者的機內交感神經和副交感神經的張力及反應性的改變有密切的聯繫。植物性神經張力和反應性之所以改變，可能與治療後神經靈活性有所改善和交感神經的平衡性有所調整有關。

【精神分裂症】

廣東澄海縣人民醫院曾對200名各種類型的精神分裂症患者進行氣功治療，治癒率達93%。他們認爲，人類的一切活動，包括行爲舉動、精神活動及內臟活動等，都是通過神經系統的指揮和協調作用實現的。通過氣功鍛鍊，可使頭腦寧靜，神經的興奮和抑制漸趨平衡，從而增強神經系統的調節能力，提高機體的生命活動力，使身心獲得健康。

【腰椎間盤突出症】

南京中醫學院曾對10例腰椎間盤突出的患者進行觀察治療。其中男性9例，女性1例；病程最短者爲3個月，最長者已超過2年；有外傷性及無外傷性者各5例。治療前，均有腰部運動障礙，前屈；最大者40度，最小者20度；拉西克氏試驗，最大者35度，最小者15度。X線正側位攝片檢查，無其它腰椎間盤突出症患者，都經過保守療法，如針灸、理療、封閉、臥硬板床、石膏背心固定及藥物治療等，均無效果。經過氣功治療（最短者10次，最長者20次，平均15次），結果治癒者7例，顯著進步者3例。

【震顫麻痺】

震顫麻痺又稱帕金森病。上海中醫研究所的柴宏壽、楊遠景、朱知薇醫生，上海龍華醫院的董妙成醫生自1981年起對診斷明確，且服用左旋多巴、安坦等藥物一年以上的本病患者20例進行氣功——放鬆功爲主的治療，取得了較好的療效；同時，並開展了皮膚電位的實驗研究。

20例中，男性14例，女性6例；年齡：在41歲至50歲者 7 例，51 歲至 60 歲者 9 例，61 歲至 70 歲者 4 例；職業：腦力勞動者 17 例，體力勞動者 3 例。

一般均感到練功後情緒安定、睡眠與食欲好轉，震顫麻痺綜合症群明顯緩解，由於藥物反應引起的頭暈、惡心、心慌等也有所減輕。根據症狀、體徵積分計算的變化，減少用藥（左旋多巴、安坦等）量等情況觀察、分析療效，可分爲明顯好轉者 3 例，好轉者 14 例，無變化者 3 例，可以減少用藥量⅓或½者 17 例。

在皮膚電位方面，用 20 例中的 11 例進行 17 個例次練功前後的皮電自發波觀察，從中發現波形由功前的不規則或反相波變成功後的同相規則波。有三種情況：一是由反相波轉爲同相波；二是由雜亂波轉爲規則波；三是由倒相波轉爲正相波（實驗由上海中醫研究所林雅谷、沈再文醫師提供）。

第四節 循環系統

1 氣功鍛鍊使循環系統發生哪些生理變化

氣功鍛鍊使循環系統發生生理變化的有上臂肱動脈血壓測定、脈搏測定、下肢血容積描記、血管通透性測定、皮膚溫度測定、心率與心輸出量測定、血壓測定、血液測定等方面。實驗綜合如下：

【上臂肱動脈血壓測定】

上海第一醫學院生理教研組曾對練功者意識控制的循環機能進行觀察，其結果：練功者的收縮壓在自己意識的控制下能夠立刻從 132 毫米汞柱升到 180 毫米汞柱；舒張壓也同時上升。血壓恢復下降較慢，約需五分鐘至十分鐘以上。重複多次後，血壓升高程度便降低；經一小時休息之後，又能控制，使它升高。血壓升高的同時，練功者手臂肌肉有緊張現象；但練功者仍然說話自然，全身肌肉處在放鬆狀態。

【脈搏測定】

脈搏的變化有兩種情況：其一是可隨血壓升高而加頻，而且脈搏搏動力量強；其二是當血壓上升時，脈搏不加頻反而減少。但與血壓上升的同時，脈搏力量加強；血壓恢復下降，脈搏力量減弱。

【下肢血容積描記】

練功者在練功過程中處於呼長吸短的狀態下：呼氣時，血管容積縮小；吸氣時，血管舒張。血壓上升時，血管容積縮小，吸氣時舒張。

上述情況表明：一是通過氣功鍛鍊，人們有可能用意識控制內臟機能；例如控制心臟與血管機能，二是練功者呼吸周期與血管緊張性調節機理之間的關係與常人相反，即呼氣時血管收縮，吸氣時不收縮。

【血管通透性測定】

蘇洲醫學院同位素實驗室曾採用放射性磷³²測定氣功對血管通透性的影響，說明氣功能改善組織內血流情況，並初步觀察到練功過程中紅血球和血色素增加。對練功一小時前後和練功三個月前後紅血球和白色素變化情況的測定結果是：一小時後紅血球增加最多的爲 75 萬，平均 26.7 萬；血色素增加最多的爲一克，平均 0.725 克；3 個月之後，紅血球增加最多的爲 232 萬，平均 69 萬，血色素最多的爲 7 克，平均 1.03 克。另外還觀察到氣功後嗜酸性白血球有增高的趨向，練功越成熟，其增高也越多。

【皮膚溫度測定】

皮膚溫度決定於皮膚的血管狀態和血流量。練功時，手部「合谷」穴和中指各點，皮膚溫度一般均升高 2～3 度，個別可升高 6～7 度（攝氏）。練功時升高的皮膚溫度，停功後需 20 至 60 分鐘，才開始逐漸下降至功前水平。

【心率與心輸出量測定】

氣功中的心輸出量與呼吸周期相關。吸氣長於呼氣者，每分鐘心輸出量增加；而呼氣長於吸氣者，每分鐘心輸出量減少。這是呼吸中樞對心臟迷走中樞和心率影響的結果。無論是呼長吸短的內養功或均勻呼吸的鬆靜功，都出現心率降低的現象。動物實驗也表明，其外周血管舒張，血壓下降，心率也減慢。

【血壓測定】

氣功對高血壓病有降壓的效果。肺結核病員在手術前練功 15 分鐘後，肺動脈壓出現下降，練功後可以發現顳動脈脈波振幅縮小，橈動脈脈波振幅增大的變化，說明氣功具有調整血液循環功能的作用。氣功過程中的冷刺激加壓反應明顯低於功前水平，說明氣功鍛鍊可提高機體對惡性刺激的抵禦能力。血壓水平決定於心輸出量和外周血管的阻力。練功時，刺激血管，呈舒張反應，其阻力勢必少。由於練功時意守部位的不同，血壓的變化也不一樣。在被試者身上發現：意守丹田時，血壓下降；意守鼻部時，血壓上升。這就啓示我們，氣功可以作爲「生物回授法」或自我調節方法，運用於防病和治病。

【血液測定】

實驗表明，練功後紅細胞和血紅蛋白都有增加，練功前後一小時的變化更爲明顯。這種現象或許由於氣功的腹式呼吸起了按摩肝、脾的作用，使其中較濃縮的血液參加了整體的血液循環，練功後，嗜酸粒細胞數增多和白細胞吞噬作用提高。採用黃金色葡萄球菌和普魯士桿菌作爲菌種的調理素吞噬實驗證明，多數病患練功之後的吞噬指數和吞噬能力均有提高。上海第二結核病院通過練功，使87%的肺結核患者的血沉恢復到正常範圍。

2 循環系統疾病的氣功治療

【高血壓】

上海市高血壓研究所曾採用綜合性療法對100個高血壓患者進行治療。這100例高血壓病患（住院病人50例，門診、工廠療養所病人各25例），綜合性療法治療療效爲93%。病程越短，療效越好。病程在10年以上的9例中，只有一例無效，另8例都取得療效。他們對100例高血壓患者進行觀察：練功5分鐘後，血壓即開始下降。20分鐘時，可達阿米妥試驗3小時後的水平，所以有顯著的降壓作用。通過對電腦波描記、皮膚電位時值等的研究，說明氣功入靜時，小腦皮層處於主動性內抑制狀態，不僅能降血壓，而且能糾正高級神經活動的不平衡。氣功療法對降壓和鞏固療效均有作用。

在氣功治療的同時，使用降壓藥物，能加強其作用，療效會更加明顯。

【高血壓合併冠心病】

上海高血壓研究所、上海市同濟大學對38例患者進行了一年的臨床對比觀察。這38個病例經病史、體檢及眼底、血脂、心電圖等檢查，符合全大陸1979年修訂的「冠心病診斷參考標準」。其中男26例，女12例，年齡在45至66歲；接受氣功鍛鍊的為20例，18例做對照組。

定期隨診，治療（即鍛鍊）一年後覆查，進行自身和組間對比分析，降壓療效按下列標準判斷：治療前後舒張血壓降低20毫米汞柱者為顯效，降低10至20毫米汞柱者為有效，降低10毫米汞柱者為無效。

觀察之後，得出如下的結論。

血壓：鍛鍊組治療一年後，顯效8例，有效9例，無效3例，總有效率85%。對照組顯效4例，有效8例，無效6例，總有效率66.7%。症狀：鍛鍊組心區痛緩解率為73.3%，心悸、胸悶改善率達62.1%；而對照組心區痛緩解率為31%，總症狀改善率為20.4%。心電圖：鍛鍊組異常心電圖改善有效率達56.7%，對照組則僅為25.1%。

【心臟病】

上海胸科醫院曾對53例心臟病患者進行氣功鍛鍊的效果觀察。通過觀察，發現氣功對各種類型的心臟病均有較好的療效，練功後患者均感心神安寧，氣血調和，循環改善。練功時，全身的基礎代謝率明顯降低，機體能量的消耗也明顯下降，從而使心臟負擔減輕，功能增強，防止心臟疾病的惡化。他們認為，氣功療法除了可以作為各種類型的器質性心臟病綜合治療的主要措施之外，亦可作為心導管檢查，術前準備和術後傷口止痛，恢復和增強心外科手術病人的心肺功能的一種手段。

西安紅旗機械廠職工醫院的楊再英等人採用氣功眞氣運

行法配合治療心臟病（主要是冠心病），經近半年的臨床觀察，據好轉者反映，練功 7 至 14 天，睡眠好轉，食欲增加，心臟病症狀有所減輕；練功 1 至 2 個月，心慌、氣短、胸悶、心絞痛、乏力等均明顯改善；練功 3 至 4 個月，症狀消失，體力顯著增加，可停用各種中西藥，恢復正常工作。

他們對 23 例病患進行觀察，其中冠心病 21 人，心肌炎 1 人，心肌病 1 人；男性 13 人，女性 10 人；41 歲至 50 歲的 10 人，51 歲至 60 歲的 10 人，60 歲至 70 歲的 3 人。每天早上上班前集體練功一小寺，晚上在家中自練。半年後，任督貫通的 13 人（有人一天練功四天通督，多數人練 40 至 70 天通督）。有的患者雖始終未覺明顯通督現象，但亦有良好的療效。據統計資料表明，23 人中療效明顯者（包括症狀顯著改善或消失）22 人，其中 20 人心電圖恢復正常；症狀無明顯改善者僅一人。部分患者經隨訪，效果一直保持穩定。

【心腦血管病】

上海市氣功研究所的沈鶴年、王羅珍、儲維忠、張本坤先生、蘇州第一幹休所衛生所的胡本洪先生、上海寶山路地段醫院的水啓麗先生分別運用內養六合氣功治療心腦血管病，都取得較好的療效。

他們分別選擇不同地區、不同季節的兩批心腦血管病患者共 44 例進行鍛鍊。第一批是蘇州幹休所 27 例離退休幹部，其中男 20 例，女 7 例，年齡 56 歲至 76 歲，平均年齡 65 歲；病史最短五年，最長 30 年，多數 15 至 20 年，並伴有其它多種慢性病。第二批是上海寶山路地段醫院的 17 例病員，其中男 10 例，女 7 例，另有對照組 9 例，年齡在 55 歲至 75 歲，平均 64 歲。病程最短者 5 年，最長者 40 年，平均 15 至

20 年，也伴有其它多種慢性疾病。

44 例均以沈鶴年氣功醫師指導的內養六合功爲治療功法，分三個階段訓練。

他們按上海郵電醫院及上海醫科大學的方法，依病史、體檢，做血壓、腦血流圖、心輸出量等測定，血球壓積、血漿和全血比粘度，全血還原粘度，血漿滲透壓或纖維蛋白元、紅細胞電泳時間、血沉及K值等八項流變學指標的測定。經電腦處理，得出反映血液粘聚程度的「BJ 值」。預測中風時，BJ≦50 爲正常，BJ＞51～70 爲異常，BJ＞71 爲警告。

觀察結果，練功後，一般均在 3 個月左右都先後停服一切藥物而能保持正常，見效快者一個月後即開始減服降壓藥，兩個月左右停藥保持正常（血壓），一切體徵消失。一年後隨訪，凡堅持練功者，血壓保持正常，且明顯見到體質好轉，普遍反映自練功以來沒生過病，睡眠、飲食均很正常。

他們的血壓變化是：第一批病例功前血壓 138 ／ 82，功後 128 ／ 74（功前、功後血壓雖然都在正常範圍，但功前是靠藥物控制，功後是停服一切藥物下的情況）；第二批病例，功前血壓 162 ／ 96，功後 144 ／ 84，四十四例血壓功前平均 149 ／ 83，功後平均 134 ／ 73（P ＜0.01），而練功較差或不練功的對照組血壓沒有一例下降，有的反見升高。

他們的 BJ 值變化是：第一批病人 BJ 值從練功前平均 69.41±26.85 降爲練功後 54.25±26.8；顯然仍屬異常。但經統計學處理，P ＜0.02，說明有顯著下降。第二批十七例練功者 BJ 從功前平均 66.2±22.88 降爲功後 62.3±23.93；經統計學處理，P ＜0.05，下降無顯著意義。但與此同時，九例對照組的 BJ 值從平均 40.59±25.4 升高到 59.7±24.6。這是由於受季節、氣候影響，從春季到冬季，血粘度應是升高的，而練功組血粘度保持在原水平。經分析，兩組 BJ 值變化的差別頗爲明顯，複查時的 BJ 值，練功組升高數占 4／17，對照組占 7／9($P<0.05$)；練功組 BJ 值下降者 6／17，對照組無一例下降。如以 BJ 值不變和下降爲有效，升高者爲療效不顯，則練功組有效者 13 例，療效不顯者 4 例；對照組有效者2例，療效不顯者7例。用常規法求出，X^2的值爲6.51($P<0.25$)，校正後$X^2=4.55$($P<0.05$)，經用環套法求出確切概率$P=0.0162067531$，差別在顯著和非常顯著之間。

他們的阻抗血流(REG)圖的變化是：波型及「重搏波」在練功前後基本相近，並無明顯的變化；練功前後的轉折型均占 31／9，練功後波幅均值左右兩側均呈下降趨勢，但統計學上無顯著性。具體的波幅均值是，第一批 22 例，練功前爲 0.18／0.155（「／」左右側數字相應指左右兩側腦血流波幅值，下同），練功後爲0.146／0.135 $t=1.43/0.94$，$P>0.05$。第二批17例，練功前爲0.166／0.209，練功後變爲0.164／0.156 $t=1.0/1.78$，$P>0.05$。另外，兩側波幅差在練功後均有不同程度的減少趨勢。對照組則呈上升的趨勢：如第一批 22 例，練功前爲 13.9%，練功後爲 7.5%；第二批 17 例，練功前爲 20.6%，練功後爲 4.9%；對照組六例在同時之間，先爲 11.8%，後爲 26.1%。

他們的左心排血功能是：練功者在練功前，平均值稍偏低，練功後均見提高，經統計學處理，呈顯著性差異。第一批 22 例，SV（毫升／搏）在練功前爲 93.88，功後爲 126，$t=3.05$，$P<0.01$；CO（升／分）在練功前爲 6.41，練功後爲 8.65，$t=3.39$，$P<0.005$；CI 在練功前爲 3.61，練功後

爲 4.96， t ＝3.56，P＜0.005。第二批 17 例，SV 在練功前爲 73.56，練功後爲 94.74， t ＝2.64，P＜0.0025；CO 在練功前爲 5.21，練功後爲 645， t ＝2.28，P＜0.05；CI 練功前爲 3.30，練功後爲 4.06，t=1.6，P＞0.05。對照組六例，SV 練功前爲 94 z 26，練功後爲 96.73， t ＝0.28，P＞0.05；CO 在練功前爲 6.47，功後爲 6.12， t ＝0.27，P＞0.05；CI 練功前爲 3.83，練功後爲 3.95， t ＝0.37，P＞0.05。

臨床療效分析：兩批練功病員的特點是年齡大，病情複雜。如冠心病 13 例，病程均在 6 至 10 年以上；高血壓 29 例，病程在 10 年至 20 年者 12 例，20 年以上者 6 例；此外還有低血壓、老慢支、慢性胃炎、糖尿病、神經衰弱等種種病變，且大多病程較長。經過治療後（氣功鍛鍊），絕大多數病例停服或減服藥物，各項體症恢復正常或明顯減輕。

【心動過速】

上海市胸科醫院曾對 9 例心動過速患者進行氣功治療，練功後，9 例全部好轉，陣發性、室上性心動過速發作驟停，心率由每分鐘 180 次至 200 次降爲每分鐘 70 次至 80 次，竇性心動過速逐漸回復到正常心率，且能使心悸、心前區不適，氣急、胸悶、頭暈和乏力等症狀減輕或消失。

他們還觀察到：氣功對竇性和室上性心動過速有一定的療效，但對於風濕熱、細菌性心內膜炎等嚴重疾患所引起的心動過速，只能起輔助作用。

第八章
練功三要素、基本步驟和注意事項

氣功的流派相當多，有**靜功、動功、動靜結合功**。鍛鍊方法也很多，但鍛鍊的基本方法可以概括爲：**意念**（調心）、**呼吸**（調息）、**姿勢**（調身）三個方面，即「練功三要素」。

第一節　意念(調心)

1 意念(調心)的重要性

氣功之所以要調整意念，乃因爲意念爲氣功鍛鍊是否順利入門、加快深造過程中不可缺少的法則。氣功之氣的全身貫注不是無規律的，更不是生來就有，氣的有規律的運行，依賴於意念的指揮，通過正確的引導，循經流注全身，使身體各部機能有機地統一起來。老子的《道德經》中「虛其心，實其腹」，「綿綿若存，用之不勤」等術語，就是指在練功中心情必須安靜，思想應當集中，意要守住但不應強守等練功法則。這就是強調意念的重要意義。

2 意念的方法

氣功中的意念也叫「調心」。

下面介紹幾種意念的方法。

【放鬆法】

練習氣功，擺好姿勢後，用意念引導全身放鬆。這就叫作「放鬆法」。放鬆法大體有三種形式：

⑴自然放鬆法

擺好練習氣功的姿勢後，從頭部到胸部、脚部的各個部位同時感覺放鬆的方法叫「自然放鬆法」。

⑵部位放鬆法

擺好練習氣功的姿勢後，依次放鬆各個部位。次序是：頭部鬆、頸部鬆、胸部（包括上臂部）鬆、腹部鬆（包括前臂部和手部）、大腿鬆、小腿鬆、足部鬆。也就是說，按部位的次序，依次緩慢地一個部位一個部位放鬆。

⑶三線放鬆法

擺好姿勢，練習氣功時，使情緒平靜下來，分三線（把身體部位分線）依次放鬆：

第一線，兩側：頭部兩側→頸部兩側→兩肩→兩上臂→兩肘關節→兩前臂→兩腕關節→兩手掌→兩手全部手指。

第二線，前部：頭頂→面部→頸部→胸部→腹部→兩大腿→兩小腿→兩踝關節→兩脚脚趾全部。

第三線，後面：頭部→後頸→背部→腰部→兩大腿→兩小腿→脚後跟→脚底。

練三線放鬆法，先保持安靜狀態，然後從第一線開始，等放完第一條線（約三分鐘）後，再放第二條線（也是約三分鐘），最後放第三線。

每次放完三線後，可把意念暫時放在臍部或病灶上一分鐘，作爲一個循環。

以意放線的過程，如果感覺不到放鬆時，不必急躁，可以任其自然，按照次序，繼續一條線一條線地放鬆。一般而言，每次練功可以循環一至三次。

【默念法】

⑴默念詞句，化雜念爲正念的方法：

用意必須默念，不要念出聲音。默念哪些詞句，可根據練功者的具體情況，有針對性地運用。如神經衰弱和高血壓患者常易焦慮、緊張，可默念「鬆」、「靜」「身體鬆」、「思想靜」、「降低血壓」、「精神愉快」等詞句。不但在意念上默念這些詞句，而且要使機體確是按照這些詞句在生理上發生有益的變化。因爲這些詞句本身通過第二信號系統，對練功者確實能起到特殊的治療作用，從而通過練功默念詞句，使患者心情舒暢，身體放鬆，思想安靜，身心獲得健康。

⑵吸「靜」呼「鬆」法：

練功時根據呼吸的節拍，進行默念，在每一次呼吸過程中，吸入時想「靜」字，呼出時想「鬆」字。這種呼吸一般採用均勻、細長的深呼吸，默念時意要輕些。

⑶吐氣法：

練功之際，呼氣時吐出噓、呵、呼、呬、吹、嘻六字，但不能發出聲音。

此法具有治療臟腑實症之作用——如呵治心疾，呼治胃疾，呬治肺疾，嘘治肝疾，嘻治三焦，吹治腎疾等。

【數息法】

練功時默數呼吸，連續計數（一呼一吸爲一數）。我國古代名醫扁鵲提出，練功時用計算呼吸的方法，是調息入靜的門徑。一般失眠的人宜用數息法幫助入睡。因爲思想集中在計數呼吸，其它的念頭便被排除出去，這樣全身就會逐漸進入安靜、輕鬆的狀態。一般數息幾百次，待思想比較安靜下來，感到全身比較舒適後，就不必再連練數息，而可改爲隨息，即思想隨著呼吸而不想其它，讓身體進入這種安靜舒適的狀態。採用這種方法，有助於排除雜念，又可起到調整和鍛鍊呼吸的作用。

【意守法】

意守法就是把意念完全集中在某一點上，將一切雜念排除，達到入靜的境界。意守可以守體內某一特定的部位或穴位，也可以守大自然某一特定的物體。一般腸胃病患者意守「丹田」爲宜，高血壓患者意守「湧泉」爲好。意守部位應該根據不同的病種而選擇。

「意守丹田」是意守法中常用的，但丹田位置的說法並不一致：有的認爲下丹田即肚臍；有的認爲是在臍下一寸三分處，即「氣海」穴；有的人認爲是在臍下三寸處；也有人認爲是在臍下一寸處。

對於這些不同，我們所持的方法是：理解爲肚臍周圍或小腹部，意守時，可將意念放在這個區域內，氣沉此區域，從而排除雜念，達到入靜狀態。

但是，在用意念法進行意守丹田的過程中，切不可同一死守此處，而應似守非守，若來若離。所謂「用意微微」，即是如此。如果勉強死守，用意過濃，反而可能引起不必要的偏差。例如，有腸胃病的患者，採用意守丹田之法，起先感到小腹發熱，腸鳴音增多，就是好的現象。但是，若再進一步勉強死守，思想高度集中在丹田處，用意過濃，氣沉丹田過量，丹田處就會產生氣脹的偏差；如果更進一步死守而不及時糾正，必將產生氣鼓脹之遍差，是很難過的。

【貫氣法】

根據呼吸中呼和吸的變化，意念從一個部位或一個穴位轉到另一個部位或另一個穴位。例如高血壓患者，吸氣時可以意守丹田處，呼氣時可以讓意念轉守湧泉穴。採用這種來回循環意念的方法就是「貫氣法」。用這種方法意念，對於疏通經絡、調和氣血是很有幫助的。

【良性意念法】

中醫理論認爲，人的精神狀態和思想情緒，對於人的身體健康起著重要作用。「良性意念法」即是建立在此一思想基礎上。良性意念是指練功時，思想意念著美好的景物、愉快的事情和滿意的東西。練功者練功時，可以想工作順利時的高興，與同事共處的愉快，看到百花盛開的美景，站在開闊的田野上呼吸新鮮空氣的舒服感，逗玩孩子的樂趣。總之，要想好的、愉快的、滿意的良性事物，絕對不能想恐怖、害怕、生氣、煩惱等惡性刺激的東西。例如，絕對不能想與人打架、吵罵的情景和工作不順利時的煩惱。這種良性意念法對於排除惡念、邪念，促使人體精神愉快、心情舒暢、情緒樂觀、促進身心健康能起到很大的作用。

第二節　呼吸(調息)

1 呼吸(調息)的重要性

呼吸是氣功的三大要素之一，它的重要性在於不僅直接起到對機體調和氣血、按摩內臟的特殊作用，而且還有助於思想安靜和放鬆，以使氣功之鍛鍊有素。

氣功鍛鍊者必須注意匀、細、緩、長等要點的重要性及指導意義，絕對不要人爲地把呼吸勉強拉長或縮短，否則不但得不到鍛鍊的效果，反而會引起一些不良的反應如憋氣、胸悶等副作用。

2 呼吸方法

呼吸方法也叫調息方法。下面介紹幾種呼吸方法。

【自然呼吸法】

以平常採用的自然呼吸頻率和自然習慣進行呼吸的方法作爲練功的呼吸法，就叫作「自然呼吸法」。初學者和一般練功者均採用自然呼吸法。

【深呼吸法】

在自然呼吸的基礎上，呼吸頻率逐漸減慢，呼吸深度逐漸加強的呼吸方法，就叫作「深呼吸法」。太極氣功和十段錦（包括床上十段錦和站式十段錦）一般採用此法練功。

【腹式呼吸法】

吸氣時腹部隆起，呼氣時腹部凹陷的呼吸法，叫作「順呼吸的腹式呼吸法」。吸氣時腹部凹陷，呼氣時腹部隆起的呼吸法，叫作「逆呼吸的腹式呼吸法」。一般坐式或臥式的練功者都喜歡採用此法。此法對於腸胃病患者特別適宜。

【吸呼法和吸吸呼法】

在練功中每當做一個動作時吸氣，換成另一個動作時呼氣，稱爲「吸呼法」。在一個動作中做兩次吸氣，換另一個動作時做一次呼氣，我們把它稱爲「吸吸呼法」。吸呼法或吸吸呼法一般適用於步功練功者採用。

【口吸鼻呼法】

一般練習氣功時大都採用「鼻吸鼻呼法」或「鼻吸口呼法」，但此法卻是用「口吸鼻呼法」來練功。此法不夠衛生，故不宜提倡，也不爲多數練功者採用。

【胎息呼吸法】

是指呼吸的頻率最大限度地減慢，呼吸次數最大限度地減少，這種方法稱爲「胎息呼吸法」。有的人可以訓練到每分鐘呼吸次數只有一到二次。瑜伽功中也有採用此法的。

【冬眠呼吸法】

練功期間，採用非常細微的呼吸方法，這種方法就稱爲「冬眠呼吸法」。

*

「冬眠呼吸法」、「胎息呼吸法」、「口吸鼻呼法」一般都不採用，特別是初學者更不宜運用，若掌握不好，容易出現不必要的偏差。

第三節　姿勢（調身）

1 姿勢（調身）的重要性

「調身」就是指擺姿勢，鬆弛軀體，以正確的動作進行練功。練功中擺正姿勢是練功者爲了使練功過程中身體各個部位符合生理因素的自然狀態。調身的重要性就在於正確的姿勢，肌肉的放鬆、鬆弛，是順利地進行調心、調息的先決條件。也就是說，練功的基本環節就是要在練功過程中保持正確的姿勢。所以，練功者必須認眞做到。

2 調身的方法

調身的方法很多，就其基本種類來說，有臥式、坐式、站式，以及動靜結合功的各種姿勢。

下面就幾種調身種類進行分述。

【臥　式】

臥式分成兩種（嚴格地講，可分三種）。

⑴仰臥式

練功者平臥床上，背部朝下，面部向上，呈仰臥狀態，頭自然正直，枕頭高低適宜，輕閉口、眼，四肢自然伸直，兩手心靠腿部。

⑵側臥式

側臥式有兩種：一爲左側臥，一爲右側臥，左右均可。就其實際效果而言，一般認爲右側臥較好，所以側臥大都採用右側臥。側臥時，頭稍微向前低，平穩著枕，口眼輕閉，下面一隻手自然彎著，放在枕頭上，手心向上，離頭約二寸許；下面一條腿自然伸直，上面一條腿略彎（約爲120°角），放在下面腿上。上面一隻手輕輕地放在髖關節處，使身體彎成弓形。頭略向胸收，姿勢要注意擺得自然舒適。

【坐　式】

坐式可分四種（嚴格來講，可分五種）。

⑴**平坐式**。又稱「常坐式」，分**平坐**和**靠坐**兩種。

第一種「平坐式」是坐在凳子上，兩脚平行分開，與肩同寬，兩脚尖微向內扣，以兩脚外側平直爲度。如凳子高於膝蓋時，兩脚可向前伸；如凳子低於膝蓋時，兩脚可向後收，以感到兩脚的重量平衡爲度。兩臂自然放鬆，沉肩垂肘，稍含胸；兩手放在膝蓋上（放的具體位置，以兩臂感到舒適爲止）。頭頸正直，上身與大腿、大腿與小腿夾角均爲90°；口輕閉，眼簾自然下垂。

第二種是「靠坐式」。姿勢與平坐式相同。開始練平坐式時，如果體力不夠，可以靠坐。

⑵**便盤坐式**

先將右脚盤回，放在左腿下，再將左脚盤到右腿下，左脚外，右脚內，兩小腿交叉。左手大拇指指尖與中指指端相對，接成圓形，右手大拇指從左手虎口放到左手無名指根內側，右手其餘四指輕握左手背上，自然放在小腹前；手心要向內向下合，頭身必須正直。

⑶**單盤坐式**

先將右脚盤回，放在左大腿根下，再將左脚放在右腿上；其它要求與便盤坐相同。

⑷雙盤坐式

先將右脚盤回，放在左大腿上，再將左脚放在右腿上，左脚外、右脚內、兩小腿交叉，兩脚放在兩大腿上。

【站　式】

站式大致可分爲四種。

⑴自然站樁

⑵三圓式站樁

⑶下按式站樁

⑷混合式站樁

【動靜結合功的各種姿勢】（詳見本書第十六章）

第四節　練功的基本步驟及注意事項

氣功愛好者及病患欲練氣功，因爲不知其基本步驟及注意事項，常常不能得到效益，故而放棄氣功鍛鍊，這是比較普遍的情況。還有的人反受偏差之累，這更是我們氣功界的關心點。因此，宣傳和講解氣功鍛鍊的基本步驟及注意事項，對氣功事業有著重要的作用。

下面，將其要點一一敍述。

1 練功前的準備工作

⑴練功前應做好思想準備：練習氣功，必須穩定自己的情緒，一些原來的心理活動和思維必須停止，以保證氣功鍛鍊有成。歷代氣功有成者，反覆強調排除雜念，就是指只有心保持清靜無爲，才能使練功者有氣機活

動於周身的感覺；實際上是排除了一切雜念，才能內視人體的內部活動。所以，練功者必須牢記此點。

(2)練功的環境選擇：練功者應選擇比較幽靜的環境，無論在室內或是室外，光線都不宜太強；空氣要流通，但避免直接吹風；練功時要注意保暖；不要在過飽、過飢的情況下練功。

(3)練功輔助用品的選擇：練功者練坐功和臥功，應安排好坐椅和臥床；一般都選擇木質家具。場地選擇要適宜，一般只要自己感到舒適就可以了；但勿選擇夾竹桃樹叢邊。

(4)練功者練功場地應有安靜的環境，應注意避免練功時有劇烈的響聲發生。切勿選擇不清潔的環境。

(5)一般練功者在練功前宜先排除大小便。

(6)鬆開衣領，注意腰帶不要太緊，解除束縛在身上的東西。如能穿寬鬆的專門用於體育、武術、氣功鍛鍊的服裝、鞋子則更好。切勿選擇不清潔的環境。

2 練功過程

(1)練功時，情志活動不能進入練功者心中。

(2)各種姿勢都應該按規定的要求做,以舒適、正確爲準；面部略帶笑容，全身各部應最大限度地放鬆。

(3)意念過程是氣功鍛鍊的重要方面，正確地運用意念是防止出偏的重要因素。意念用意宜輕、宜柔，不要追求各種感覺。

(4)練功時一旦受到外部突發的劇烈聲音刺激，不要緊張，就當無事一般，以避免受驚而產生遍差。這時可以按原來的姿勢繼續練習，或者慢慢收功。

3 練功結束後的注意事項

⑴練功結束後，必須做好收功工作；也就是將兩手掌指相對，掌心向上，從小腹前平行上提，從胸前到頸前，同時吸氣，然後兩手翻掌平行，從胸前往下按至小腹前，同時呼氣，做連續三次重複，收功就算完畢了。
⑵練功完畢後，如果發熱出汗，這時切不可以馬上洗冷水，也不要吹風；可以休息一會兒，以防感冒。宜洗熱水澡。
⑶練功之後，不要馬上進行劇烈運動，使身體耗能過多，造成虛脫。

4 練功的次數和時間

練功時間的長短和練功次數的多少是依客觀和主觀的條件決定的：練功者的體質強可多練，年齡小可多練，病情輕可多練；反之就必須少練。一般情況下，有時間可多練；反之就少練。但以什麼爲準，則應區別情況而決定，很難強求統一。一般認爲，應循序漸進，逐日增多。總的原則是：練功後要感到精神愉快，肌肉略感酸脹，心情舒暢，不是太疲勞就好。對病患不能勉強要求。

剛開始的時候，不要練得太猛，以免過度疲勞，引起不良的後果。一般練功時間安排在早上、晚上各一次，每次練習時間從十分鐘至二十分鐘，增加到四十分鐘至六十分鐘。練功的次數與難度也是逐漸增加的：體力較好的人隨時可以練習，時間、次數也不限。但決不是越多越好，而是以不感到疲勞爲佳。只要姿勢正確，方法對頭，堅持不懈，就會收到顯著的效果。

5 練功良好的效應之表現

⑴功後頭腦清醒，心情舒暢，精神愉快，體力增加。

⑵練功之際，感覺到上肢或全身有發熱、麻、脹、皮下蟻走感，部分肌肉抖動感。

⑶消化能力增強，胃腸蠕動增加，易飢餓，食欲增強，胃口香甜。

⑷睡眠好，容易入睡。

⑸病患體弱者，全身感到輕鬆，精神感到舒泰。

⑹肥胖者通過練功，逐漸消瘦，直至正常人水準，體質明顯恢復正常。

⑺體力增加，敏捷、靈活性提高，步履輕健。

⑻氣色好轉，脾氣緩和，不易動怒。

第九章
氣功辯證施功

氣功與陰陽學說及辯證施功有著密切的聯繫，要使自己的陰陽在體內得到平衡，就必須根據病情，針對性地練功。現在，我們綜合氣功界關於辯證施功的理論與實踐，分兩部分加以論述。

第一節　理論論述

1 按四季的陰陽變化施功

一年四季的陰陽變化很大，其突出表現爲春天之溫暖，夏天之炎熱，秋天之清涼，冬天之寒冷。四季當中，春天和夏天爲陽，秋天和冬天爲陰。所以，辯證施功時，應當注意春夏養陽，秋冬養陰。這樣，陰陽無傷，並得以相生相長。在春夏季節，適宜練靜功，並行「攪海吞津法」或「存思冰雪法」，以滋陰養陽，使肝氣不致內變，心氣不致內洞；而在秋冬季節，則適宜練動功，並行「閉氣發熱法」或「存思火熱法」，以生陽養陰，使肺氣不致焦滿，腎氣不致濁沉。

2 按晝夜的陰陽變化施功

古人把一晝夜分爲子、丑、寅、卯、辰、巳、午、未、申、酉、戌、亥十二時辰。從子時至巳時爲六陽時，從午時至亥時爲六陰時，清氣爲陽時所主，濁氣爲陰時所主，行「服氣法」時宜在六陽時爲之。古書記載：「凡服氣皆取陽時，……如此以陽煉陰，去三尸之患。」

這種利用陽時服氣之法很有道理，用現代科學的話來說，亦以平旦之時行深呼吸最爲相宜，因爲此時空氣中的氧氣較爲充足，對身體自然有益。但氣功家對陰時、陽時的利用，還有更重要的含義，即「六陽時爲火」，最易使眞氣自然積聚於「丹田」，再因「丹田」之氣充盈，也就很容易使氣機發動而運行於任督，形成「小周天」。即眞氣從「丹田」下行之「會陰」而上至「夾脊」，或從「丹田」直通「命門」再上行至玉枕，而「泥丸」（百會），這一階段一般稱爲「通督脈」；復從「泥丸」下降至「鵲橋」而「膻中」，回至「丹田」，這一階段一般稱爲「通任脈」。任督俱通，就可算是「小周天」通了（小周天功又名「河車運轉功」）。

多數人的實踐證明，鍛鍊氣功，只要能把「小周天」打通，即可起到有益的生理效應，病人的症狀也可得到顯著的改善。所以歷代練功家多重視「小周天」的鍛鍊。

要使「小周天」早日練成，方法很多。而在「六陽時」，特別是在子時進行，確是重要的條件之一。但六陽時只占一晝夜之半，且子時正當半夜，正是睡眠時間，不便練功，所以古人又創造了在「活子時」、「活子午時」的練功方法，即不拘於固定的「子時」從事練功。其法是不論任何時刻，只要把姿勢擺好，即進行「調息」，結合「意守丹田」或「凝神入氣穴」，使「氣沉丹田」，待眞氣積聚「丹田」並充盈後，自然在「丹田」部位會出現熱感、脹滿感或跳動感等反應，這是眞氣行將發動運動之兆，可稱「活子時」已經到了，即可採用「以意行氣」、「以意引氣」之法進行「河車運轉」，把任督打通，完成「小周天」功法。正如《內金丹》所說：「子午功，是火候，兩時活取無昏晝。」這是「通權達變」的方法。如果有條件或創造條件，以「正子時」爲主，並結合「活子時」進行練功，則更能獲得「子午陰陽之妙用」，取得更快更好的效果。

3 按性別和體型陰陽施功

男性是陽性，女性爲陰性。婦女有經帶胎產的特殊功能，故婦女練功與男子練功雖有共同處，亦有不同點。古人所著《女丹經》論練功方法，就是根據婦女陰陽氣血的特異性提出的。再從人體類型而言，「有太陽之人，有少陽之人，有太陰之人，有少陰之人，有陰陽平和之人，凡五人者，其態不同，其筋骨氣血各不等。」因此，在練功方法上，應當根據其陰陽而施功。

根據上海氣功研究所張文江醫師的經驗，凡陰虛陽亢的病人，宜以靜功爲主，並結合意守「湧泉」、「三陰交」等「陰竅」。而陰盛陽虛的人，則宜以動功爲主，並結合意守「命門」、「百會」、「泥丸」、「祖竅」，才能使陰陽調和平順。

4 按人體經絡的陰陽而施功

人體的十二經脈中，有六陽經、六陰經，而任脈為陰經之海，督脈為陽經之綱。故行「小周天」功時，除應當注意一晝夜之陰陽差別外，還應當按人體經絡陰陽不同而辯證施功。《奇經八脈考》中說道：「任督二脈，人身中之子午也，乃丹經陽火，陰符升降之道，坎水、離火交媾之鄉。」《養眞集》中亦說道：「任督若通，百脈亦通，故『進陽火』、『退陰符』而行河車運轉之法……久久純熟，氣滿三田，上下交泰，即所謂常使氣通關節透，自然精滿谷神存。」《玄微心印》中說道：「任者妊也，行腹部中，故龜納鼻息，鶴養胎息，而能有壽，通此脈也；督者督也，行背部中，故鹿運尾閭，還精補腦，而至上上之壽，通此脈也。」可見氣功須按經絡陰陽不同而施功的重要性了。

5 按病情的陰陽不同而施功

病有萬端，然概言之，不外乎陰陽，其症狀表現，多為寒熱虛實。練功也當本呼陰陽學說，按《內經》「寒者熱之，熱者寒之，虛者補之，實者瀉之」的原則辯證施功。《神氣養形論》中說：「若腹中大冷，取近日及日午之氣服之；若腹中大熱，取夜半及平旦之氣服之。」《養身膚語》中說：「虛病宜存想收斂，固密心志，內守之功以補之；熱病宜吐故納新，口出鼻入以涼之；實病宜按摩導引，吸努掐攝，散發之功以解之；冷病以存氣閉息，用意生火以溫之。此四法可為治病捷徑，勝服草木金石之藥遠矣。」《神氣養形論》中又說：「吹以去寒，呼以去熱。」（此為六字訣中二法）

從上述論述來看，可見古人運用「服氣」、「吐納」、「閉氣」、「內守」等功法以調和陰陽，其消除疾病之寒熱虛實等症狀的方法是多種多樣的。

6 按呼吸與陰陽的關係施功

呼吸（又名調息）的鍛鍊是氣功的一個重要內容，亦應當按它與陰陽的關係而辯證施功，使它能合乎陰陽的升降出入法則而強身治病。《長生胎元神用經》中說：「鼻吸清氣爲陽，口吐濁氣爲陰……夫自修之道，能出入陰陽，合其眞矣。」《讀法點睛》中則說：「吸機之闔，我則轉而至乾（上），呼機之闢，我則轉而之坤（下）。」這些方法以控制、調整氣機，使它能合乎陰陽升降出入的自然法則，則眞氣、衛氣、榮氣、臟腑之氣和經絡之氣的運行都能合乎生理的要求和病理的轉變，這時防病、治病、強身、益智都能起到良好的作用，值得重視。

7 按動靜與陰陽的關係辯證施功

氣功有偏於靜的內功，其動爲「靜中動」；有偏於動的外功，其靜爲「動中靜」；動靜的合適與否，對人體的陰陽影響很大。《于氏中說》講道：「陰生於靜，陽生於動。」這主要在於指明靜則生陰、動則生陽。對於練功的人來說，陰盛陽虛的人，應該偏重於練動功；陽盛陰虛的人，則應偏重於練靜功。這種外功與內功的鍛鍊還是比較簡單的理論，倘若再進一步研究，則動靜陽陰更有「極變」的關係，不可不知。張志聰在《黃帝內經素問集注》中引用邵子注釋說道：「動之始，則陽生，動之極，則陰生；靜之始，則柔生，靜之極，則剛生……故陰陽之理，極則變生。」這段論述出自《內經》「陽極生陰，陰極生陽」的道理。但邵氏把動靜與陰陽變化的關係更好地結合起來了。這在辯證施功中非常重要。現在有很多人對做靜功後所出現的「自發動」不能很好地加以理解，或懷疑「自發動」是出了偏差，或提倡「自發動」要愈動愈好，這顯然是一種片面的看法。正確的觀點是應該根據人體類型的陰陽差異和病情的陰陽偏盛或偏衰，使得動靜適宜，陰陽無傷。

有一本名叫《不費錢又最正確的養生法》的書說：「動靜適宜，氣血和暢，百病不生，得盡天年。如爲情欲所牽，永違動靜，過動傷陰，陽必偏盛，過靜傷陽，陰必偏盛。且陰傷而陽無所成，陽亦傷也；陽傷而陰無所生，陰亦傷也。陰陽即傷，非用法以導之，則生化之源無由啓也。氣化以動化靜，以靜運動，合乎陰陽，順乎五行，發其生機，神其變化，故能通和上下，分理陰陽，去舊生新，充實五臟，驅外感之六邪，消內傷之百病，補不足，瀉有餘，消長之道，妙應無窮，何須借藥煉丹，自有卻病延年之實效耳。」這段話對於動靜與陰陽的關係講得相當透徹。由此可見，練功必須動靜適中，才能使練功者陰陽無傷，得其效益。

8 按「存想」與陰陽的關係辯證施功

「存想」是指練功者在練功時，用意念控制、引導氣，使人體的潛力鍛鍊有素，從而使自身的生理機能和病理狀態得到改善。在這方面，古人積累了相當豐富的經驗。

《氣功之妙要》中說：「陽時用陽氣，存想在陰冷病灶部位；陰時用陰氣，存想在火熱病灶部位。」「冬月想房室，用陽氣入來覺溫熱；夏月在家中，用陰氣入來覺清冷……用陰氣冷如冰雪，用陽氣如火燒身。」《文始眞經》也說：「氣緣心生，猶如內想大火，久之覺熱；內想大水，久之覺寒。」《養生醍醐》中說：「人心思火則體熱，思水則體寒。」這些都是在體現意念的重要。

上海氣功研究所張文江先生舉例說道：「有一老人，能在冬天穿著麻布單衣從西門走到東門，行程約五華里，但是不得感冒；而在夏天卻穿著皮袍從東門走到西門而不出汗。」當時他以爲是魔術，長大後方知這是氣功中的一種功夫。於是他按「存想結合陰陽」進行長期鍛鍊，可在冬天穿單衣練靜功而不著涼，在夏天蓋上幾床棉被練臥功而不出汗。

由此可見，按存想結合陰陽練功，可以引起生理的適應能力；進而推想，如能推廣此法，則對於一些陰虛陽亢和陽盛陰虛的病人，可以起到治療作用，對在高溫或寒冷環境下工作的人，也可起到自我控制和調節作用。古人留下的寶貴經驗是在長期的研究、實踐中總結而成，對於現時也仍有作用，今人能證實它，可見它的寶貴之處。這向我們提出了一個值得進一步研究的新課題。

第二節　辯證施治

1 高血壓

高血壓，通常是指動脈血管內的血壓增高超出正常範圍。正常成年人的血壓約爲 110～120 ／ 70～80（收縮壓／舒張壓）毫米汞柱左右。如果青壯年人的收縮壓高於 140 毫米汞柱，可叫高血壓。然而，血壓是隨著年齡的增加而逐漸增高的，50 歲以上的正常人，收縮壓可在 150 毫米汞柱以上，一般 50 多歲的人收縮壓不超過 160 毫米汞柱，60 歲以上的人不超過 170 毫米汞柱就不能算高血壓。但是，不論年齡大小，如果舒張壓超過 90 毫米汞柱，均爲高血壓。

高血壓又分兩種：一種叫原發性高血壓。這種高血壓原因尚未明確，可能與精神過度緊張、精神刺激、遺傳等因素有關。另一種叫繼發性高血壓（又稱症狀性高血壓），是在其它疾病的基礎上引起的，如腎臟疾病（急、慢性腎炎等等），內分泌疾病（嗜鉻細胞瘤）及顱內血壓增高。

通常所說的高血壓病是指「原發性高血壓」。

長期的高血壓可以危害心、腦、腎、眼等一些重要器官。如不及時進行治療，長期處於高血壓狀態，會引起左心室肥大，逐漸形成高血壓心臟病；引起動脈（冠狀）硬化，影響心肌供血不足，嚴重時則產生心肌梗死；引起腦血管硬化，容易發生腦溢血（中風）；引起腎動脈硬化，產生腎臟持久性缺血，造成腎功能衰竭，出現尿毒症；引起眼底視網膜動脈硬化、血管破裂，產生視網膜出血、水腫、滲出，影響視力，甚至造成失明。以上這些症狀都是高血壓晚期階段的表現。因此，如果及時進行氣功鍛鍊，並結合其它治療，就可以避免發展到這樣嚴重的地步。

高血壓患者可選擇 2～3 種方式鍛鍊。

氣功鍛鍊方法如下：

⑴臥式或坐式氣功鍛鍊

①部位放鬆法或三線放鬆法，時間 20～30 分鐘。

②意守丹田或意守湧泉法，時間 20～30 分鐘。

③丹田—湧泉貫氣法，即吸氣時意念丹田，呼氣時意念湧泉。時間 10～20 分鐘。

⑵站樁引氣法

高位下按式站樁，意念除了全身有意識地放鬆之外，存想人站在熱水龍頭下，熱水從頭上慢慢往頸部→胸部→腹部→大腿→小腿→腳底流過。反覆把氣從頭部向腳底引，時間約 15 分鐘。

⑶站式升降開闔法

「升降法」採用太極氣功的起勢調息法。「開闔法」是當吸氣時將兩手掌從腹前向兩旁相離，掌心朝內，兩腿直立；當呼氣時，兩手掌從兩側向腹前靠攏，掌心仍然朝內，兩腿微屈。升降、開闔動作要緩慢，連續做 50 至 100 次，升降和開闔合起來爲一次。

⑷選用肢體活動第六節開天劈地

做 100 次，(左右擺動爲一次)，擺動幅度可由小到大。

⑸六字訣，強調噓、呵字功

高血壓患者的對症自我按摩如下：

⑴擦降壓溝

兩手半握拳，食指在耳前部位，大姆指按在耳後降壓溝處——降壓溝穴位在耳殼後上方⅓處——來回按摩 100 次。

⑵按太陽穴

用左手和右手的大拇指或食指按在太陽穴上，太陽穴位在眉梢外眼角之間向後一寸的陷窩處，按兩分鐘。

⑶揑風池穴

用左手和右手的拇指、食指揑在兩風池穴上——風池穴位在脖子後面大筋兩旁頭髮邊緣的窩中——捏兩分鐘。

⑷壓曲池穴

以左手前臂置於胸前，掌心朝下，用右手緊按左手的曲池穴——曲池穴位在肘關節處，按曲池穴時可結合震顫及輕揉——時間約兩分鐘左右。

2 心臟病

心臟是人體的重要器官，也是循環系統的中樞，如果發生病變，就會影響它的正常功能。常見的心臟病有風濕性心臟病、高血壓性心臟病、肺原性心臟病、冠狀動脈硬化性心臟病、先天性心臟病。

長期以來，人們認爲，患了心臟病，只有依靠藥物，並且嚴格限制病人的活動和勞動，甚至臥床休息，才能減輕心臟病的症狀。但是，通過大量的實踐和長期的臨床觀察，醫生與病者逐漸認識到，除了症狀嚴重的心臟病患者需要休息外，對一般症狀的心臟病患者來說，進行適當的活動和鍛鍊不僅無害，而且對提高心臟肌肉的氧氣供應量，提高心肌對定量活動的適應性，以及消除心臟病的各種症狀和體徵，能夠發揮積極的作用。

心臟病患者一般不能進行劇烈的體育活動，但進行適當的氣功鍛鍊及體育活動是比較適宜的。它有利於提高心臟功能。如果將氣功鍛鍊和藥物治療相結合，則療效更佳。

心臟病可選擇 2～3 種方式鍛鍊。鍛鍊方法如下：

⑴臥式或坐式氣功鍛鍊。意念可採用放鬆法、默念法、意守丹田法。

⑵目前在國內外廣泛推廣的太極氣功十八式全套，配有

音樂，可以先練單式，繼而練全式，治療效果甚佳。

⑶床上十段錦一套。

⑷慢步行功二百步。隨著體力增強，可逐漸增加路程。

⑸少林氣功中搭指通經法一套。

心臟病患者的對症自我按摩如下：

⑴摩　胸

動作：以右手掌緊貼左胸部，由上向下按摩或在心前區做順時針按摩 200 次。

作用：對消除胸悶、胸痛，均有一定的效果。

注意事項：不宜隔太多衣服按摩，以免影響效果。

⑵拍　心

動作：用右手掌或半握拳拍打心區（前區）200 次。

作用：對消除胸悶、胸痛有一定的效果。

注意事項：拍打時由輕到重。拍打的輕重以自我感覺舒適爲宜。

⑶壓、擦內關

動作：

①人自然坐正，左手掌心朝上，自然放置小腹前，以右手大拇指指尖用力按左手前小手臂的內關穴——內關穴位在手腕横紋上方約兩指處的兩條筋之間——先向下按，再做向心性按壓，位置不能移動。然後以同樣方法換手按壓。

②坐位，以左手掌心朝上，自然放平在大腿上，用右手食指和中指按在左手的內關穴上，然後沿著手臂方向上下摩擦，共 200 次左右。

作用：對改善心率不齊、心動過速和心動過緩等症狀能起一定的作用。

注意事項：心率不齊的患者，按摩時速度要均勻；心動過速患者，手法要由輕漸重，同時可配合震顫及輕揉；心動過緩患者，則需採取強刺激手法。

3 糖尿病

糖尿病是一種比較常見的新陳代謝疾病，主要症狀有三多：即多尿、多飲、多食，並伴有高血糖、糖尿等症狀。糖尿病如經久不治或控制不嚴，可能併發其它症狀，如酮症酸中毒、動脈硬化、白內障，並容易發生化膿性感染，嚴重時會引起敗血症。

糖尿病是一種慢性病，在使用藥物的同時，最適宜進行體育醫療及氣功鍛鍊。氣功鍛鍊同體育醫療和控制飲食一樣，是治療糖尿病的基本方法之一。特別是對肥胖者和腦力勞動者，氣功鍛鍊的好處相當明顯。氣功鍛鍊對於糖尿病患者的最大益處在於能使人體細胞對胰島素的敏感性增強，氣功鍛鍊後，使胰島素和參加運動的肌肉細胞上的胰島素受體的結合率增高，還能使胰島素在與受體結合以後，所發生的代謝反應得到加強，因此，骨骼肌肉攝入的葡萄糖可增加數倍之多，所以血糖可以下降。然而，在氣功鍛鍊後，無論是口服降糖藥物或胰島素的劑量都應減少。在糖代謝方面，還發現氣功鍛鍊可使病人的葡萄糖耐量有不同程度的改善，體育鍛鍊對肥胖的輕型糖尿病病人的作用更不容忽視。通過鍛鍊，病人的體重得到下降，病人的脂肪細胞膜上胰島素受體由減少恢復到正常，下降了的胰島素與脂肪細胞膜上受體的結合亦可回復到正常水平。

應用藥物後進行鍛鍊，要注意掌握時間。運動應避開胰島素作用最強的時間。如正在用胰島素的病人，上午 11 點就不宜進行鍛鍊，因爲此時正是胰島素高峰作用出現的時間。重型糖尿病病人或伴有併發症的患者（急性）應停止鍛鍊治療，否則可能因體力活動而發生酮症酸中毒乃至昏迷。

糖尿病患者可選擇 2～3 種方式鍛鍊。

氣功鍛鍊方法如下：

⑴臥式氣功鍛鍊

仰臥或側臥均可，意念可採用部位放鬆法、意守丹田法、膻中—湧泉貫氣法。

⑵高位站樁功

⑶太極氣功十八式全套

⑷床上或站式十段錦一套

⑸慢步行功 200 步

糖尿病患者的自我按摩方法如下：

⑴擦腰眼

兩手反插腰背部，虎口朝下，在腰眼（兩腎部位）上下擦 200 次。

⑵擦足三里穴位

大拇指按在足三里處揉 200 次。左右腿足三里可交替按揉。足三里穴位在脛骨粗隆直下三橫指，外緣一橫指處。

⑶點壓「三陰交」穴位

右手大拇指點壓右小腿內側三陰交穴位兩分鐘。感覺到酸、麻、脹時，效果較好。用左手大拇指點壓左小腿三陰交穴位也可。三陰交穴位於內脚踝尖直上四橫指脛骨後緣處。

4 肺結核

肺結核病，俗稱「肺癆」。它是結核菌通過呼吸道進入並感染肺部而後發病的。肺結核病人，輕的可能沒有明顯的症狀，重的則症狀明顯，如發熱，(下午和黃昏時發熱)、盜汗（夜間不自覺地出汗)、咳嗽，甚至痰中帶血等症狀。久病不癒則全身疲乏無力，精神不振，消化不好，身體日漸消瘦，乃至危及生命。

肺結核病是一種慢性病，在藥物治療的同時，積極進行氣功鍛鍊，效果很好。

肺結核病可選擇 2～3 種方式鍛鍊。

氣功鍛鍊方法如下：

⑴臥式氣功鍛鍊

採仰臥式、腹式呼吸、意守丹田，每次 20 至 30 分鐘。

⑵高位站樁功 3 至 5 分鐘

⑶太極氣功十八式一套

重點做開闊胸懷、飛鴿展翅、大雁飛翔這些動作，各做 100 次。

⑷床上或站式十段錦一套。

⑸六字訣，強調呼、呬字（補肺法）3 分鐘

⑹慢步行功 300 步

以後隨體力增強，逐漸增加路程。

肺結核病的對症自我按摩療法如下：

⑴摩　胸

左手叉腰或放大腿根上，右手按在右乳部上方，大拇指向上，四指端向左，在胸部做順時針圓形按摩 100 次。

⑵按壓內關穴位

右手拇指按壓左手前小臂內關穴位，然後做上下來回按摩200次。或用左手拇指按壓右手前小臂內關穴位，左右手均爲兩分鐘，然後上下來回按摩200次。

⑶擦陽陵泉穴位

食、中兩指按住陽陵泉穴位，然後做上下來回按摩200次。要交替按摩兩腿陽陵泉穴位。陽陵泉穴位在膝關節外側一圓骨凸起部位前面稍下約一寸處的凹窩處。

⑷拍肩背

兩手分別拍肩背：右手掌拍左肩，在肩關節後上方；左手掌拍背心，在肩關節下方。接著左手掌拍右肩，在肩關節後上方；右手掌拍背心，在肩關節下方。如此交替不停地拍打，各拍100次。

5 腎炎病

腎炎病俗稱「腰子病」，是一種腎臟的非化膿性炎症病變，病變最嚴重的部位在腎小球，但腎小管也被累及。腎炎病分爲急性和慢性兩種。急性腎炎多見於兒童和青少年，慢性腎炎以青壯年居多。腎炎病人有浮腫、血壓增高、血尿及蛋白尿等症狀。若不及時治療，會產生心力衰竭、高血壓腦病和急性腎功能衰竭等併發症。因此，在藥物治療的同時，適當進行氣功鍛鍊是十分重要的。

腎炎病人可選擇2～3種方式鍛鍊。鍛鍊方法如下：

⑴仰臥式氣功

採用丹田——湧泉貫氣法20至30分鐘。

⑵坐式氣功

採用意守丹田腹式呼吸法 20 至 30 分鐘。

⑶寅時、酉時靜坐功與站樁功

酉時（下午 5 點）腎經內氣旺盛，寅時（凌晨 3 點）爲六陽時。練功時面向南，淨神不亂思，閉氣不息七遍，並把舌頭抵上腭，將津液咽下，咽至喉嚨時須感覺如咽硬物。一般練功者可在寅、酉時面向南，入靜，全身放鬆，意守丹田。久練丹田發熱，證明氣已足。這時可意守腎臟，引內氣衝擊腎臟。此法效果甚佳，並能起到排除腎結石的奇效。

⑷高位站樁功 3～5 分鐘

⑸六字訣，強調吹字功（補腎法）3 分鐘

⑹每日慢步行功 200 米

隨著體力增強，可逐漸增加距離。

腎炎病患者的對症自我按摩方法如下：

⑴擦腰眼兩百次

⑵按壓或按摩三陰交穴位

用右手拇指按壓右小腿內側三陰交穴位上，上下按摩兩百次。接著再用左手按小腿三陰交穴位。如此交替按摩。

6 潰瘍病

潰瘍病在這裡是指胃潰瘍和十二指腸潰瘍。這是一種很常見的胃腸道疾病。

潰瘍病的主要症狀是上腹部疼痛。但因病程漫長，而且往往反覆發作，給病人帶來不少痛苦；嚴重的還會發生大出血或急性穿孔。少數胃潰瘍可能惡變，形成胃癌。因此，我們必須認眞對待它。

潰瘍病是一種慢性病，局部的止酸解痙治療固然重要，更重要的是要抱持樂觀精神，建立合理的生活制度，注意飲食定時定量，在中西藥物治療的同時，積極參加體育運動，特別是氣功鍛鍊。這樣做對促進潰瘍癒合有明顯的作用。

潰瘍病患者可選擇 2～3 種方式鍛鍊。

氣功鍛鍊方法如下：

⑴臥式氣功

仰臥或側臥均可。意守丹田，採用腹式呼吸法。每次 20 至 30 分鐘。

⑵坐式氣功

平坐或靠坐均可。意守丹田，採用腹式呼吸法。每次 10 至 20 分鐘。

⑶太極氣功十八式一套

重點做輪臂分雲定步倒捲肱、轉身望月這些動作，各做 100 次。

⑷六字訣，重點呼「嘻」字功

補胃、利三焦，每次 3 分鐘。

⑸三線放鬆功

意守臍中，輔助意守足三里。採用腹式呼吸法。

潰瘍病患者的對症自我按摩方法如下：

⑴按摩腹部 200 次

⑵按壓中脘穴

每次 1～3 分鐘。中脘穴位在心窩護心骨下端到肚臍連線的終點。

⑶按壓和摩擦足三里穴位

每次 1～3 分鐘。

7 慢性胃炎

慢性胃炎是一種胃粘膜慢性炎症，爲比較常見的一種疾病，一般有淺表性胃炎、萎縮性胃炎和肥厚性胃炎等種類。它的症狀是可常見上腹部飽悶及壓迫感，有時還有惡心、嘔吐、吐酸及突然發生胃痛；萎縮性胃炎則有食欲減少，飯後飽脹，上腹部鈍痛及身體虛弱、消瘦等症；肥厚性胃炎似潰瘍病，以頑固性的上腹部疼痛爲特徵，但疼痛無節律性，有的患者會併發胃出血。

中醫學稱本病爲胃脘痛或肝胃氣痛等。憂思傷脾，惱怒傷肝，肝氣鬱結，橫逆傷胃，致肝胃不和，氣鬱化火，形成肝胃鬱熱，經脈受損而氣血瘀阻，即爲本病成因；其次還由於飲食不節、嗜食辛辣及長期酗酒，致傷損脾胃，耗傷中氣，時間一久，也會導致形成本病。

慢性胃炎的氣功鍛鍊對症練功方法如下：

⑴**太極氣功十八式一套**。效果極佳。

⑵**採用著名氣功醫師林海氏的靜養行氣六步功**（常用功法中有此功專述）。屬淺表性胃炎者，以坐、臥式爲主；屬萎縮性胃炎者，宜以坐式爲主，輔以臥式。每天早、中、晚各練一次，著重於第三步功法腹式呼吸的鍛鍊，以調動內氣，提高機體自我調節生理機能，達到治療目的。

慢性胃炎的對症自我按摩如下：

⑴**著重按摩胃脘部位**。自左至右按摩 36 次，然後反方向按摩同樣次數，並口咽津液入胃。

⑵**按摩足三里穴位**。左、右腿均按摩 20 次。

(3)**做肢體活動第三節單手托天動作**。人自然站立，兩手叉在腰旁，兩手交替上托，目視手背。兩手交替進行20次。

8 哮喘病

哮喘病屬呼吸系統疾病。哮喘病分兩種：一種是支氣管受到感染後引起哮喘病發作，被稱爲「哮喘性支氣管炎」；另一種是指過敏性疾病，被稱爲「支氣管哮喘」。通常所指的哮喘病是指後一種。

哮喘病人除本身有過敏體質外，還常有一些可能引起本病發作的過敏因素，例如接觸到油漆、動物皮毛，吸入花粉、塵土，或吃了蝦、蟹、魚、蛋等而發病。氣候的突變也是致病發作的一個重要因素。

發病起始，先有咳嗽、喉癢、流清水鼻涕、胸悶、透不出氣等感覺，接著就發生哮喘，呼氣延長，吸氣短促，並帶有哮鳴聲；病人全身出汗，表情十分痛苦。

治療哮喘的原則，一是控制感染，二是解除哮喘症狀。一般在控制感染的基礎上，可加用祛痰鎮咳、抗過敏、鎮靜等藥物；此外還應勸說病人戒菸、酒，注意保暖，積極進行鍛鍊，增強體質。

氣功鍛鍊對增強體質、預防及治療哮喘有較好的效果。

哮喘病患者可選擇2～3種方式鍛鍊。

氣功鍛鍊方法如下：

(1)**臥式或坐式氣功，意守治喘穴位**。治喘穴位在第七頸椎與第一胸椎間兩側的骨緣處。意守20至30分鐘，採用腹式呼吸法。

⑵**太極氣功十八式一套**。重點練習輪臂分雲、馬步雲手、推波助瀾和踏步拍球等動作，各做 100 次。

⑶**高位或中位站樁功 3～5 分鐘**。

⑷**六字訣，呼「呬」字功**。補肺，約三分鐘。

哮喘病患者的對症自我按摩方法如下：

⑴**按摩天突穴位**。天突穴位在胸骨上緣，喉嚨正中央的凹窩處。

⑵**按摩內關穴位**。

哮喘病患者必須注意鍛鍊和預防，大多數病通過鍛鍊和預防，可以使哮喘病得到控制和痊癒。但是，在預防和治療中要注意兩個問題：一是發現前期症狀，要及時處理和治療。二是注意合理用藥，不可濫用抗菌素。

9 病毒性肝炎

病毒性肝炎是一種全身性傳染病，主要累及肝臟。目前，認爲有甲(A)型肝炎病毒和乙(B)型肝炎病毒。病毒性肝炎主要通過接觸而從消化系統傳染，也可能由於輸入帶有肝炎病毒的血液或血液製品而傳染。甲型肝炎以青年、兒童爲多見，乙型肝炎則以成年人爲主。一年四季都可能發生。根據肝炎的發展情況，又可分爲急性期和慢性期；根據黃疸的有無，分爲急性黃疸型肝炎、急性無黃疸型肝炎、重症肝炎、遷延型肝炎、慢性肝炎、長期黃疸型肝炎等。

肝炎病人的主要症狀是疲乏無力、胃口不好、厭油膩食物，肝臟腫大並有壓痛，常伴有發熱、惡心、嘔吐、腹脹、腹瀉、便秘等。黃疸型肝炎還有眼白和皮膚發黃等現象；重症肝炎則有肝臟迅速縮小、皮下出血和便血等現象，患者很快進入肝昏迷。

目前治療肝炎雖然還沒有特效藥，但只要發現及時，治療迅速合理，大多數病人都可以恢復健康。急性期肝炎除用中西藥物治療外，還要強調適當的營養和休息。遷延性肝炎和慢性肝炎除注意勞逸結合外，還須注意氣功鍛鍊以自療。

肝炎病人可選擇 2～3 種方式鍛鍊。

氣功鍛鍊方法如下：

⑴**臥式或坐式氣功**。採用三線放鬆法或部位放鬆法 20 分鐘；意守丹田或意守膻中 20 分鐘；丹田→湧泉貫氣法 15 分鐘；坐式自發動功 30 分鐘。

⑵**高位下按式站樁 10 至 15 分鐘**。

⑶**太極氣功十八式一套**。

肝炎病人的對症自我按摩如下：

⑴**按摩胸腹部各 100 次**。

⑵**按摩足三里穴位 100 次**。

⑶**按摩膽囊穴位 100 次**。

10 神經衰弱

神經衰弱是大腦興奮和抑制過程失調的一種功能性疾病。神經衰弱的症狀多種多樣，可能涉及各個系統：如精神方面的症狀有失眠多夢、精神不振、思睡困倦、頭昏腦脹、思想不集中、記憶力減退、煩躁易怒等；胃腸方面的症狀有消化不良、胃部飽脹、便秘及腹瀉等；性功能方面的症狀有遺律、陽萎、早泄及月經失調等；心血管方面的症狀有陣發性心悸、心慌、皮膚潮紅、手足發冷等。

治療神經衰弱，必須先安慰病人，鼓勵病人合理地安排生活節奏，強調生活規律性，排除各種雜念，多參加社會文體活動，尤其是進行氣功鍛鍊、武術鍛鍊、自我按摩、散步等，非常有益；同時，可以按照醫生的指導，進行一些補助治療。必須使病者明白，多用鎮靜劑、安眠藥等不是根本的解決辦法，反而會產生很不好的副作用，如上癮、生理機制進一步受到破壞等弊病。如能在消除精神緊張，排除雜念，不受外來精神和體症的影響，參加有益於身心的氣功鍛鍊，那麼，痊癒效果將會很明顯。

神經衰弱可選擇 2～3 種方式鍛鍊。

氣功鍛鍊方法如下：

(1)**中位或高位下按式站樁 10 至 20 分鐘**。練到身體感到發熱，出微汗爲止，每天鍛鍊兩次。

(2)**太極氣功十八式一套**。

(3)**行步功 100 米至 200 百米**。

(4)**氣功棒操一套**。

(5)**自發動功 30 分鐘**。

神經衰弱的對症按摩方法如下：

(1)**睡覺前用手按摩湧泉穴 100 次**。然後用熱水洗手和浸腳片刻，以幫助入睡。

(2)**用手掌自我按摩腎俞 36 次**。

(3)**用手掌自我按摩命門穴位各 36 次**。

(4)**用左右掌心勞宮穴位按摩左右腳心湧泉穴位各 36 次**。勞宮穴位屬心包經，湧泉穴位屬腎經，心腎相交，安心寧神，可以起到良好的治療作用。

11 腦血管意外

腦血管意外是一種主要見於中年以上患者的急性疾病，多數同動脈硬化有關，臨床上表現爲突然的意識障礙和肢體癱瘓。它的患病率和死亡率在我國雖低於歐美國家，但仍然是引起老年人死亡的一個主要原因之一。因此，做好腦血管意外的防治是一項重要的課題。

腦血管意外可分爲「出血性」和「缺血性」兩大類：前者包括腦出血和蛛網膜下腔出血；後者包括腦血栓形成和腦栓塞。腦血栓形成最多見，其次爲腦出血、蛛網膜下腔出血和腦栓塞。腦血管意外發生後，輕者有短時間的意識模糊和肢體障礙。經過治療，意識狀態可逐漸好轉，偏癱肢體肌張力逐漸提高，運動功能可逐漸恢復；重者則往往遺留程度不等的肢體癱瘓和言語障礙，甚至死亡。

腦血管意外，不管是腦出血、蛛網膜下腔出血、腦血栓、腦栓塞，在急性期採用中西藥物對症治療外，恢復時期必須及早注意氣功鍛鍊和功能性鍛鍊，以早日恢復健康。

腦血管意外可選擇2～3種方式鍛鍊。

氣功鍛鍊方法如下：

(1)**臥式或坐式氣功**。可採用部位放鬆法、三線放鬆法。意守不能活動的手的勞宮穴位和意守不能活動的脚的湧泉穴位，每次20至30分鐘。

(2)**床上十段錦**。

(3)**臥式或坐式自發動功，每次30分鐘**。

(4)**倘若是能夠行走的患者，則可每天堅持慢步行功300至500步**。

腦血管意外患者的對症自我按摩方法如下：

(1)**對不能活動的肢體，經常進行按摩和拍打。**

(2)**肢體活動不便的患者，可按摩相對穴位。**如腿之足三里、湧泉穴位，手之勞宮、內關穴位等。

12 肥胖症

肥胖症是因飲食不當或內分泌功能產生障礙所致，尤其以飲食不當為多見。當食物的能量長期超過肌體內的需要，多餘的能量就在體內轉化成脂肪儲存起來，逐漸形成肥胖。

肥胖的病因除一部分患者是由於內分泌紊亂或其它疾病所引起之外，大多數屬於單純性肥胖，即吃得多，消耗少，脂肪逐漸積聚於體內，使體重超過正常標準〔身高（厘米）－100＝體重（公斤）。例如身高 150 厘米，那麼他的標準體重是 150－100＝50（公斤），實際體重比標準體重多或少 10% 的，都屬正常範圍〕。過多的脂肪一般積聚於皮下、腹腔，同時也沉積於心臟、血管、肝臟等主要臟器中。這樣便容易引起冠心病、高血壓、糖尿病、脂肪肝等疾病，從而影響、甚至嚴重影響身體健康，縮短壽命。

怎樣才能預防肥胖？肥胖者如何減肥？

近年來，國內外專家一致認為，適當控制飲食和進行體力運動，是預防和減肥最有效的辦法。有個單位曾對 45 例肥胖者實行體育鍛鍊療法，三個月後，他們的體重平均減少 4.37 公斤，腹部脂肪厚度減少 1.43 厘米。由於脂肪減少，腹圍和胸圍均減少 3 厘米之多。

運動鍛鍊為什麼能減肥呢？

首先是因為運動鍛鍊時，肌肉需要消耗很多的能量，特別是運動量大的項目，能量的消耗約相當於平時的三倍左右。由於增加了額外的能量消耗，迫使原來儲備的養料出而補充，儲存的脂肪就被動用了。長期進行鍛鍊，使皮下多餘的脂肪不斷消耗，就達到了減肥的目的。

肥胖者的運動鍛鍊可根據體力、體質、年齡和是否患病的情況，一般分爲兩組，即「弱組」和「強組」。體力較好，無心血管方面的器質性病變者可參加強組鍛鍊；體力較差和合併有冠心病、高血壓等肥胖者宜參加弱組鍛鍊。

強組鍛鍊，可參加游泳、體操、跑步、打球、爬山等活動。有材料證明，每次連續游泳四十五分鐘，體重會減輕 350 克左右。如能堅持游泳鍛鍊半年以上，那麼，體重超過正常標準 15 至 20 公斤的肥胖者，基本上可以恢復正常水平。跑步更是一項作用大，療效快的鍛鍊項目。日本有位醫學工作者曾對五名婦女肥胖者進行運動觀察，要求他們以每分鐘 125 米的速度每天跑步 20 分鐘，結合做 15 分鐘體操。其結果，三個月後她們的體重分別減輕了 3 至 9 公斤，半年後體重分別減少 4 至 10 公斤；連續堅持兩年後，體重減輕 8 至 11 公斤。

弱組鍛鍊，宜參加運動不太激烈、運動量較小的活動。弱組主要有如下方法。

肥胖者可選擇 2～3 種方式鍛鍊。

氣功鍛鍊方法如下：

⑴中位下按式站樁 5 至 20 分鐘

⑵太極氣功十八式一套

⑶站式十段錦一套

⑷慢步行功 200 米

⑸自發動功 30 分鐘

肥胖者的其它鍛鍊方法如下：

⑴腹肌運動

①採用仰臥位的腹肌運動，如雙直腿上抬、直腿上下打水式、仰臥起坐運動等，每天各做 20 至 50 次。

②俯臥位的腰背肌和臀肌運動，如雙直腿後上抬運動，頭、肩、腿同時後抬的「弓形」運動等，每天各做 20 至 50 次。

⑵啞鈴操

進行輕重量啞鈴操鍛鍊，以減少胸部和肩帶的脂肪。

⑶下蹲運動

兩脚平行與肩同寬，每天做下蹲運動 20 至 40 次。

下蹲時呼氣，站立時吸氣。

⑷單腿跳躍

做單腿交替的跳躍運動。

單脚起跳，落地時用另一脚，互相交替，20 至 40 次。

⑸減肥操

減肥操即採常用功法中的關節操，全套做。

音樂可以參照新加坡國家華樂團所編製的關節操音樂、節奏。

13 感　冒

感冒是一種常見病、多發病，一年四季都可能發病，以冬、春季和氣候突變時最爲常見。

感冒分兩種：一種爲普通感冒，俗稱「傷風」；一種叫流行性感冒，簡稱「流感」。

普通感冒是由一種叫普通感冒病毒引起的。流行性感冒則是由一種叫流行性感冒病毒引起的。

這兩種病毒完全不同，但是兩者都寄生在病人的口鼻分泌物內，通過打噴嚏、咳嗽和說話時噴出來的唾沫，在空氣中飛揚傳播，傳染給別人。

此外，接觸了感冒病人用過的毛巾、手帕和食具等，也可能間接受到感染而得病。氣候冷熱的突然變化，或者由於出汗、脫衣、風口中睡眠、過度淋雨等外來因素使身體的抵抗力降低時也容易得病。

發病時，病人有鼻塞、流鼻涕、咽痛、打噴嚏、乾咳頭痛、發熱等現象。但流行性感冒起病很急，全身中毒性症狀嚴重，病人有高熱、劇烈頭痛、全身酸痛等症狀，少數病情嚴重的甚至出現神志不清、心律不齊、血壓下降等現象。

患病期間，除藥物治療外，配合鍛鍊治療，療效更佳。

感冒患者可選擇 2～3 種方式鍛鍊。

氣功鍛鍊方法如下：

運用低位或中位下按式站樁 5～20 分鐘；或是以鍛鍊到出汗爲主。

感冒患者的對症自我按摩方法如下：

⑴浴面和擦鼻旁 200 次。以面部發熱，額出微汗爲度。

⑵大拇指和食指捏風池穴位和壓太陽穴位各 10 分鐘。

⑶一手大拇指點壓另一手的合谷穴位 10 分鐘，然後兩手交替點壓。

感冒病患者的其它預防和治療方法：

⑴洗熱水澡

泡洗熱水澡半小時，讓其出汗。

(2)**跑　步**

精神和體力較好的患者可進行長跑鍛鍊。以出汗爲度。

14 肩周炎

肩關節周圍炎多見於 40 歲以上的人，一般由於局部組織退行性變化，加上感受風寒或外傷，引起肩關節組織粘連、發炎，產生肩關節功能障礙和疼痛，患肢上舉、外展、內收、後屈等功能明顯受限；嚴重的，料理日常生活也感困難。

積極進行肩關節的鍛鍊，可以改善肩、背和上肢的血液循環，疏通經絡、緩解肌肉痙攣、減輕和消除疼痛症狀，並可進一步增進肩背和上肢的肌肉力量，恢復肌肉的正常彈性和收縮功能。鍛鍊初期，應從小強度運動開始；鍛鍊數周之後，如疼痛有所減輕，可逐漸過渡到中等強度的運動。

肩周炎患者可選擇 2～3 種方式鍛鍊。

氣功鍛鍊方法如下：

(1)**太極氣功十八式**。起勢調息、開闊胸懷、揮舞彩虹、輪臂分雲、湖心划船、轉腰推掌、伸臂衝拳、環轉飛輪等動作，各做 20 次。

(2)**床上十段錦**。著重練翻掌擴胸、雙舉千斤、轉頭射鵰、抱頭彎腰、雙手推磨等動作，各做 20 次。

(3)**站式十段錦**。著重練頂天立地、摘果下拉、抱頭側屈、下蹲平舉等動作，各做 20 次。

(4)**自發動功 30 分鐘**。

肩周炎患者的其它鍛鍊康復方法如下：

(1)**放鬆運動**（用於急性期）

①向前彎腰 60 度至 80 度，兩上肢自然下垂，然後用兩

手直臂交替做向前向後擺動100次至200次。

②站立，先用健肢手掌拍打患側肩背50次，然後用患肢手掌拍打健側肩背50次。

⑵**自我助力運動**

①站立，兩手體前互握，在健手的幫助下做患肢肩關節上舉動作。

②站立，兩手在頭頂互握，健手向健側拉動患肢，幫助患肢肩關節做外展運動。

③站立，兩手背後互握，用健手向健側拉動患肢，幫助患肢肩關節做內旋內收運動。

⑶**主動升高運動**

①面牆站立，患肢手由低到高做前上舉爬牆升高練習。

②患側肩對牆站立，用患肢手由低到高做肩關節外展性爬牆練習。運動中，身體逐漸向牆靠攏。

⑷**體操棍棒練習運動**

可用一米左右的木棍作爲此項鍛鍊用具：

①站立，兩手體前持棍，兩手間距離與肩同寬，在健上肢的帶動下，做患肢肩關節前上舉運動。

②站立，兩手握住棍的兩頭，用健肢手通過體操棍推患手，使患肢肩關節儘量外展。

③站立，兩手體後持體操棍，兩手距離與肩同寬，在健上肢帶動下做患肢肩關節後伸運動。

④站立，體操棍垂直於背後，緊靠背部，患肢手握住棍下端，健肢手握住上端，健手通過體操棍向上拉動患手，使肩關節做內旋內收運動。

⑸**被動運動**（適用於肩關節明顯障礙之患者）

病人完全放鬆肌肉，由旁人一手壓住患肩關節，另一手握住患肢前臂做肩關節逐漸加大範圍的前上舉、外展、後伸、內收、環轉運動和幫助患肢手做梳頭運動。

⑹加強肌肉力量運動

①患肢做握拳屈肘運動。

②患肢做各方面擊拳運動。

③患肢做聳肩運動。

鍛鍊初期，每日鍛鍊一次，每次選擇 3 至 4 種運動項目，每個動作重複 20 次。一周之後，每日鍛鍊 2 至 3 次，每次可做五種以上的運動，每個動作重複 25 次左右。鍛鍊的同時，可配合熱療，有條件者可以配合按摩治療。如鍛鍊與藥物治療相結合，效果更佳。

15 關節炎

關節炎是關節因各種原因引起的疾病，也就是炎症。主要臨床表現爲關節疼痛，並可能有不同程度的功能障礙。臨床上常見的有風濕性、類風濕性和骨關節炎等。

風濕性關節炎，發病者多爲青少年，病前常有上呼吸道感染史。典型的風濕性關節炎是游走性的，多累及膝、踝、肩、腕、髖等大關節。局部有疼痛、紅腫、發熱。有時會自然消退，但會反覆發作。急性症狀過去後，受病關節不遺留病理性損害，但部分病人可能伴有心臟病變。類風濕性關節炎，發病者多爲青年、中年人，年齡約在 20 至 40 歲左右。關節損害常爲對稱性，多數侵犯指、趾等小關節及脊椎關節，最後引起關節畸型、骨關節炎。發病者多爲 40 歲以上的中老年人。關節損害多爲負重及著力關節，如腰椎、髖、膝、指等關節。本病常在不知不覺中形成，關節酸痛逐漸加重，運動時有時可聽到骨擦聲，病變關節不伴腫脹。

各種關節炎疾病往往在氣候變化時及寒冷刺激後加重。

關節炎患者可選擇 2～3 種方式鍛鍊。

氣功鍛鍊方法如下：

⑴臥式或坐式氣功

意守丹田穴位，每次可練 20 至 30 分鐘。

⑵站　樁

中位下按式站樁，每次 3 至 20 分鐘。時間漸增。

⑶站式十段錦一套

⑷自發動功 30 分鐘

各類關節炎患者的對症自我按摩方法如下：

⑴**關節操** 10 **節**。

⑵**肢體活動** 8 **節**。

⑶**拍摩拍打功一套**。重點按摩發病關節。

16 腰腿痛

腰腿痛是一種常見病。引起腰腿痛的原因很多，例如：腰部軟組織損傷、感染、脊椎骨骼病變等。腰腿痛一般分成兩種，一種是急性腰扭傷，一種是慢性腰扭傷。急性腰扭傷絕大多數突然發生，發生部位多在腰骶部或骶髂關節。腰骶部是人體軀幹連接下肢的橋樑，負載量大，活動多，遭受體重衝力和外傷的機會也比較多。最常見的扭傷原因是搬提重物時腰的姿勢不正確，引起腰骶部肌肉、筋膜或韌帶撕裂，檢查時，兩側脊旁肌肉（骶棘肌）有痙攣和壓痛，腰部活動受限制，不能前俯後仰，也不能做轉體運動。

發生急性腰扭傷後，要先讓病人仰臥在硬板床上，腰後墊一個小枕頭，使肌肉和韌帶鬆弛，然後採用整骨手法和理筋按摩，使損傷部位得到整復，並用膏藥等藥物治療。在此基礎上，注意治療鍛鍊，鍛鍊方法與慢性腰腿痛的鍛鍊方法相同。慢性腰腿痛的發生發展是一個緩慢的過程，常見的原因是勞動時用力不當，長期從事彎腰工作，以及腰部急性扭傷後沒有及時治療或治療不當所遺留下來的。此外，脊柱、泌尿系統、婦科等疾病，如類風濕性脊椎炎、骨腫瘤、腎盂腎炎、坐骨神經痛、腎下垂、盆腔炎等都可能引起腰腿痛。

發生慢性腰腿痛，應先查明造成腰腿痛的病因。在採取對症治療的同時，不要讓病人長期臥床不起，而應採取適當的鍛鍊方法，與疾病鬥爭，才能獲得較好的療效。

慢性腰腿痛可選擇 2～3 種方式鍛鍊。

氣功鍛鍊方法如下：

⑴**臥式或坐式氣功，意守腰陽關穴位**。腰陽關穴位在第四、五腰椎棘突間。每次 15 至 20 分鐘。

⑵**太極氣功十八式一套**。

⑶**站式十段錦一套**。

⑷**氣功棒操一套**。

⑸**自發動功 30 分鐘**。

慢性腰腿痛的按摩，肢體活動方法如下：

⑴**擦腰眼 200 次**。

⑵**活腰胯運動**。兩手揷腰眼，腰部做向前、向後、向左、向右和環轉運動 50 次。

17 腰椎間盤突出症

腰椎間盤突出症是腰部受到某種外因的影響，如碰擊或閃腰等，造成腰部椎體間之椎間盤的組織部分纖維發生撕裂，盤內富有彈性的髓核膨出，壓迫神經根或脊髓，從而引起腰痛和坐骨神經痛的一種常見疾病。腰椎四、五和腰椎五、骶椎一之間最易發生本病。其主要症狀爲腰痛和單側坐骨神經痛。腰部活動障礙，多數患者腰部脊柱發生側彎、生理前凸減少或骨盆傾斜、步履困難，病程較久之後，常在小腿後外側、足背、足跟等部位出現麻木，知覺遲鈍。

腰椎間盤突出症的治療，首先要採取牽引推拿進行復位。復位後，爲了使局部韌帶組織得以修復，防止椎間盤再次突出，一周之內必須臥硬板床休息，不要做任何腰部活動。其次，當症狀有所好轉或僅有酸脹等感覺時，即可逐漸開始功能性鍛鍊，以增強腰背肌及韌帶彈性等。

腰椎間盤突出症患者的功能性鍛鍊方法如下：

⑴插腰走路

兩手插腰背，行走 5 至 10 分鐘。

⑵交替後伸腿

雙手扶在床架、椅背、桌邊，上體保持正直，雙腿伸直交替後伸，同時抬頭挺胸。動作幅度從小到大，每天一至二次，每次 2 至 5 分鐘。

⑶兩手懸吊

雙手向上反握單槓或門的上框，兩足離地，同時儘量讓腰部、下肢向前方後方向擺動。每次懸吊時間以不出現手臂明顯疲勞爲度，每天一至二次。

⑷活動腰胯

兩足平行站立，兩手捶腰，上體前屈、後伸、左右側屈和做輕度的環轉練習，每次1至2分鐘。

⑸捶腰深蹲

兩足平行站立，上體保持正直，兩手捶腰，做深蹲練習，每次1至2分鐘。

腰椎間盤突出症的氣功鍛鍊方法如下：

⑴**太極氣功十八式一套**。著重轉身望月、撈海觀天、推波助瀾等動作，各做20至30次。

⑵**仰臥式氣功，意守腰陽關穴位15至20分鐘。**

18 靜脈曲張

靜脈血液回流障礙，靜脈血管發生擴張、迂曲、伸長，叫作「靜脈曲張」。下肢的淺靜脈主要有大隱靜脈和小隱靜脈，下肢靜脈曲張就是發生在這兩條靜脈之中，它也是靜脈曲張的常發部位。

下肢的靜脈功能是使血液由足底向上流回心臟，所以站立時，下肢靜脈壓較高。大隱靜脈的內壁有12對至18對靜脈瓣，它的功用是防止血液倒流足底，促使血液順著一個方向流回心臟。如果下肢靜脈壁薄弱，或者長期受到壓迫，靜脈瓣發育不良，或因患過靜脈炎，靜脈瓣遭到破壞，就容易發生下肢靜脈曲張。此外，如長期負重，站立過久，多次妊娠等因素，也可能引起下肢靜脈曲張。

靜脈曲張的主要症狀是：站立時，小腿內後側的淺靜脈發生隆起擴張，彎彎曲曲，如蚯蚓狀。走路或站立時間長久，小腿有沉重感，容易疲勞，有時發隱痛。後期階段，由於靜脈血流長期回流不暢，小腿皮膚萎縮、發硬、脫屑等，且可能併發靜脈破裂出血、靜脈血栓、小腿慢性潰瘍等疾病。

重度靜脈曲張一般以手術治療為主，對大隱靜脈進行高位結紮，並切除病變靜脈的全長。輕度靜脈曲張不需手術，而以服藥、鍛鍊為主。

靜脈曲張可選擇 2～3 種方式鍛鍊。

氣功鍛鍊方法如下：

⑴**臥式氣功**。可採用部位放鬆法、三線放鬆法、丹田→湧泉貫氣法、意守湧泉穴位法。

⑵**床上十段錦一套**。

靜脈曲張的對症自我按摩療法如下：

⑴**按摩拍打功一套**

重點做擦大腿和按摩小腿肚各 100 次。

⑵**繃帶綁紮**

提高患肢，用彈性繃帶自脚部向上綁到膝部，使曲張的靜脈逐漸消失，隆起程度減輕。

19 外傷性截癱

外傷性截癱多數因突然事故，使腦部、頸椎、胸椎、腰椎、骶椎等受到猛烈撞擊，某節段的脊髓受到損傷，神經通路中斷，不能傳導到肌肉，導致上肢或下肢截癱，大小便失禁，經年累月不能走動，甚至臥床不起，生活不能自理。

根據脊髓不同節位橫貫性損傷的情況，臨床表現可分為「高位截癱」和「低位截癱」兩大類。頸椎一至胸椎二脊髓橫貫性損傷稱高位截癱，損傷平面以下的感覺全部喪失，四肢痙攣性或弛緩性癱瘓，出現大小便功能障礙。胸椎三至骶椎五脊髓橫貫性損傷稱低位截癱，損傷平面以下的感覺消失或發生障礙，大小便失禁或自律，下肢出現痙攣性或弛緩性癱瘓，但上肢不受影響。

對於截癱患者，必須採取及時的治療措施。例如急性期、早期的患者，應根據病情，採取中西醫結合的辦法，及時進行復位和手術；而對於中期、恢復期的患者，應根據具體情況綜合治療，加強功能性鍛鍊和氣功鍛鍊是非常重要的。

截癱病人除藥物等治療外，必須加強功能性鍛鍊和氣功鍛鍊。因為這不僅有利於防止肌肉萎縮、關節僵直、褥瘡和泌尿系統感染，可以錘煉意志，增強體質，提高全身各部分組織、器官的機能，促進癱瘓肢體的功能重建。關於功能性鍛鍊，應按外科、骨科規定的床上鍛鍊，離床鍛鍊等步驟進行，這裡不在贅述，只簡要介紹一下氣功鍛鍊的方法。

外傷性截癱患者的氣功鍛鍊方法如下：

⑴臥式氣功

一般採取仰臥式，適合於臥床不起的患者。

⑵坐式氣功

根據截癱患者的原有姿式，採取**靠坐式**或**平坐式**。

臥式或坐式氣功採用放鬆法、意守丹田或湧泉法，丹田→湧泉貫氣法。

臥式或坐式氣功的呼吸採用**深呼吸法**和**腹式呼吸法**。

⑶床上十段錦

⑷臥式和坐式的自發動功

⑸按摩拍打功

20 陽萎、早泄、遺精

陽萎，指男子陽事不舉，或舉而不堅，以致影響性交。陽萎的發病原因多數是由於腎元虧損，房事過度，過於思慮、驚恐，或者濕熱下注。

早泄即指性交過程中精液過早泄出。中醫認為此病是腎陰虧損，相火偏旺所造成。

遺精是青年中的常見病。遺精分兩種：一種是夢遺，另一種是滑精。病因是手淫、早婚、房事過多，以致陰虛火旺，元氣不固，或者由於濕熱下注所致。

氣功治療陽萎、早泄、遺精是相當有效果的。有精神上的祛除雜念，採用良性意念法來消除這些病的精神負擔；有自我控制療法，在提高了身體素質後，元氣正固，這些病是完全能夠轉好的。

陽萎、早泄、遺精等病患者的氣功鍛鍊方法如下：

⑴坐式氣功

內養功練習 10～20 分鐘，或採用良性意念法，呼吸採用自然呼吸法均可。

⑵靜養行氣六步功 20 分鐘

⑶丹田→命門→會陰貫氣法，採用坐式氣功

兩脚心湧泉穴相擦至發熱為度。

陽萎、早泄、遺精等病患者的對症自我按摩方法如下：

每晚睡前，平臥於床上，全身放鬆，用左右手搓擦睪丸至雙腹股溝，相互對擦 35 次。然後平臥曲膝，右手托住睪丸，左手搓擦丹田部位 36 圈，左右手交替，各行 9 次。

21 前列腺肥大

「前列腺肥大」是老年人常患的一種疾病。中醫學稱爲「隆閉」，認爲此病多因勞傷腎精、腎陽虛衰，或者因爲外邪侵入，肺氣不宣，或者是因爲脾胃濕熱，下注膀胱，以致三焦水液運行，氣化失常所致。現代醫學認爲：此病與性生活過渡，膀胱充血，性激素平衡失調有關。它的臨床表現爲尿頻、尿急、尿痛、尿失禁、排尿困難，嚴重的會引起急性尿瀦留，甚至出現血尿等症。

前列腺肥大症患者的氣功鍛鍊方法如下：

(1)**臥式或坐式氣功**。採用良性意念法，呼吸採用自然呼吸法。

(2)**按摩陰囊和小腹 10 至 20 分鐘**。

(3)**靜養行氣六步功練習 20 分鐘**。

22 腫　瘤

腫瘤是一種常見病，其特徵是人體某種組織發生不按需要而異常增生的新生物，又稱贅生物。腫瘤按其性質，分爲「良性腫瘤」和「惡性腫瘤」兩大類。

良性腫瘤生長緩慢，可能長期保持原狀。腫瘤四周常有包膜，不會發生轉移，手術容易切除乾淨，往往不復發。常見的良性腫瘤有脂肪瘤、纖維瘤、血管瘤、平滑肌瘤等。

惡性腫瘤生長較快，常侵犯臨近組織器官，容易發生轉移，手術不易切除乾淨，復發機會多，對身體的危害極大。

當然，腫瘤的良性、惡性概念並不是絕對的。如果良性腫瘤長在一些重要器官和部位，例如長在腦子裡，也能嚴重地威脅人的健康。還有些良性腫瘤可能具有向惡性轉化的傾向，例如大腸多發性息肉病，又稱腫瘤性息肉病，是一種良性腫瘤，但很容易轉變成惡性。因此，對腫瘤的防治必須十分重視。近年來，中國大陸醫務工作者採用中西醫結合的方法治療惡性腫瘤，取得一定的成績，治療上除開刀、放射、化療和藥物之外，加強身體的鍛鍊，增強體質，提高抵抗能力，也具有重要意義。

在採用氣功鍛鍊方法治療肝癌、胃癌、腸癌、肺癌以及多種形式的癌症疾病的過程中，發現氣功鍛鍊在增強患者的體質、控制癌細胞繼續生長、延長患者生存期，進而使某些經過手術治療的患者康復，起了積極而有效的作用。

腫瘤病患者可選擇 2～3 種方式鍛鍊。

氣功鍛鍊方法如下：

⑴**臥式或坐式放鬆功**。採用良性意念法，呼吸上採用自然呼吸法或深呼吸法。

⑵**高位下按式站樁 5 至 20 分鐘**。

⑶**行步練功 500 米**。或根據體力情況掌握遠近。

⑷**太極氣功十八式一套**。

⑸**床上或站式十段錦一套**。

⑹**按摩拍打功一套**。

⑺**可以參照郭林的治癌行步功法及有關方法進行練功**。

⑻**六字訣、洗髓金經**。可參照馬禮堂的功法進行鍛鍊，對症加念有關字訣，進行練功。

第十章
氣功運氣療法

氣功流傳千年，流派很多。按現在氣功界的觀點，氣功中有一個流派叫**氣功運氣療法**。運氣療法經千古錘煉，代代相傳，發揚光大，成爲醫學領域中重要的醫療手段，實踐者很多，理論研究也不少。下面分節介紹。

第一節　什麼叫運氣療法

氣功醫師通過練功運氣，從身體的某個特定穴位「內氣外放」，在不接觸患者軀體的情況下，射入病人的某些穴位，使病患得氣，並轉化爲推動患者內氣增強的一種力量。當外氣進入患者身體內部時，患者會感到酸、痳、脹、冷、熱、重壓等感覺，這在氣功學中稱爲「得氣感」。極少數病患還會有出汗、肌肉收縮等反映。病患得到外氣的幫助，體內內氣加強循環，氣機通暢，可以祛除邪氣，健康得到恢復。這就是「氣功運氣療法」。

第二節　什麼是內氣現象

「內氣」，是指在練功過程中練功者感覺到體內有一股流隨經絡運行的現象。當練功月深日久，練功者也可體會到它從小到大、由弱變強，從偶爾得之到有規律運行。這就是氣功學中的「氣機的循環」，在經絡中循環的就是**內氣**。

黃帝內經中的《素問・上古天眞論》說：「恬淡虛無，眞氣從之，精神內守，病安從來。」用現代語言講，就是：「拋棄一切雜念，眞氣就會在體內循環，意念它在體內循環的過程並控制它按自己的指揮運行，還會生病嗎？」從這一段話來看，作者顯然是一個精通氣功與醫道的修練高人。至於內氣究竟是什麼，《易經》作者指出：「精氣爲物。」很明顯，我國古代氣功大師就覺察到氣是一種物質，但它究竟是何種物質，在古代沒有先進的科學儀器，無法解釋它。

以後，古人又把氣分爲「先天氣」與「後天氣」，就是所謂「元氣」和「眞氣」。元氣即指人生下就有的腎精之氣，眞氣即指水穀轉化之氣與大自然之氣被人體吸收後轉化的營衛之氣。因爲無法用科學儀器測定，所以古人把內氣的得氣感通過感覺來證實，即用所謂酸、麻、脹、冷、熱、蟻走等內動現象來形容。

那麼內氣是怎樣產生的呢？我們認爲，是通過練功而產生的。所謂產生，是指練功者感覺到控制它的運行，並在身體內部週而復始地運行。

第三節　「內氣外放」實驗

氣功醫師經過多年練功後，內氣充足，在身體的某一部位發熱、發麻、發脹，用意後就能發放外氣。此外，氣射到病者身體的某個穴位上，患者就有感應；射到物體上，物體就會轉動；射到動物上，動物的皮膚溫度就會上升；射到液晶板，液晶板的顏色就會改變；射到螢光菌上，螢光菌的光度就增加；射到熱象儀上，熱象儀的溫度就會上升，並能拍攝下明顯的光圈；射到測試儀器上，記錄儀的指針就會上下移動。對高血壓患者發放外氣，患者血壓就會下降；貧血的患者，血象指數就會提高；胃下垂的患者，胃蠕動就會加強並產生上提現象。以上實驗的結果詳見氣功「外氣」麻醉一節。也說明「內氣外放」是有能量和物質基礎的。

第四節　「內氣外放」練功的基本方法

林厚省練功的基本方法是：

【準備活動】

⑴認眞做好關節操。（見本書第十六章）

⑵下步衝拳 100 次至 200 次左右。馬步要蹲低。參照太極氣功中馬步衝拳的架勢，但衝拳應快而有力。

【鍛練的基本方法】

⑴**深根在地**

低位下按式站樁。兩脚平行站立，內側與肩同寬，上體正直，頭頸端正，眼睛平視，唇齒相著，含胸拔背，沉肩垂肘，虛領頂勁，身體肌肉相對儘量放鬆，臀部下坐，膝關節彎曲，大腿與小腿垂直 90 度，膝關節投影不能超出脚尖。

⑵空中飛劍

其姿勢與深根在地相同。換左手握拳放在腰旁，拳心朝上，虎口朝外，右手向前伸直與肩平行，手掌成劍指式，食指、中指併攏向前指著，無名指與小指半彎曲，大拇指向前上方伸直，掌心朝內或朝下，肩部、上臂、前臂、食指、中指成一條線。

⑶龍鷹跨步

自然站立，兩臂伸直，兩手掌朝上，往上提至胸前，左手掌在上，右手掌在下。左脚開始跨步，膝關節伸直，脚面繃緊，脚尖點地，右腿彎曲，膝關節夾角約 120 度。上體保持正直，重心放在右脚；同時，右手往下拉，置放在右腰，掌心向下，掌指分開朝前像鷹爪狀向下按，右手肘關節微曲往前上方升，虎口與眼同高，掌心向右，掌指分開，朝上似鷹爪狀。眼看正前方，掌心向右下。右脚支持不住，就將重心移至左脚。右脚向前跨步，膝關節伸直，脚面繃緊，脚尖點地，左腿彎曲，成 120 度，上體仍然保持正直。與此同時，左手往後下拉，放左腰部，掌心向下，掌指分開，朝前似鷹爪狀下按，右手肘關節微曲朝前上方升，虎口與眼同高，掌心向左，掌指分開朝上似鷹爪狀，眼看正前方，掌心向左下。左脚若支持不住，就往前跨步，重複前面的動作。

呼　吸：

以自然呼吸爲主。

意　念：

採用良性意念法。

練習時間：

每天可練 1～2 次，一般在下午或晚上，每次練 20 分鐘至 60 分鐘。

【練功的注意事項】

⑴姿勢要正確，練功要堅持，身體要相對放鬆。

⑵擺好姿勢後，可以適當說話，也可聽輕鬆愉快的音樂，但身體不要亂動。

⑶採用自然呼吸法，良性意念法，不可罵人或生氣。

⑷功前先喝杯熱水，有條件的可喝牛奶、可可、豆漿。

⑸練功前的準備工作不可廢棄，練功順序是先練深根在地，每次堅持一個小時，一年後才開始做空中飛劍動作，再練習一年，做龍鷹跨步。不要急於求成。

⑹練功後擺好姿勢，順其自然，絕不要追求各種感覺。

⑺練功時發現手掌發熱，甚至全身發熱出微汗，這是好現象。如果身體發冷，就做收功動作，隔天再練。

⑻練功時間和強度要掌握，剛開始不要過猛、過急，避免過勞。練功後，膝關節酸痛是正常現象，但要注意控制運動量。如果運動量太大，會產生不良反應。

⑼開始練功時，練功時間要短些，難度也要小些，然後逐漸增大。

⑽練功後出汗，如果有條件，可洗熱水淋浴和飲熱水，若無此條件，也須休息一會兒，再洗冷水或飲冷水，以免受涼。

第五節 怎樣採氣與發放外氣

【關於採氣】

採氣一般是指採植物之氧氣，尤其是竹林和松柏之類的樹木，它們當中含有大量的空氣負離子，是人體所需的空氣維生素；大自然之氣同樣爲人體養生之所需。氣功醫師運氣爲患者治病，應掌握採氣，以補充自身的能量。

怎樣採樹木之氣？先全身放鬆，大腦安靜，以站立姿勢對著樹木，打開全身主要氣穴（勞宮、印堂、百會、膻中、神闕、氣海、命門、湧泉等），以雙手環抱大樹，或以雙手勞宮穴放鬆收之，或以印堂、百會穴放鬆收之，或以膻中、神闕、氣海等穴放鬆收之；還可放鬆百會穴，用意將樹木之氣以百會穴吸入，輸布全身，然後意想身體內濁氣從百會穴、雙腳的湧泉穴呼出。其次，在採樹木及天地之氣時，應意氣相隨，目視目標，先將自身體內之濁氣自勞宮穴呼出，與樹木之氣相接，然後再吸氣、採氣，由勞宮穴吸入至下丹田。如此吐故納新，通過訓練，久之將感到一股清新之氣從百會、勞宮等穴吸入，沿手足三陰經、三陽經而至下丹田，並有溫暖舒適之感。採完後還要收功，即將雙手手指合攏據固，呼氣吸氣至下丹田，靜養片刻。

怎樣收太陽、月亮、大地山水之氣？一般可取站立姿勢，全身放鬆，大腦安靜，兩眼垂簾，兩手下垂，以印堂或百會穴收之，或做膻中開闔動作。吸氣時，兩手向側平伸，手心向上，打開勞宮、膻中、百會、印堂等穴位，意氣相隨，用意將天地之氣從勞宮穴吸入，經膻中至下丹田；呼氣時，意念體內之濁氣從勞宮或湧泉穴呼出。這樣使人與天地之氣相接，便可收到天地之精氣了。

【怎樣發放外氣】

⑴用意運氣放氣法

以站樁姿勢，以意將全身之內氣運於手指或手上勞宮穴放出，對方即有得氣感。

⑵放鬆運氣放氣法

以站立姿勢，全身放鬆，大腦安靜，意念集中，意氣相隨，意想腹部丹田之氣，運氣至手指或手上勞宮穴放出，對方即有得氣之感。

⑶自然運氣放氣法

訓練有素的氣功師，雙手勞宮穴之氣很旺，無需運丹田之氣，意到氣到，只要將穴位對準，對患者放氣，對方即有得氣之感。

此外，修練進入高深境界的氣功師，百會、印堂、膻中、下丹田穴位都能發放外氣。只要氣功師靜坐下來，以意導引運氣，意到氣到，在他的周圍就會產生較大的電磁場，發出較強的電磁波信息，便可作用於患者，起到某種治療作用。這種方法亦即古人所稱的「布氣法」。

第六節　幾種運氣療法的手法

【補氣法】

補氣法適用於虛症，體畏寒，腿酸腰痛，神乏，心悸，健忘，失眠，氣短，盜汗，遺精。這些患者是因爲元精耗損，正氣不足，故寒氣較盛。氣功醫師運氣於勞宮穴，探測有關臟腑的位置，直接對該部位放氣，進行補氣治療。虛症多取該臟腑的陽經補氣；心氣虛者，選背部心腧穴；肺氣虛者，選用背部肺腧或大椎穴等。

【破氣法】

破氣法適用於實症，邪氣內侵，引起疼痛、脹悶、憋氣，屬實症。氣功師運氣於手，探測病灶，手上有痲、熱、涼感，即爲病者病灶處。氣功醫師可將手指收攏，呈攏火罐狀吸患者病灶，意念將患者體內邪氣吸出。不久，感到患者的內邪被吸出後，即將五指併攏，意念將邪氣予以破壞。外邪內侵不深者，一次可見效。

【理氣法】

肝氣鬱結，七情內傷，引起氣不達條之症，理氣法適用。一般胸悶，腹脹納呆，頭眩暈，血壓升高等症狀，多數是因爲氣機不順、經絡不通暢，所以應用理氣法理氣行氣，疏通經絡來治療。

理氣法大致分成兩種：

一是整體理氣法。把氣運於雙手，從病者左右兩側沿膽經與手三陽經經頭部太陽穴向兩側發氣至雙肩、雙臂、雙手，然後再用雙手對著病患頭面部印堂穴沿胃經而下，發氣至胸腹、雙腿脚，再傳到患者背後，對著他的後枕，發氣向下，自風池至背部膀胱徑而下，經胸背、腰髖至雙腿脚。

二是局部理氣法。如頭痛病人，氣功醫師可運氣於手，對病人頭部自上而下發氣，導引其理氣，使其氣往下降，以疏通其頭部經絡的氣血，使之通暢；又如脘腹疼痛者，氣功醫師直接發氣於病人的疼痛部位，用手自上而下，再左右運轉發氣，以疏通其脘腹部經絡的氣血。一般經過幾次治療就可見效。有的病人比較敏感，治療時有得氣感，如感蟻走於體內；有的則有溫熱、脹、重壓、肌肉跳動之感；還有的會感到清涼舒適——這些都是好現象。

第七節　忠　告

發放外氣是建立在功底深厚、精通醫道的基礎之上的，若要用氣爲人治病，本人必須是經過多年的氣功鍛鍊，訓練有素，能發能收，能耗能採，並具備醫學基礎知識、專業知識的氣功醫師。目前，由於外氣發放對氣功師的能量消耗較大，所以只能作爲臨床實踐和科學實驗，還不能推而廣之。如病人需接受氣功運氣療法，可根據實際情況，採用氣功信息治療儀治療，型號爲 QX－2 型氣功信息治療儀，該機爲中國大陸國家級鑒定，獲重大科技成果獎之正規產品。應當注意某些唯利是圖的人藉發放外氣治病而招搖撞騙，如果輕信，病患很可能上當。

第八節　運氣療法的注意事項

(1)氣功醫師在對病人進行運氣治療時，宜心靜意定，意氣相隨，以意運氣於手，才可運用於治病。

(2)氣功醫師進行運氣治病後，病人的病理信息很可能傳入氣功醫師手上乃至體內，所以，每次爲病人進行運氣療法之後，應及時將病人的病理信息（即病氣）從自身中排除出去。排除的方法是在空氣新鮮的草地上或林子裡，自然站立，兩手下垂，以意念帶動氣機，將病氣從體內排出（此時呼氣）。一般從雙手指、雙腳趾中排出，等感到病氣的寒冷呼出排泄後即可收功。

(3)進行運氣療法前，病人的配合很重要，氣功醫師應引導病人大腦安靜，全身放鬆，待病人平靜心氣後，醫者再行施功，病者得氣，病者外氣帶動病者內氣疏通經絡氣血，不斷排除邪氣，達到治療的預期效果。

(4)進行運氣療法，不是每個人都能適應，有個別病人可能產生排斥，出現頭暈、胸悶、出冷汗等種種現象。這無大礙，不必驚慌。此時，應囑咐病人躺下休息片刻，並喝些熱糖水，就可以恢復了。

(5)氣功醫師在採用外氣治療後，必須當即喝一杯熱牛奶等食物，補充身體所需的能量，並將手浸在熱水之中，片刻後擦乾，即感舒服。

(6)功底不深的氣功醫師不宜急於做運氣治療，以免防礙自己的身體。

第九節　運氣療法的臨床實踐

(1)一姓李的男患者，年齡 42 歲，因馬尾神經損傷，造成雙下肢截癱，大小便失禁。病員接受運氣療法之後，有了明顯變化。氣功醫師用掌心勞宮穴對準臥床病人的關元穴位，在離病人穴位 30 多厘米處發功，病人感受到「外氣」的效應，就出現有節奏的規律性臂部間歇騰空而起和下落，雙腿外翻，全身不停地抖動。經過長達 8 個月的治療，奇蹟出現了，患者不僅大小便得到基本控制，而且可以丟掉兩根拐杖獨自走路，目前更可在操場上打籃球了。

(2)一姓李的女性病人，年齡 45 歲，因外傷，第一腰椎壓縮性骨折達 2 ／ 3，本人臥床不起。氣功醫師針對這個情況，在床底下發功。氣功師將手伸進床底，用掌心勞宮穴向上對準該病人的腰陽關穴位，在距離此穴位 40 厘米遠處發放「外氣」。頓時，病人鼻尖出汗，全身發熱，局部肌肉出現節律性抽動現象。經過近 10 天的運氣療法，病人康復出院了。

(3)男性患者胡××，年齡 28 歲，在一次兩船相撞中引起第一腰椎壓縮性骨折，造成雙下肢截癱，大小便失禁。雖然經過中西醫結合治療 3 年多，病情有所好轉，但仍需要拄著雙拐，讓人扶著才能站立。後來，患者接受氣功運氣治療，氣功醫師的食、中指離患者的環跳穴 10 厘米之距離發功，病人感受到「外氣」之效應後，臀大肌就出現了節律性的收縮。經過 3 個多月的治療，患者能夠丟掉雙拐自行走路了，大小便失禁基本得到控制。目前，生活可以自理了。

(4)一男性兒童姓陸，接受運氣療法時年僅 3 歲。醫院診斷為小兒痲痺症，左腿肌肉萎縮，失去活動能力，不能站立。經過「外氣」治療半年左右，即能自行走路，並能做跳躍動作了。

(5)女姓楊××，罹患甲狀腺腫瘤。經醫院檢查，腫瘤已經擴至 5.5 厘米×6 厘米。經氣功運氣治療 5 天 4 次，腫瘤全部消失。

第十節　氣功運氣療法的理論基礎

通過前面有關的章節，我們可以了解到氣功使人健康的原因。氣功祛病延年的效果建立在中醫的理論基礎之上。但它有別於中醫學的一個重要表現就在於不用藥物，而是通過自身的鍛鍊，使體內元氣與眞氣充分發揮；即通過發揮人體的自身潛能來達到祛病延年之願望。人們由於不了解內部的生理機能，或者不知道怎樣保護這些生理機能，更有的不知道怎樣才能有效增強這些生理機能，避免外邪入侵，才導致患上各種慢性病；一旦發病，才重視起來，求醫覓藥。其實，人體本身就有一種祛病能力，關鍵在於平時的養生。

如果希望生命得到延續，身體百病不生，就必須重視養生，而養生的首要條件是應當知道怎樣才能養生。氣功的存在、發展，繼而被人們重視的原因，就在於它對養生的有效性、可靠性與簡便可行性。我們知道，人的臟腑各司其職，筋、骨、皮各有作用。人們從中醫法則中得知，看一個人的面色、舌苔，論一個人的脈，觀一個人的精神狀態，便可察覺人體內部的各種變化。這就是中醫的精妙所在。

養生在於規律地生活，七情有而不能旺過頭。一般情況下，身體內部陰陽平衡，六淫不能侵入。但是，當外來因素侵入時，人的抵抗力僅有這些是不夠的。大自然無奇不有，人的生理機能有時因某些方面暫時有不平衡現象，外邪便會乘隙而入，進而致病生患。而氣功就是使人的各種生理機能充分得到發揮，並能用自己的意識控制和調節人體不平衡的一種人體生命科學。它通過精、氣、神的鍛鍊，使人的整體得到保護和加強。由於氣功能使人保持平衡，因而人體內各生理機能可以穩定地發揮其效益。所以，爲正常的生活提供了可靠的保證，也就是人的整個生活過程進入有序化。

一般老弱病殘者，生命內部的生理機能不是衰弱了，就是被破壞了平衡。我們知道，生理機能老化、衰弱，也就預示著人的整體平衡狀態即將消失，人作爲生命實體將走向衰亡。由於自身的生理機能缺少鍛鍊而被外邪致病，使生理機能不平衡，同樣也是一個危險的信號。所以，用氣功學的觀點來說，必須通過自身有意識的鍛鍊，使生命之氣沿著自己的想像（有科學根據的想像），與大自然的規律一致而運行。氣是維持人體生命活動的一種基本物質，必須重視它。

那麼，「內氣外放」又是怎麼一回事？

通過先進的科學儀器進行觀測，已初步證明，氣是某種紅外、靜電、磁和某種流體，也就是一種物質。因此，氣功師之所以能「內氣外放」，正是由於練功者本人訓練有素，使其組織細胞電活動有序化程度增高，電磁場、信息較強；功夫越深，信息越強。所謂「滿則溢」，就是這個道理吧。反之，患者因陰陽不平衡，其細胞電活動的有序化程度就越差，加上沒有進行有意識地鍛鍊，因而不能控制自身的生理機制。氣功師的「內氣外放」，可能具有「較強的電磁波信息」，引起患者的「信息共振」，被患者吸收，使患者的組織細胞電活動由無序化向有序化轉化，從而調整患者機體的內在不平衡狀態，使之趨向平衡。這就是氣功運氣療法之所以能治療某些疾病的理論基礎。希望有志於氣功事業的同道和氣功愛好者、科學工作者共同來探討，向更深、更廣度探求。

在科學實驗和臨床實踐中，大量的事實證明了氣功的有效性，對氣功的物質性探測，也證實了它的可靠性。那麼，它的可行性在哪兒？我們認爲，氣功作爲一種祛病防病的雙效保健運動，易於爲人們掌握，易於使人們從中得到到益處，簡單方便，不受場地、經濟條件限制，也不受地區限制，所以它的可行性是顯而易見的。無論男女老幼，均可掌握；老弱病殘，更是受益頗多。對醫學工作者來說，可以作爲獨立的治療手段，也可以作爲中西醫的輔助治療，更可以通過氣功鍛鍊和對運氣療法的實踐與科研，了解人體生命科學的奧秘，爲已掌握的中西醫學更深更簡便的研究提供有價值的科學依據。所以，認識氣功及氣功療法、氣功運氣療法，了解它，研究它，實踐它，具有很大的益處。可以這樣說，隨著物質生活的提高與精神生活的豐富，人們將日甚一日地重視養生，而氣功作爲養生手段，將更加爲人所重視。從廣義上來說也是如此，在武術、體育、書法等方面，在醫療上，處處有它的存在。隨著對氣功學研究的廣泛開展，運氣療法必將成爲醫療事業中的一個重要方面，被廣泛採用和推廣。我們期待著它更好地爲人類造福。

第十一章
氣功外氣麻醉

氣功「外氣」麻醉是氣功醫師不接觸病者的軀體，將「外氣」輸入病者的某個穴位上，不注射任何麻醉藥，達到使病人在外科手術中止痛和麻醉的目的。

從 1980 年 5 月開始到 1987 年 11 月，我們先後與上海市第八人民醫院，上海中醫學院附屬曙光醫院、龍華醫院，上海醫科大學附屬中山醫院、眼耳鼻喉科醫院，安徽省合肥市第一人民醫院，廣州中醫學院附屬醫院協作，做了 34 例氣功麻醉下甲狀腺瘤腺葉切除和舌甲囊腫手術，都獲得了成功。參照全中國大陸針麻會議的評級標準，34 例中，1 級 17 例，2 級 14 例，3 級 3 例，優良占 91.1%。這一結果與全大陸針麻甲狀腺手術評定效果基本一致。病人術中血壓、脈率、呼吸基本平穩，術後隨訪，未發現不良反應。

氣功外氣麻醉是在氣功運氣療法的基礎上進行，氣功外氣的物質性及止痛效果給氣功麻醉提供了依據，並在針麻臨床實踐的啓發下進行了氣功外氣麻醉。

第一節 氣功外氣麻醉傳統理論探索

氣功麻醉（簡稱「氣麻」）是一種通過氣功師發放「外氣」（古代稱爲布氣），使病人達到麻醉的新穎麻醉方法。它具有無損傷、無副作用等優點。手術疼痛是指手術創傷的刺激引起的疼痛。《索向舉痛論》對手術創傷疼痛造成的原因早有論述，認爲是脈絡破裂，「寒氣入侵，泣而不行……客於脈中則氣不通。」說明手術創傷引起寒氣入侵，經脈受損，氣血凝滯，阻塞經絡，故造成疼痛。中國醫學還認爲：「氣是血之帥，血是氣之母，氣血通則百病自愈。」「不通則痛，痛者不通。」在甲狀腺切除手術中，爲了鎮痛，採用「外氣」輸入病人體內，通過病人大小周天的運行，加強病人的內氣，疏通經絡，調和氣血而達到鎮痛的目的。

鎮痛是「外氣」的主要作用之一，具有悠久的歷史和廣泛的臨床基礎。近年來，許多學者對這種鎮痛作用的臨床與機理做了不少研究。有人測量了接受「外氣」治療的病人在治療前、後痛閾的變化，發現經外氣治療後的病人，其痛閾普遍提高，較客觀地反應了外氣的鎮痛作用；同時還發現痛閾的提高不僅出現在接受外氣治療的局部，也見於軀體的其他部位，是一種全身性反應，並有一定的後效應。

氣功麻醉係外氣從病者的印堂穴輸入，抵達上丹田泥丸宮。傳統氣功認爲，泥丸宮爲藏神之府。中醫所說的神，是指人體生命活動現象的總稱，包括思想意念活動和內在臟腑精氣的外在表現，所以在傳統氣功強調的內煉精、氣、神來說，神亦占主導地位。正如明朝張景岳在《類經》中所指出的：「雖神由精氣而生，然所以統馭精氣，而為運用之主者，則又在吾心之神。」因此，外氣通過能影響元神的直接渠道，有效地激發了元神的種種潛能，包括對痛覺的保護反應，從而產生了有效的鎮痛作用。

第二節　氣功麻醉外氣測試的實驗概況

【紅外儀器實驗】

中國科學院上海原子核研究所顧涵森採用紅外低溫測溫儀，對準林厚省之右手勞宮穴位，在距離接收探頭 1 米處收到了林在運氣發功時發出的紅外輻射，其調製信號具有特異性。林在「運氣」舒服時，遠紅外的調製深度達 80%，而頻率較低，最低僅為 0.05 次／秒；憋氣時，紅外調製深度小於 10%，而頻率較高，最低為 0.3 次／秒；當快要發完時，調製深度在 30%左右，頻率最低為 0.17 次／秒。推拿醫生調製深度達 15%左右；一般人調製深度小於 10%。這就說明，林的紅外輻射具有特異性，也證明氣功「外氣」具有物質性。

【痛閾實驗】

中國科學院北京心理學研究所王極盛對林厚省發放外氣治療 29 例病人進行了鎮痛測試。每個病人在接受外氣前及治療 10 分鐘時，分別在上肢、胸部、下肢的固定點上用彈簧壓力測痛器進行痛閾測定。從測試情況看，發放「外氣」具有顯著的鎮痛作用。29 個病人的 89 個測痛點，發放「外氣」前痛閾平均數是 111.15 克，發放外氣 10 分鐘時的痛閾平均數是 160.22 克，發放外氣使痛閾提高 44.15%，在統計學上達到非常顯著的水平，說明發放「外氣」具有顯著的鎮痛作用。王極盛等把氣功「外氣」鎮痛與針刺鎮痛、激光鎮痛的研究結果對比，發現三者的鎮痛效果基本相同。

【動物實驗】

⑴上海市氣功研究所林雅谷、鄭榮蓉測試到林厚省勞宮穴發放的外氣離兔子 10 厘米遠，作用於兔子的一定穴位上，兔子接收這種「外氣」後，細胞電泳明顯變化（後效應達 24 小時），鼻溫上升 3°C左右。這說明氣功外氣雖看不見摸不著，但具有一定的能量。

⑵貴州中醫學院氣功教研組和生理教研組對林厚省勞宮穴發放的「外氣」作用在大白鼠上加以測試，大白鼠的痛閾明顯提高。

【液晶實驗】

中國科學院生物物理研究所張友吉、葉梓栓等人測試到林厚省勞宮穴發放的「外氣」離液晶板一尺遠，使黑色的液晶變成藍色。這就說明，「外氣」具有一定的能量。

【螢光菌實驗】

中國科學院微生物研究所測試林厚省手掌發放「外氣」，離螢光菌實驗瓶 15 厘米處，外氣作用於螢光菌，立即使螢光菌發光程度提高 68%，說明螢光菌得到氣功「外氣」的能量後，才增加發光度。

【熱象儀實驗】

上海瑞金醫院高血壓研究所王崇行等人採用熱象儀測試林厚省的手掌發放「外氣」。距離 1 米處，熱象儀攝影顯示林厚省勞宮穴皮膚溫度上升 2.8°C，勞宮穴並有明顯的光圈。這說明「外氣」具有一定的熱量。

【臨床實驗】

林厚省採用「外氣」爲某空軍政治部主任治療胃癌疼痛時，由於外氣的作用而立即使疼痛緩解。林厚省用「外氣」離體半米遠爲北京某醫院一位醫生治療痛經時，3 分鐘後，疼痛就有明顯緩解。這說明氣功「外氣」具有止痛效果。另外，爲上海某中學老師治療精神分裂症時，當時用外氣離患處半米處，治療 5 分鐘，就使他坐在凳子上睡覺了。這說明「外氣」也有安眠作用。

以上的實驗表明，氣功「外氣」具有一定的物質性和鎮靜作用，在針刺麻醉臨床實踐的啓發下，並在有關醫院醫生和科研人員的配合下，開始用「外氣」麻醉進行甲狀腺瘤腺葉切除和舌甲囊腫切除，獲得初步成功。

第三節　氣功外氣麻醉第一例

1980 年 5 月 9 日上午，在上海市第八人民醫院手術室做了第一例「氣麻」手術，爲一位病人摘除甲狀腺腫瘤。術前病人緊張，血壓升高，手足冰涼。當醫務人員在他脚上注射鹽水時，病人不斷叫痛。這時氣功師在病人面部穴位上發放「外氣」，數分鐘後，病人鎮定下來。20 分鐘後，外科主治醫師毛觀養下刀切皮，切口達 8～10 厘米，病人面部表情坦然，血壓平穩，並無痛感，更無叫痛。在兩小時的手術中，僅喉部偶感不適，縫皮時也基本不痛。第一例「氣麻」的成功，給以後「氣麻」手術增強了信心，奠定了基礎。

第四節　氣功外氣麻醉的臨床總結

【一般資料】

34 例病人，分別來自上海市第八人民醫院、中山醫院、眼耳鼻喉科醫院、龍華醫院、曙光醫院，合肥市第一人民醫院及廣州中醫學院附屬醫院。其中女性 28 例，男性 6 例；最大年齡 69 歲，最小 14 歲，平均 36.7 歲；病種有甲狀腺腫瘤 28 例（其中包括囊腫 3 例），舌甲囊腫 6 例。所有病人均爲自願接受氣功麻醉者。

【麻醉方法】

34 例手術均由林厚省施行麻醉。待病人消毒、鋪巾以後，氣功師在病人頭部，以劍指向病人「印堂」穴發放外氣，進行誘導麻醉，誘導時間一般爲 2～5 分鐘。待病人進入「麻醉狀態」，即開始手術。手術過程中，氣功師仍用劍指或改用手掌「勞宮」穴繼續向病人發放外氣，直至手術結束。氣功師在放氣麻醉過程中，始終不接觸病人軀體，其距離保持在 2～100 厘米不等（一般爲 30 厘米左右）。

34 例中有 19 例完全不用任何基礎麻醉藥物，其中 4 例配合應用 QX－II 型氣功信息治療儀，其輸出信號取自林厚省發放的「外氣」信號(4)；其餘 15 例，6 例術前肌注哌替啶 50 mg，2 例在術中加用哌替啶，2 例局部注射普魯卡因，5 例用小劑量的芬太尼、氟哌啶等。所有術前、術中使用的藥物及其劑量，都在全中國大陸針麻甲狀腺手術評定標準的允許範圍以內。(詳見表 1、表 2 所示)

〈表1〉19例病人術前、術中未用輔助藥統計及評級

序　號	姓　名	術前術中用藥	評　級
1	張××	無	II
2	倪××	無	II
3	黃××	無	I
4	陸××	無	I
5	顧××	無	I
6	瞿××	無	II
7	陸××	無	I
8	施××	無	I
9	趙××	無	II
10	朱××	無	II
11	徐××	無	II
12	郁××	無	II
13	董××	無	II
14	王××	無	I
15	殷××	無	I
16	蔡××	無	I
17	戴××	無	I
18	姚××	無	I
19	郁××	無	II

〈表2〉15例病人術前、術中輔助用藥統計及評級

序號	姓名	術前用藥	術中用藥	評級
1	周××	哌替啶50mg		I
2	陶××	哌替啶50mg 1%普魯卡因5mℓ		III
3	顧××	哌替啶50mg		I
4	陳××		哌替啶50mg	I
5	杜××		哌替啶50mg	II
6	朱××	哌替啶50mg		I
7	楊××		1%普魯卡因6mℓ	III
8	黃××	哌替啶50mg		I
9	徐××		芬太尼0.125mg 氟哌啶2mg	II
10	薛××		地塞米松5mg	I
11	虞××		哌替啶12.5mg，芬太尼0.1mg，氟哌啶6mg	III
12	金××		芬太尼0.1mg，氟哌啶6mg	II
13	丁××		芬太尼0.125mg，氟哌啶6.25mg	II
14	朱××		芬太尼0.025mg，氟哌啶2mg	I
15	楊××		芬太尼0.125mg，氟哌啶6mg	II

【麻醉效果】

參照全中國大陸針麻協作組制定的針麻甲狀腺手術評定標準，綜合病人的術中表現、輔助用藥及手術進展等情況，採用四級評定制（詳見表 3 所示）。其中 I 級爲優，II 級爲良，III 級尚可，IV 級爲失敗。（I 級＋II 級＝優良；I 級＋II 級＋III 級＝成功）

按上述標準綜合評定，34 例全部獲得成功，成功率爲 100%，其中 I 級 17 例（占 50%），II 級 14 例（占 41.2%），III 級 3 例（占 8.8%），優良率爲 91.1%（見表 4 所示）。34 例中，19 例未用任何基礎麻醉藥，占 55.8%，都獲得優良級（I 級 10 例，II 級 9 例）。而且各個醫院的效果其本一致。這一結果與全大陸針麻甲狀腺手術的效果基本相同。

第五節　氣功外氣麻醉的實驗研究

氣功麻醉病人術中血壓、脈率的波動

氣功麻醉病人在手術過程中，血壓、脈率的變化基本平穩，波動幅度大致和針麻病人相似。

對 34 例中的全部 22 例甲狀腺腫瘤病例的血壓、脈率進行了統計分析，並隨機選擇病情相似的針麻病例（曙光醫院 1981 年針麻病例）進行比較（詳見表 5 所示）。表中表明血壓、脈率的波動幅度在氣麻病人與針麻病人之間無明顯差異。

病人血漿內、腦啡肽（L—EK）含量的變化

血漿 L—EK 是一種可能來源於垂體的嗎啡樣物質，已有許多實驗發現它可能參與痛覺的調制作用。我們先後對 7

〈表3〉 氣麻效果的評定標準

級別	評定標準
Ⅰ級	病人表現基本不痛，安靜，手術順利完成，2小時內僅用一次輔助藥。(哌替啶1mg／kg體重以內)
Ⅱ級	術中偶訴疼痛，或有疼痛表現，尚安靜，不影響手術進行，術中用藥不超過哌替啶1～2mg／kg體重。
Ⅲ級	術中疼痛較明顯，加輔助藥後疼痛減輕，尚能完成手術。術中用藥不超過哌替啶2～2.5mg／kg體重。
Ⅳ級	術中疼痛較明顯，加用輔助藥後仍需改用其他麻醉方法，方能完成手術。

〈表4〉 34例氣麻手術的效果統計

級別	例數	性別		平均年齡	臨床診斷	
	(%)	男	女		甲狀腺腺瘤(囊腫)	舌甲囊腫
Ⅰ	17(50%)	3	14	39.1	14	3
Ⅱ	14(41.2%)	3	11	38.1	12	2
Ⅲ	3(8.8%)		3	23.7	2	1
合計	34(100%)	6	28	36.8	28	6

〈表5〉 氣麻、針麻病人術中血壓、脈率的波動比較

	收縮壓(mmHg)			舒張壓(mmHg)			脈率(次／分)		
	最高	最低	1d1	最高	最低	1d1	最快	最慢	d
氣麻組	137.82	119.59	25.05	93.27	78.55	14.68	91.41	75.68	15.73
(n=22)	±31.39	±11.92	±8.23	±10.02	±10.03	±7.83	±17.42	±15.90	±7.88
針麻組	152.17	131.04	21.30	97.39	83.57	13.74	103.43	87.35	19.57
(n=23)	±15.65	±12.83	±11.92	±5.70	±4.67	±5.89	±15.37	±17.07	±9.44
P′	＞0.05	＜0.01	＞0.1	＞0.1	＜0.05	＞0.1	＜0.05	＜0.05	＞0.05

(表中最高、最低分別指麻醉紀錄中的最高一點與最低一點。各值均爲X±SD)

例氣麻病人，分別測定了麻醉前後血中 L—EK 的含量，初步發現，麻醉後，L—EK 明顯升高。

取血時間：6 例均於氣麻前及手術中各靜脈取血約 5 ml（兩次相隔時間約 1.5 小時）；1 例分別在氣麻誘導前後取血（相隔約 20 分鐘）。L—EK 的測定用邱喜盛等的放射免疫分析法。每次取血後，立即置於含有 EOTA、抑肽酶、桿菌肽、二巰基丙醇的抗凝管中，當場離心，取血漿以 1 N 鹽酸酸化。酸化後的血漿用 XAD—4 樹脂吸附，甲醇洗脫，眞空乾燥後做測定（L—EK 放免藥盒由上海市高血壓研究所提供）。

測定結果表明，氣麻後，血漿 L—EK 含量明顯升高（平均達 51.9%）（詳見表 6 所示），提示 L—EK 等內源性嗎啡樣物質可能是參與氣功麻醉過程的要要物質之一。

氣功麻醉對外周血 NK 細胞的影響

自然殺傷 NK 細胞是體內重要的免疫活性細胞，NK 細胞的活性在一定程度上能反應機體的免疫狀態。據報導，藥物麻醉後，病人外周血 NK 細胞活性降低。這說明，麻醉藥物對免疫系統有一定的抑制作用。

爲研究氣功麻醉可能存在的損傷與副作用，我們測定了 4 例氣功麻醉病人的 NK 細胞活性，並與條件相似的藥麻病人做了比較，初步發現，氣功麻醉病人在麻醉（手術）過程中，NK 細胞的活性不但不降低，而且有所上升，與藥物麻醉時的情況正好相反。被測定的氣麻與藥麻病人，分別於手術（麻醉）前及手術中二次靜脈取血（兩次相隔約 1.5 小時）分離的細胞後測定 NK 活性。測定方法使用王球達等的同位素「標記釋放法」（即用^{131}I-udR），測定全部升高（平均升高了

〈表6〉氣功麻醉後病人血L-EK的測定

序號	姓名	性別	年齡	氣麻前	氣麻後	升　高 (%)
1	倪××	女	27	80	150	70(88)
2	黃××	女	31	30	60	30(100)
3	楊××	女	35	87.6	114.2	26.6(30)
4	楊××	男	65	86.3	102.5	16.2(19)
5	金××	女	29	67.5	96.3	28.8(42)
6	殷××	男	50	82.5	131.3	48.8(59)
7	丁××	女	35	125	156.3	31.3(25)
	平均		38.9	79.8	115.8	36.0(51.9)

(L-EK：pg／ml血漿)

〈表7〉氣麻、藥麻病人NK細胞活性比較

氣麻組				藥麻組			
姓名	術前	術中	d(%)	姓名	術前	術中	d(%)
虞××	22.8	41.1	+18.3(80.3)	樂××	22.8	7.3	−15.5(68.0)
金××	51.1	59.4	+8.3(16.2)	王××	46.6	39.2	−6.9(15.0)
殷××	15.4	43.2	+27.8(180.5)	管××	26.5	19.8	−6.7(29.3)
丁××	32.9	71.6	+38.7(117.6)	楊××	23.2	16.9	−6.3(27.2)
平均	30.6	53.8	+23.3(98.7)		29.7	20.8	−8.9(33.9)

〔NK細胞活性：^{131}I-udR釋放率(%)〕

98.7%），表明藥麻病人全部降低（平均降低 33.9%），兩組差異非常明顯（詳見 7 所示）。同時說明氣麻具有無副作用、無損傷的優點。這對於預防病人的術後併發症及加速切口癒合，促進康復等都具有積極的意義。

氣功麻醉前後氣功醫師 TAP 能量含量的測試

由上海市氣功研究所生化研究室王正昌、黃鍵等在 3 例氣麻手術前後測定氣功醫師的 ATP 能量，表明氣功醫師在氣麻時，體內 ATP 含量明顯下降。提示氣麻時，對氣功醫師來說，是一個很大的耗能過程。

實驗方法：

⑴實驗組在林厚省氣麻完畢即刻採血測定 ATP 含量，作爲氣麻時的 ATP 量；休息半小時後再次採血，觀察 ATP 濃度的上升情況。

⑵對照一組，在林厚省發放外氣治病時，分別在放氣前、放氣（約 20 秒）後即刻以及休息半小時後即刻測得的 ATP 含量較其他兩次低。

⑶對照二組，即在正常生理狀態下，採血 3 次，每次間隔半小時，結果 3 次量大致相同。

第六節　討　論

氣功「外氣」的物質性

從氣功外氣的紅外實驗、動物實驗、細菌實驗 ATP 含量測定，以及臨床實驗等都初步證明了氣功「外氣」具有一定的物質基礎，並與能量代謝密切相關。當然，「外氣」的物質相當複雜，有待進一步探索。

氣功「外氣」的鎮痛作用

從病者和動物的痛閾試驗，腦啡肽測定，初步表明了氣功「外氣」具有鎮痛的效果。

氣功麻醉的中醫理論依據

氣功「外氣」麻醉是根據古代「布氣」的記載，並根據中醫的氣血理論。

①手術創傷造成疼痛的原因是經絡破壞，寒氣入侵，經脈受損，氣血凝滯，阻塞經絡，故不通則痛。輸入外氣來疏通經絡，推動氣血流通，故通者不痛。

②由於外氣從病人印堂穴輸入而抵達上丹田泥丸宮——傳統氣功認爲，泥丸宮爲藏神之府——因此外氣通過能影響元神的直接渠道，有效地激發了元神的種種潛能，包括對病覺的保護反應，從而產生了有效的鎮痛作用。

對氣麻的評價

從對 34 例氣麻下切除甲狀腺瘤腺葉和舌甲囊腫的研究中，我們感到氣麻是一種安全、簡便、有效的麻醉新方法，麻醉效果良好，是繼藥麻、針麻之後，繼承、發揚中國醫學遺產的又一成果。

氣麻的優缺點

優點：34 例臨床觀察，氣麻與針麻的優點有相似處：

①方法簡便。

②無藥物麻醉的副作用。

③術後疼痛反應輕，體力恢復快，切口癒合好。另外，氣麻還爲無創傷麻醉提供了依據，爲中醫基礎理論及人體科學的研究開闢了一項新的課題。

缺點：氣痲與針痲也有相似之處。

①氣痲還存在鎮痛不全的現象。手術中，我們觀察到，當手術切口進行電凝止血時，甲狀腺腺葉切除在游離解剖甲狀腺上極，結紮甲狀腺上動脈時，以及舌甲囊腫手術在切除部分舌骨時，因手術刺激較大，部分病人仍有痛感或牽拉不適感，因此氣痲與針痲比較同樣存在著鎮痛不全、牽拉不適反應等問題，有待今後提高和進一步研究。

②痲醉效果不夠穩定，效果好壞與四個因素有關：

(a)與氣功醫師的身體好壞和情緒高低有關。

(b)與病人的個體差異有關。

(c)與環境的干擾因素有關。

(d)與手術醫生的技術高低和熟練程度也有關係。

③人工氣功痲醉與氣功師身體狀況有關，所以應注意採用仿生方法，即採用氣功信息治療儀，以利推廣。

結　語

通過氣痲下切除甲狀腺瘤腺葉和舌甲囊腫的 34 例做階段性總結，可以認爲氣痲是一種簡便有效的痲醉方法。氣痲手術的成功，其意義不僅是多了一種新的痲醉方法，更主要是隨著對氣痲機理的逐步闡明，勢必對整個中醫基礎理論和生命科學研究產生很大的促進作用。如何提高氣痲的鎮痛效果，尋找新的有效穴位，闡明機理，擴大應用範圍，以氣功儀器代替氣功醫師發功等，均是值得今後深入研究的。

第十二章 氣功與特異功能

第一節　著名科學家論特異功能

近年來,《自然雜誌》編輯部陸續登載了一些有關人體特異功能科學的探討文章，各種報紙也經常登載一些這方面的新聞報導，引起了科學界的極大興趣和重視。著名的科學家錢學森教授認爲，中醫、氣功和特異功能都是發揮人體潛力的一門科學，它屬於生命科學的範疇，並表示將積極支持這項科學研究。著名的生物物理學家貝時璋教授親臨指導特異功能的測試工作，肯定了特異功能的眞實性，並指出：人類對於未知領域就是應該勇敢地去探索。著名的心理學家潘菽指出：心理學要研究人體的特異功能。此後，大陸中國科學院物理研究所、原子能研究所、軍事醫學科學研究院等科研單位的一些科學工作者都親臨現場，對特異功能進行測試和探索。目前大陸各地對特異功能測試和探討工作進展較快，取得的成果也令人鼓舞。特異功能不再是神奇、不可思議、故弄玄虛的現象，而成了被廣泛承認並不斷加以證實的一門「人體潛能充分發揮」的科學。

自從四川省唐×用耳朵識字的消息在報紙上發表之後，各地有關青少年用耳朵識字的報導日益增多。上海《自然雜誌》編輯部同有關科研人員一起，用比較嚴格的方法，證明了耳朵識字的眞實性，並於 1979 年 2 月在上海主持召開的「人體特異功能科學討論會」上，把「耳朵識字」這類現象正式定名爲「特異功能」。

第二節　特異功能的眞實性、多樣性

特異功能的眞實性已經在試驗中被科學所證明。原來，簡單地把紙條放在手上、腋下或者耳朵旁進行辨認；現在發展到把眼睛蒙上，進行辨認，甚至將寫好的字條放入密封的信封裡，或將寫好的字條捲起來放在密封的玻璃小管內，也能進行辨認。更精采的是河北省 16 歲的于××，在上海開會期間做了一個難度較大的試驗。1980 年 2 月 8 日晚上，負責實驗的人將儲存在鉛罐中的物品讓其辨認。這種鉛罐重 20 公斤，是專門用來儲存放射性元素的。于××坐在床上，用雙手捂住鉛罐，精神很集中。經過 40 分鐘左右，她辨認出罐中儲存著的是一個玩具小人。接著她開始述說具體形象及顏色。她說：「這個人有頭，伸著兩隻手，有兩條腿，蹺著兩隻小脚丫；頭是紅色的，身子是藍色的，脚旁還有個圓圈。」主試人當衆打開鉛罐，讓大家看試樣。大家所看到的竟和于××所描述的幾乎完全一樣。

特異功能不僅被事實證明是科學的，還以其多樣性令人嘆服。而且，它可以進行部位上的分類。例如眼睛透視，就由中央新聞紀錄電影製片廠所證實，並被紀錄片所紀錄。紀錄片《你信不信》中有這樣一個片斷：一個農村少女正在給一位中年男子做食道檢查。姑娘就是河北的于××；中年男子是中央新聞紀錄電影製片廠的蒙族攝影師阿爾杜泌，大家都昵稱他阿爾。實驗開始了，阿爾叫于××透視一下他的食道有什麼問題。于××分不清哪兒是食道，哪兒是氣管。她用稚嫩的聲音請求阿爾叔叔往下咽一口水(如同鋇餐造影)。結果，小姑娘認出了食道，並對阿爾說：「你的食道和別人的食道有點不同。別人的食道是一條直管子，你的食道卻比別人多出一點來。」說著，她畫出了阿爾的食道，指出有問題的地方。阿爾看了她所描述的圖形，顯出非驚奇的樣子，並對于××說：「你透視的情況和醫院檢查的結果完全一樣。」阿爾說完，當即拿出他不久前在小湯山療養院拍攝的X光片給大家看。阿爾解釋說：「這叫食道憩室。」

除了眼睛透視之外，還有鼻子透視。遼寧省本溪市有一位20多歲的青年工人張××，1980年春天給一位女工捎去一封男朋友從外地寄給她的信件，無意中他把信放在鼻子上「嗅」了一下，竟把信中的稱呼與大意講出來了。這使那位女工大爲惱火，以爲張××私拆過信件。張××一再解釋這是自己也想不到的一「嗅」所意識到的，決不是私拆了信件。可是，人們根本不相信他的解釋，認爲這是荒唐的辯解。於是，有人又拿出一封信叫他「嗅」，意在揭穿他的解釋是說謊。在人群中，張××把信件「嗅」了幾下，竟然也嗅出了信的內容，使在場的人無不驚奇，於是「奇聞」不脛而走。

除了眼睛透視、鼻子透視，還有思維傳導，令人不由得不信。下面的例子又告訴人們特異功能的多樣性。

陝西省的中醫學院裡，許多教授、專業教師及學院領導對年僅 10 歲的王××（女）進行多次特異功能測試，發現和證實她不僅有耳朵識字、眼睛透視的能力，而且還有思維傳導之功能，以及隔牆認人之本領。有一次，××正在學校上課，忽然覺得自己的腦海中浮現出遠在百里之外的外祖母臥病在床，以及家人為其煎藥的情景。回家之後，她將此情此景如實地告訴媽媽。她的媽媽不但不信，還責備她胡言亂語。然而，第二天，外祖母患病的消息由寄來的信件所證實，她媽媽感到不可思議。

又如在吉林省人民政府的會議室曾舉行過一次思維傳導實驗，在場觀看的有省、市負責人和許多科學家。會議室的中央，6 個小女孩被安排在一張長凳上坐成一排，從中選出一名 11 歲、名叫于×的孩子。她被帶到室外，由一位省委負責人對她說了幾個字。她一回到室內，坐在原來的位置上，便在腦中默想這幾個字。過了 32 秒鐘到 3 分鐘的時間，5 名女孩先後舉手說：「我知道于×想什麼字啦。」原來她們已通過特異功能傳感到于×的特異功能，只是時間不同、字義卻相同，那就是于×腦中默想著的「科學家」3 字。另一個教授叫于×默想的「我們一定要勝利」7 個字，同樣被 5 個小朋友先後得到傳感而講出來。試驗獲得成功。

更為令人吃驚的是思維還能放大呢？據長春中醫學院副院長陳夷反映：廣東省湛江市 20 歲的劉×自應邀參加該院人體特異功能的研究工作之後，發現他具有「放大功能」。

劉×曾 50 次用肉眼觀察計數板上的白血球數目和位置，竟與 100 倍顯微鏡下觀察的結果基本相同。

如果說思維放大奧妙無窮，那麼分層掃描更爲奇特。在吉林省人民政府的會議室裡，也進行過這類實驗。那次的實驗叫作「穿透看書」，由一個人從提包內拿出一本書，放在小桌子上（該書是天津新蕾出版社出版的少年版《西游記》），由 3 個孩子用特異功能去「看」，指定他們「看」第 22 頁第 1 行。書當然是不打開的。對孩子也規定不能以任何部位觸摸書，只能用特異功能。過了一會兒，兩名孩子說看到了，分別說出 22 頁第 1 行是「第三回」這 3 個字。打開書一看，果眞如此。另一名孩子說她很疲勞了，只能看出第 13 頁的最後 4 個字是「冰中撈月」。打開書的 13 頁，原來是「水中撈月」。那麼，爲什麼她看成冰中撈月呢？原因可能是在水字前有一個雙引號，她把它誤作冰字辨認了。

上面曾提到過住在河北的小朋友于××的特異功能。她還參加過「殘餘信息」的實驗。有一個海關人員把 3 隻手錶放在包裡。當時包裡還有皮夾子、自動傘等物，他爲了試驗于××特異功能的多樣性，就把那些東西拿出來，然後請于××透視。于××在透視黑包時，當即指出，包裡面藏有 3 隻手錶，還可隱約看見皮夾子、自動傘等物。這則實驗證明，特異功能不僅能透視包內現存之物，還能看到曾放之物的殘餘信息。

以上介紹的種種實驗事例，主要是運用人體特異功能反映認識外部世界的情況，下面我們從另一個方面介紹人體特異功能發揮積極作用於外部世界的情況。

上海的有關科研單位、哈爾濱工業大學、昆明大學等單位積極開展「特異功能」、「特異能量」的發放之研究。具體介紹如下：

⑴**斷枝**：把完好的樹枝編成 1、2……號，讓孩子看好後到別的房間，開始意念斷枝，意念到折斷第 2 號樹枝。經過驗證，果然如此。意念第 1 號樹枝折斷，經過驗證，又是如此。

⑵**撥錶**：將手錶放在桌面上，或放入盒子裡、布袋中，通過人的思維，可使錶的指針往前走快或往後倒退。因此，有人將此現象稱爲「思維撥錶」。

⑶**開花**：將含苞欲放的小花蕾裝進密封的盒子內，以人的意念將花蕾催開，成爲鮮艷的花朵。有人把這種功能稱爲「意念開花」。

⑷**剝皮、削皮**：把完整的橘子、蘋果裝入塑料袋，再用毛巾包好，然後放在盒子內，把一隻手放在上面，用意念即可將皮剝開。

⑸**裝卸按扣**：在密閉容器內放一枚合著的按扣，容器分木質、塑料、鉛、銅 4 種。實驗者手握容器，用意念將按扣打開。又將開錯的按扣重新裝進容器，封嚴。隔著容器，按扣又被合上。

⑹**別針穿扣**：用別針將一按扣的針線孔穿上，合好，放入上述的任何一種容器內，特異功能者仍手握容器。啓動意念，就能將其中的別針打開，取下按扣；然後，又能將按扣用別針穿合。這一過程得到驗證。

⑺**裝卸螺帽**：上述任何容器內放入擰著螺帽的螺栓（懸定）。他們手握容器，可以將螺帽從螺栓上擰下來；然後，又將擰下來的螺帽重新旋上。

⑻**斷粉筆：**將一根粉筆放入容器內蓋好，用意念可以使粉筆折斷，或折成幾段。

⑼**彎鑰匙：**將開房間暗鎖的鑰匙（銅質或硬質鋁）放入容器蓋嚴，手握容器，可以將鑰匙折彎。

⑽**斷玻璃絲帶或尼龍帶：**用玻璃絲帶或尼龍帶綁在書上，用十字花結好。手掌按在其上，即可將繩斷開，且斷口不在打結處（若用機械拉伸的辦法把受試的尼龍帶、玻璃絲帶拉斷，需要幾十公斤的拉力）。

⑾**轉移藥片：**裝滿 100 粒藥片的瓶子用蠟封上瓶蓋，通過特異功能的表演，可使藥片從瓶內飛出。至於怎樣從瓶內飛出，在場者都不知道。打開封口，倒出藥瓶內剩餘的藥片，發現少了的正是瓶外的藥片。

⑿**意念寫字：**把一張白紙放進信封，然後把口封好。特異功能者的意念可以使白紙上寫上字。當衆試驗，事實如此。

⒀**轉移玉石球：**受試者用手壓在玉石球上，特異功能表演者將手壓在受試者手上，啓動意念，受試者在不知不覺中發現玉石球不翼而飛。

⒁**意念取照：**把照片放進有拉鏈的皮夾子內，用意念可以將它取出。

⒂**轉移手錶：**從人群中選出一個代表，讓他手中握住一隻錶，表演者通過意念，將他手上的手錶轉移至熱水瓶中。

以上各種特異功能是由張××、黃××、劉××、林×、陳×、張×、華××等當場實驗成功。

第三節　特異功能的初期運用

【眼跳能找到地下水】山西省新絳縣城關鎮南關小學二年級學生張××用眼跳幫助本村、本縣十多個鄉勘測井位，凡是經過他指點過的地方都能打出好井。經過調查了解，張××指定的井位和物探儀的曲線反映基本一致。經他指點打成的數百眼水井，從裝機抽水的情況來看，都能滿管抽水，水量很好。據張××說：「凡是眼角跳動激烈的井位，地下水量就豐富；眼角跳動緩慢的井位，地下水量就較少。」特異功能就是這樣應用到尋找地下水的工作中去了。

【特異功能幫助診斷】在解放軍總醫院的一間病房裡，一位頭髮灰白的老太太躺在床上，靠輸氧維持著短促的呼吸。她是一位被懷疑罹患癌症但又無法找到癌腫部位的患者。有人請于××進行透視。于××坐在病人對面，約十多分鐘，便向病房外走去。走到門外，她向病人的家屬述說透視情況：「老奶奶的胃上有兩個棗樣大小的疙瘩，右肺上有一個大得像石榴一樣，但是比石榴小一點，上邊長出 3 個叉兒，周圍還有 5 個小疙瘩。胸部、肚子裡滿是水，顏色發黃。她的肝很小，表面有麻窩。另外，肚子上還有一道刀痕。」病人家屬證實了姑娘的症斷，鄭重地說：「她（指病人）過去有胃病，後來浮腫，呼吸也困難了。最近抽浮水化驗，發現裡面有癌細胞，但因浮腫嚴重，癌長在何處，無法找到。今天你給找出來了。她的肝已硬變，腹部的刀痕是 1959 年做過的一次手術的痕跡。」

醫生們爲進一步證實她的觀察，又請于××再檢查一例，於是來到另外一間病房，給一個 20 多歲的戰士做「透視」。她仔細檢查後就走出病房，對醫生說：「他也是癌症，在左肺上有兩個豆粒大的疙瘩。」醫生握住小于的手說：「你看得眞準！我們已經檢查出來了，正準備做切除手術。」

1980 年 9 月 21 日，武漢大學舉行一次人體特異功能的運動會。「透視」表演者有孟×、郭×等 4 人。孟×「透視」一位來賓的心臟後很快就說：「你的心臟跳動比別人快得多。」她遙測心臟的跳動次數是每分鐘 120 次，與醫生實測結果只差一次。

1980 年 10 月 12 日，西安市先鋒街小學四年級學生狄×（12 歲）應陝西中醫學院的邀請，給病人透視。在一間外科病房裡住滿了骨病患者，醫生帶著狄×走到病床前，指著床上躺著的一位老工人說：「××，看看他的左腿好嗎？」「好！」狄×認眞地看起那條包裹著毛巾的傷腿。5 分鐘後，狄×抬起頭說：「我看見了，他的小腿骨頭斷了。」她邊說邊比劃著位置，「好像是 3 截，但是顏色不一樣。兩端的顏色和正常骨頭的顏色一樣，中間一截和……」她邊說邊掃視房內設備，突然指著吊腿用的電鍍鋼架說：「就與它的顏色一樣。斷骨和斷骨有這麼長（用手比劃大約半厘米）。」醫生高興地說：「對！對！××說的全對！這個病人是脛骨骨折。」邊說邊取出 X 光片對圍觀的群衆說：「你們看，這是三截斷骨，靠上面這塊不銹鋼板是固定用的。因爲鋼和骨的顏色不同，斷骨距離和所指的位置也都對。」

安徽省蕪湖市有一位 13 歲的男孩黃××，現在每周兩次到市保健院去做孕婦胎位「透視」。從 1980 年以來，已做過

80 例，正確率達 95%。

【盲童認字辨色】黑龍江大學人體特異功能研究所對哈爾濱市聾啞學校的盲人進行特異功能測試。第一次普查的時間是 1980 年 9 月 12 日下午，測試結果，有 6 名盲童具特異功能。這給今後訓練盲人看東西、識字、見光找到了線索。

第四節　對特異功能的一些科學實驗

⑴**視頻寬度實驗：**1980 年 5 月 17 日，中國科學院研究所 13 室和北京師範學院物理系等單位邀請王×、王×、董××3 位同學做實驗。採用稜鏡把鎢絲燈白光的光譜投射到圖板上，分別請他們 3 人依據自己眼睛所見，指出各種顏色和它們的位置。結果表明他們眼睛的視頻寬度比常人寬得多。在紅外區，他們看到的仍是紅色；在紫外區，看到的仍是紫色；也就說明他們不僅有光感，而且有色覺。

⑵**熱釋光劑量與實驗：**特異功能者王×、一個陪伴者和一個一般人，3 個人都配帶了一些熱釋光劑量片，配帶時間一個半小時。測定結果：王×最高，大於 39 毫倫；在他邊上的陪伴者次之，約 15 毫倫；一般人只有 5 毫倫。

⑶**測到明顯的「磁強」：**用精度和靈敏度都爲一伽馬的強磁針，測到于××手上有時可發出數十伽馬「磁強」。

⑷**感受性特性測試：**特異功能的眼睛和皮膚不但能接受可見光，而且可以接收紅外和紫外光。用單色儀進行

分光光譜實驗表明，他們可以看到波長 0.8～1.1 μ 的紅外線。這一事實可能對解釋某些特異視覺（如人體透視）提供線索。

第五節　氣功誘發特異功能

數學家錢學森指出：「中醫、氣功和特異功能是人體科學的一把鑰匙。」事實證明了這個論斷。

根據前面述說的事例，我們已經知道特異功能是人體潛能充分發揮的表現，而氣功又能夠使人體潛能得到發揮，因此，氣功與特異功能有著互相關聯的作用。氣功能誘發特異功能，也能干擾特異功能。它們之間的共同點是「人體潛能的發揮」；不同點之一是通過發揮人體潛能祛病延年，另一個是人體潛能充分發揮的一種生理現象。所以說，氣功與特異功能是屬於一個範疇中兩個互爲關聯的方面，對研究人體科學有著相當重要的意義。

下面根據實驗的結果，列舉事例。

(1)當具有特異功能的小孩杜×（男）和孫××（女）做思維撥錶時，上海中醫研究所氣功師向他們發功，能使手錶撥動的速度增快 3 倍。

(2)氣功師和具有特異功能的小孩可以進行思維傳感。實驗是 1980 年 7 月 30 日下午，在北京師範學院進行。由觀衆畫了一個圖形，交給氣功師張××。他看了這個圖形之後，即集中意念想這個圖形，並用氣功向外發射此信息，由坐在兩米遠處的王×來「遙感」。當王×還沒來得及感應時，坐在觀衆席上的王×卻搶先說：「我感覺到了。」王×距張××稍遠，坐在張××的右前方。畫試樣的人立即走到王×面前，把耳朵貼在王×的嘴邊讓她輕聲講。幾秒鐘後，王×也站起來在黑板上畫出了一個「△」。畫試樣的人立即宣布：「王×畫出來的和王×說出來的都完全正確。」

(3)上海交通大學對特異功能者進行過摸認撲克牌的實驗。當特異功能者順利並正確地摸認了 10 張撲克牌後，卻摸不出以後的牌了。這是什麼原因呢？原來是氣功師正在發功，干擾了他們的摸認。連續 3 次實驗，都獲得同樣的結果。

以上 3 例說明了氣功能影響特異功能的發揮。

下面舉一個氣功誘發特異功能的實例：

上海的林×（女）於 1981 年在廣州表演了耳朵識字、眼睛透視、思維撥錶和意念開花（見《羊城晚報》1981 年 2 月 1 日第 1 版）。她就是通過鍛鍊氣功，而後由她的父親林××進行氣功誘發而產生的。目前林××正在採用同樣的氣功方法，對幾位上海的小孩進行特異功能誘發，已獲得初步成功。這一試驗證明了特異功能可由後天培養和氣功誘發，從而打破了那種認爲特異功能是先天的、後天不能培養、氣功不能誘發的論點，使生命科學的領域又增加了一個新的研究課題。

那麼，氣功如何誘發特異功能呢？研究表明，必須通過一系列過程。這個過程就是：

(1)讓小孩學習氣功鍛鍊的基本動作。

(2)讓小孩多看特異功能的表演。

(3)用氣功之「外發」發射到小孩的某個穴位上，增加「氣」

的能量，進行實際測試。

4. 在特異功能出現的初級階段，多給予鼓勵和表揚，使之鞏固。

總之，在氣功和特異功能問題上，必須採取科學的方法，對其進行研究，而不能危言聳聽或故弄玄虛，搞神秘主義。用科學觀點研究人體生命科學，是每一個氣功學者、氣功師、氣功醫師及氣功愛好者的責任。爲了使氣功事業得到進一步發展，我們要積極地去探索、學習，爲人體生命科學的研究做出更大的貢獻。

第六節　重視具特異功能之兒童的保健工作

在實踐中我們發現，對兒童特異功能的誘發是否得法，訓練是否得當，以及對他們的表演安排得好不好，對兒童的身心健康是有影響的。因此，做好具有特異功能的兒童的保健工作是十分必要的。

錢偉長先生希望把人體特異功能用於探礦等事業上。我們認爲，某些兒童具有的特異功能和氣功誘發的特異功能都屬於人體科學和生命科學的範疇。這一人體生命科學的新課題，今後的研究重點要放在科學實驗和應用上，特別是在醫學、軍事、地質、工業、農業等方面的應用上，意義是深遠的，作用是很大的。

剛剛發現人體特異功能時，具有特異功能的兒童及其家長和科學研究人員的興趣都比較高，但經過一段時間的表演，有的兒童和家長的積極性就不那麼高了。主要原因是由於經常出去表演，兒童的學習受到影響，特別是個別兒童的身體有不良反應。這些不良反應表現在以下幾個方面：

(1)**思想緊張**：個別兒童在實驗和表演前，思想緊張，精神負擔很重，甚至影響了實驗與表演的效果。

(2)**厭惡實驗**：一開始，一些兒童對自己的特異功能感到新鮮、稀奇，很願意參加特異功能實驗和表演。但時間久了，個別兒童由於身體和情緒等原因，一些實驗未能成功，表演不夠如意，並因此受到一些人的責怪和諷刺，他們便對特異功能的實驗和表演逐漸產生了厭惡情緒。

(3)**昏沉思睡**：個別兒童做完特異功能實驗和表演後，感到頭昏腦脹，疲乏無力，甚至出現眩暈現象，既不想做功課，也不想參加其它活動，整天處在思睡之中。

(4)**催促發育**：個別女孩做完特異功能實驗和表演後，出現月經提早來潮現象，且次數增多，周期混亂。

(5)**記憶力衰退**：個別兒童做完特異功能實驗，特別是意念移物實驗後，出現記憶力暫時減退的現象，甚至無法完成學校布置的學習任務，需要經過七、八天的休息，才能使記憶力逐漸恢復正常。

(6)**食欲減退**：個別兒童做完實驗和表演，當天不想進食，甚至幾天內胃口不佳，飯量減少，食欲減退。

上述現象雖是個別的，但必須引起足夠的重視。爲了保護和增進具有特異功能的兒童的身心健康，應採取以下一些保健措施：

一是在安排特異功能試驗和表演時，次數不宜過多，每次時間不宜過長，一般以每星期表演二到三次，每次半小時左右為宜。

二是兒童精神狀態處在不佳時和體質狀態處在較差時不宜表演。特別是在兒童生病期間，要停止試驗和表演。

三是在學校考試期間以及劇烈運動之後，必須停止試驗和表演。

四是女孩子在月經期間，必須停止試驗和表演。

五是必須及時給兒童適當增加營養，多吃含蛋白質較多的食物，使兒童因特異功能的表演、試驗而消耗的較大的能量及時得到補充。

六是經常組織具有特異功能的兒童外出參觀遊覽，以便擴大視野，增長知識。

七是組織具有特異功能的兒童練習氣功和參加文體活動，增強體質。

八是在必要時，氣功醫師須適當地給具有特異功能的兒童發放「外氣」，以補充和增大他們的「氣質」。

特異功能的試驗和表演是否成功，同兒童的精神狀態、情緒高低和身體狀況有非常密切的關係；同時，表演環境的好壞也對表演是否成功產生直接的影響。因此，在實驗和表演過程中，要多給兒童鼓勵和表揚，提高他們的情緒，增強他們的信心，激發他們的能量，使實驗獲得良好的效果，表演獲得成功。

特異功能作為一項新的生命科學的研究課題，正在被事實逐步證實，如何正確地宣傳和理論上加以系統化，是我們面臨的任務。應該看到，特異功能的發生是能量消耗的過程，它的消耗量比不能發生特異功能的常者要多。如何解決這個問題，答案目前只有兩個：一是休息好，營養足；二是靠氣功鍛鍊加以補償。氣功作爲既能補償能量消耗，又能誘發或干擾特異功能的一門相關方面，應予以重視。營養和消耗可以通過時間和攝入來獲得，而氣功除了需要時間外，還需要毅力、信心、恆心。因此，如何引導兒童進行適合他們生長階段的實際情況的氣功鍛鍊，就是氣功醫師及指導員必須加以重視的問題。

最後應該指出的是，具有特異功能的人並不是很普遍的，所以，不要不切實際地把上述種種事例生搬硬套，施於普通兒童，以免對兒童的身心健康帶來影響。我們必須本著對每一個人負責的精神正確地對待兒童，正確地看待特異功能，使人體生命科學領域的這項新課題得到健康的發展。

第十三章
氣功的信息、物質和仿生

第一節　信息和氣功信息療法

「信息」究竟是什麼呢？通俗地說：「信」就是信號，「息」就是消息，也就是物質存在的方式和狀態，即運動的特點、信號和消息。

人類社會有社會信息，自然界有自然信息，非生命有非生命的信息，生命也必有生命的信息。

「信息」這一詞，據說首先出現在美國著名數學家維納所著的《控制論》一書中。書中這樣說道：「**信息**是人們在適應外部世界並且使這種適應反作用於外部世界的過程中，同外部世界進行交換之內容的名稱。」所以，信息與物質及其運動（能量）有著密切的聯繫。

簡單地說，信息就是物質運動的某種特定形式的客觀反映。它滲透到各種科學領域，是一門綜合性的邊緣學科，稱爲「信息論」，或者稱爲「信息科學」。

信息療法是近幾年來在氣功「內氣外放」的基礎上發展起來的一種療法。因此，它屬於氣功療法的範疇，所以一般把它稱爲「氣功信息療法」。

第二節　氣的物質性

中國古老的中醫學認爲：「氣」是維持人體生命活動的一種基本物質。所謂「氣爲血之師，血爲氣之母」、「氣血理論」、「氣化理論」，都涉及到氣的問題。而這個「氣」究竟是什麼呢？因爲過去沒有先進的科學儀器，所以只能從體會來描述它的動感。又因爲「氣」是看不見、摸不著的物質，所以近代也沒有能力證實它的物質性，用現代的解剖手段也很難揭示它的秘密。現代的先進科學技術使科學工作者能通過現代生物物理學、電生理學等多學科的研究，逐漸揭示其本質，從而打開氣功之「氣」的謎，探視氣功作爲一門新興學科的科學性。

人體的「內氣」在體內循徑運行，通過經絡穴位「外放」。人體內部的運動和外在聯繫無不與「氣」發生密切的聯繫。爲揭示「內氣」的物質基礎，1977 年底，由上海中醫學院、上海中醫研究所、中國科學院上海原子核研究所共同協作，運用現代儀器對林厚省等發放的「外氣」進行了探測研究，初步證明「氣」是有物質基礎的。儀器測定到「外氣」上有明顯和清晰的紅外、靜電、磁及某種流體等信息。這一現象的發現引起了廣泛的重視。

下面就各方面試驗情況介紹如下：

1 紅外探測器實驗

採用 HD-II型紅外測溫儀(探測窗口波長 8 至 14 微米)進行探測。距儀器 1 米遠處，氣功師發功的穴位固定對準儀器，收到氣功醫師林厚省從穴位（手心勞宮穴位）發放出紅外輻射信號。這種信號既不同於常人，也不同於氣功醫師自己常態的紅外輻射，而是有較大低頻調製的紅外信號。此實驗發表在 1978 年 5 月《自然雜誌》創刊號上(見次頁圖)。

2 靜電探測器實驗

氣功師程之久和劉錦榮瞬時以全身之「氣」提向發功穴位，此時立即用靜電增量探測裝置進行探測，儀器離氣功師程之久發功部位——印堂穴位 2 厘米，離氣功師劉錦榮發功部位百會穴位 5 厘米處，收到靜電增量爲 10^{-14}～10^{-11}庫侖量級的電荷富集信號(相當於 10 萬到 100 萬個電子所帶的電荷數目)；還發現在改變練功方式的時候，可直接影響靜電增量信號的形狀強度和極性。

3 磁探測器試驗

氣功師劉錦榮發功時，另一個人用 5 厘米寬、76 厘米長、4 毫米厚的鋼板條向劉的頭頂百會穴位猛擊，結果鋼板敲彎了，劉也未感到痛。

用磁敏二極管探測裝置的儀器，測到了劉錦榮百會穴位發射的磁信號。

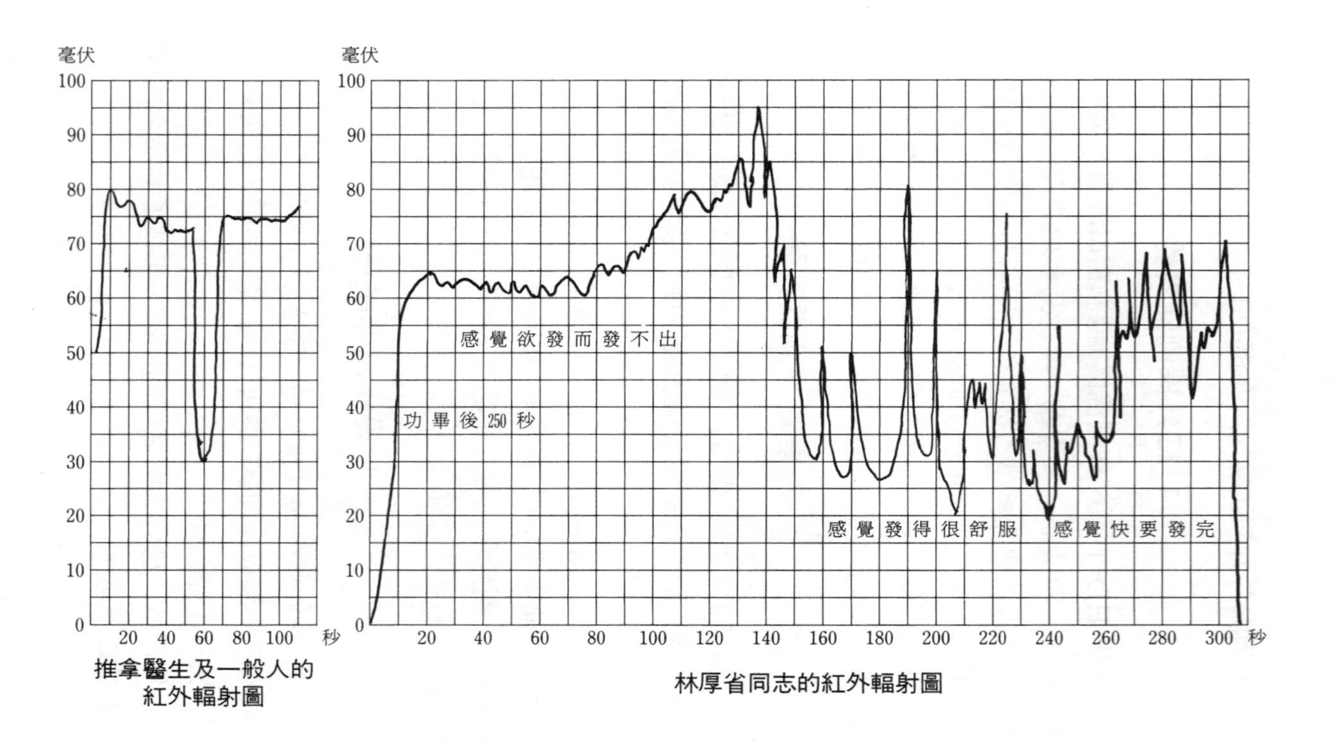

推拿醫生及一般人的紅外輻射圖

林厚省同志的紅外輻射圖

4 壓電陶瓷探測器實驗

氣功師趙偉發功時，能在 1 米遠處打動懸掛的縫紉線，使垂直降落（自由下落）的粉塵向前飄動。用鈮鋰鋁壓電陶瓷探測器做了多次實驗，測得這位氣功師的發功信號是脈衝型的，脈衝上升時間是 50 毫秒至 150 毫秒，脈衝振盪頻率是 0.3 赫脈衝，時間間隔是 2 秒至 20 秒。信號指向這位氣功師正前方，距離可遠達 2 米至 3 米，在常溫大氣中的運行速度爲每秒 20 至 60 厘米之間，信號能穿越 60 微米孔徑的激光柵，但爲玻璃所阻，信號受對流條件制約。在壓電陶瓷試驗中，外加縱向電場的實驗，氣功師在距探頭 1 米遠處發功與開動的電吹風相比較，取得不完全相同的信號。這就證明，氣功師的「外氣」與一般空氣流有不完全相同的屬性。

在北京原子能研究所協助下，對趙偉的「外氣」做了塑料晶體光電倍增管閃爍譜儀的測量（此系統只對光和粒子靈敏），在一次 3 種不同條件的能譜實驗中都收到了信號譜。

另外，中國科學院聲學研究所對氣功師發放「外氣」進行探測，也發現有次聲的信息。光學研究所的儀器顯示出氣功師頭上的光圈特別亮。蘇聯的科學家在人體周圍也觀察到一種光輝，他們採用複雜的X射線設備，發現人體隨著感情和相愛程度的增加、加深，光輝也增加，甚至在螢幕上看到放煙火似的現象。紅外攝影顯示氣功師頭上之氣有一股熱氣團，輻射場攝影也表明氣功師和一般人的手指發光程度有明顯的差異。以上的測示和實驗充分證實和表明，人體之氣有物質性，也有科學依據。

第三節 氣功信息療法的論述

1 氣功信息

人害羞了臉會發紅，奶牛聽了輕音樂會多產乳，這已經成為常識。而使人害羞的原因，使奶牛多產奶的輕音樂，都是環境輸入給活體生物的生命信息。人、牛收到了這一信息之後，使自身的生理功能——血液流量、乳汁分泌產生了變化。這類現象揭示了一條科學眞理——活體生物與環境之間存在著信息交換。

「氣功信息科學」是研究活體生物與環境之間進行信息交換的一門科學；「氣功信息療法」是氣功信息科學在醫學上的應用。

氣功「外氣」物質性的發現，揭示了萬物之靈的人存在著十分豐富的信息系統。由於練功方式的不同，「外氣」的物理屬性各異。上海原子核研究所的顧涵森先生用物理測量的手段，在不接觸氣功師身體的情況下，收到了氣功紅外信息——受低頻漲落調製的紅外電磁波、氣功靜電增量信號、氣功低頻磁信號、氣功某種流體信號等 4 種不同物理屬性的氣功「外氣」信息。

氣功「外氣」信息是人在氣功狀態下整體水平的特徵信息，它表明整體所處的特定狀態。從「氣功的物質性」一節中可見，第一階段曲線呈現快速小抖動狀態，圖形單調。當此之時，氣功師感到憋氣。中段曲線呈現大幅度漲落，圖形十分豐富。當此之時，氣功師感到發放外氣很舒服；同時，當信號輸給患者時，患者也感到很舒服，胸悶等現象可立即解除。這說明信息圖曲線的變化與對患者輸入的信息量大小有關。它如同人們在緊張單調的環境下容易疲勞，生活在豐富多彩的環境下精神振奮、身心愉快相一致。

人體腦電圖、心電圖等是人類器官水平的特徵信息，它同樣也表明器官所處的特定狀態。圖象異常，對應著器官功能異常或組織結構異常，因而這種信息圖可作爲診斷疾病之用。對活體生物來說，不同的物種，同一物種的不同層次（如整體水平、器官水平、細胞水平……），同一層次的不同組織（如同爲器官水平，有腦組織與心臟組織的區別），同一組織的不同狀態（如腦的睡眠狀態與醒覺狀態等），都對應著不同的信息，這些都被稱爲「氣功信息」。因此，氣功信息的內容十分豐富，目前我們所談的幾種可謂滄海一粟。

2 氣功信息療法的實驗基礎

氣功信息療法的概念是從科學實驗中總結出來的。人體能發射多種離體信息，已經被氣功「外氣」的物理實驗所證實。顧涵森與青島中醫院朱利朝院長、青島醫學院心血管病研究室朱震主任等合作測得患者王××指尖血管容積波與離體輸入頭頂百會穴位氣功紅外信息（僅百萬分之幾瓦）相關圖，圖中 150 秒後紅外信息的突變係曲線過長的剪接線。這證明人體確實收到這一離體信息而造成其生理指標——指尖血管容積波的相關變化。

人能收、發離體氣功信息的實驗結果表明：氣功信息可控制人體的生理功能，因而給患者輸入其康復所需要的生命信息，能夠使病變組織及異常功能恢復正常，達到治療的目的。而正常信息的來源則取自正常、健康的人。健康狀況良好、能夠發放「外氣」的氣功師便是最優者。我們將表明，健康狀況良好的各種「外氣」信息製成了模擬儀器，經過試用，已收到良好的治療效果。

3 氣功信息療法的特點與實質

氣功信息療法的治療信息來源之一是健康人的信息，因此這種信息必定對準人的接收窗口。所以，只需很弱的信息能量，即能被人體所接收，對患者的生理功能起控制作用。它如同進入天線的電磁波信息正好對準了欲接收的電台那樣。天線只需收到很弱的信息能量，即能控制電視機的電子學線路，重現遠方的圖象與聲音。因此，雖然用儀器治療，它與一般的理療不同之處就在於除了信息對準人的接收窗口外，還在於其治療用信息很弱，（如百萬分之幾瓦，十萬分之幾安培……）作用卻較大。

《內經》的《素問・陰陽應象大論》中說：「陽化氣，陰成形。」陽是無形物質，即現代科學所指的信息；陰是各種可觀察水平的有形物質。傳統醫學多著重從後者的角度治療，在人體陰陽失去平衡的情況下，以改變「陰」來恢復平衡，可以說它是一種「陰藥」。氣功信息治療法則是從前者的角度治療，給患者輸入正常的氣功信息。因此，可以說它是一種「陽藥」。但在治療過程中，它也和藥物一樣，有一個配方問題——信息配方。例如氣功紅外信息與氣功靜電增量信息合用，能對陽虛患者起滋補作用；氣功紅外信息與氣功磁信息合用，能對陰虛患者起滋補作用。臨床實驗表明，氣功靜電信息與氣功磁信息是一對互相制約的信號，因此，當某一個信號過頭時，可用另一個信號來校正。

「陽生陰長，陽殺陰藏。」在人體陰陽這對矛盾中，陽處於矛盾的主導地位，因此只要信息類別、輸入部位選擇得當，其療效是十分迅速的；如果能恰當地配合使用「陰藥」和「陽藥」，將會使疑難病症的治療出現一種新的面貌。

第四節　仿生學和氣功信息治療儀

北京中醫研究所何慶年和北京醫療器械研究所張惠民在林厚省醫師氣功運氣療法的啓發下，運用仿生學原理，以儀器模仿北京西苑醫院氣功醫師趙光發放的遠紅外信息，製成了遠紅外信息治療儀。用這種儀器治療 200 多例各種疾病，都獲得了較好的療效，其效果與氣功醫師發放「外氣」治療相似。嗣後，青島市中醫院、上海原子核研究所模仿林厚省「外氣」物質之一——受低頻漲落調製的紅外電磁波，用光電轉換方法製成了 QX-4 型氣功紅外信息儀，在青島醫療器械廠投產，獲得 1980 年山東省科技成果二等獎。

1980 年以來，上海、廣東佛山、青島、潮陽等有關工廠同上海中醫學院中醫研究所合作，根據林厚省發放的「外氣」信息，分別研製成各型氣功信息模擬儀；中研II號氣功紅外信息治療儀，上中研 SZY-1 型、SZY-2 型、SZY-3 型氣功信息治療儀；合肥無線電四廠製造、上海氣功研究所監製的 QX-2 型氣功信息治療儀並開始批量生產。經鑒定，這些儀器性能良好，對治療某些慢性病如高血壓、心臟病、哮喘、神經衰弱、腎結石、假性近視等病，效果比較好。現在，不少醫療單位已把這些儀器應用於臨床，開始爲病人服務。

那麼，爲什麼不直接用氣功師的「外氣」向患者發放，而用儀器代替呢？我們知道,發放「外氣」是一種能量消耗,而且是一種非常重要的「眞元」消耗，長此以往，對氣功師本人而言，是超負荷消耗。而儀器則是用仿生學方法將氣功師發放的「外氣」記錄下來，通過儀器施於病人，這是一種同樣有效,又不損害氣功師身體的儀器。這種儀器效果一樣,使用方便，很容易推廣。

氣功信息治療儀是採用仿生學的方法，模擬健康的氣功醫師之正氣信息，輸入患者體內。它是以中醫的氣血理論、陰陽理論和經絡學說爲基礎。治療時，使患者疏通了經絡，調和了氣血，扶植了正氣，平衡了陰陽，旣達到治療目的，又安全沒有副作用，患者不痛苦。因此，這種新型的仿生氣功信息治療儀逐漸受到國內外人士的重視和歡迎。

第十四章
氣功鍛鍊的偏差與防治

氣功鍛鍊的主要意義在於祛病延年。要使自己成為氣功鍛鍊有素者，正確的練功方法和循序漸進是準則。因此，練習氣功必須注意的是認眞領會基本知識，理解各種功法的精髓——調身、調息、調心的尺度，在訓練有素的氣功師指導下進行氣功鍛鍊。如果不注意這些問題，很可能出現人體機能紊亂，精神、情緒、行為失常等身心反應異常的狀態。這就是氣功界中所說的「氣功偏差」。

「氣功偏差」的產生並不是氣功功法本身的必然弊病，而是由於練功不當所造成。所以，每一個氣功鍛鍊者都必須重視這個問題。

象。但是，練功者違反功法要領、原則和注意事項，便會產生種種偏差。其原因有以下幾點：

(1)沒有根據自己身體的特點、疾病的情況和陰陽虛實、臟腑盛衰，生搬硬套地自行選擇一種固定的功種和練功方法，而這種功種及練功方法又與本人的條件不相符，便會出現偏差。

(2)沒有選擇固定的氣功師指導，沒有制定長期的練功計畫，而出於好奇心，或見異思遷，不斷更換功種和練法，不斷更換氣功師，使人體機能不能適應，便會產生偏差。

(3)沒有遵循循序漸進的原則，盲目追求各種感應和現象。這種不正確的練功方法造成的偏差危害較大。例如，在練習自發動功時不是順其自然地練習，而是一味貪求動觸的滋味，不知不覺就助長了動觸的程度，致使大動不止，不可收拾。

(4)沒有放鬆、入靜，對練功方法執行得過於死板。練功要求活潑自然，放鬆自然。如果練功者過於緊張，例如練習站樁時，腰部因緊張而沒有放鬆，並機械地練下去，便容易造成單側或雙側骶棘肌受損之偏差。

(5)運用意識去引領氣脈運行，出現運氣路線引領錯誤，造成氣機聚集之偏差。應當知道，經絡運行有它的規律，循經道正規流注必須有良好的基礎，大周天、小周天更是比較高級的運行，初學就著意追求通大小周天，不但不能達到目的，反而必然造成氣機聚集，出現泰山壓頂之偏差感受。

(6)沒有用科學的道理去解釋練功中所產生的幻覺，致使思想偏離，或膽怯心慌。例如練功入靜後，眼前產生一種幻像，一些人物、物景和景象，各種顏色，用迷信觀點去解釋，導致產生恐懼心理，打擾了練功的步驟，以致產生偏差。

(7)練功入靜時，外來因素突然驚擾，影響了練功的正常情緒，也會產生偏差。

(8)練功時，由於某種外因，突然生氣，產生氣機逆轉，也會產生偏差。例如練功時，由於孩子在旁不聽話，引起練功者生氣，便去打罵小孩，雖然只打一、兩下，罵一、兩句，而身體某部位當即感到不舒服，這就是產生了偏差。

(9)沒有遵循練功的原則和注意事項，違反練功的禁忌，也會產生偏差。例如練功後汗流浹背，就立即去洗冷水澡，洗後會感到極不舒服，甚至生病。

(10)沒有接受練功有素的氣功師指導，而去拜一般的人爲師，道聽塗說，把氣功中出現的偏差現象當作良好現象，並加以刻意追求，使偏差日益嚴重。

偏差發生後，會產生什麼樣的具體症狀呢？

(1)**概念方面的有**：氣機紊亂，逆氣衝頭，目赤面紅，失眠亢奮，易激動，精神、情緒、行爲失常等。

(2)**具體方面的有**：泰山壓頂，前額凝貼，丹田鼓脹，大椎腫脹，氣團纏身，胸悶憋氣，腿部麻木，心慌意亂，頭緊舌硬，失控現象，昏沈思睡，胸背寒熱，氣機衝竄，漏氣遺精，興陽衝動等等。

在氣功療法中，把這些現象又分爲臨床的軀體症狀與精神症狀，它的劃分也有如下兩點：

⑴**軀體症狀：**頭昏，頭痛，頭脹，心悸，胸悶氣急，腹部脹痛，氣息奔騰，腰痛，肢體麻木，異樣感覺，手足抖動以及各種氣機紊亂造成酸脹冷熱的感覺不舒，消化功能不良，遺泄、出汗等新陳代謝提高的變化。

⑵**精神症狀：**失眠緊張，焦慮恐懼，呆滯遲鈍，健忘多夢，心神不寧，興奮激動，情緒抑鬱，多疑迷惑，消極悲觀，嚴重的出現幻覺，以為鬼神附體，手舞足蹈，外動失控，或哭或笑等。

第二節　氣功偏差的預防

上一節講的氣功偏差是氣功鍛鍊者最不願出現的。那麼，有沒有避免出現氣功偏差的辦法呢？

回答是：有的。

學練氣功的首要問題是，選擇好正確的學功途徑，必須在有經驗的氣功老師或氣功醫師指導下進行鍛鍊。如果因交通不便等種種條件限制，需要通過氣功書籍進行自學，應仔細揣摩，掌握要領，全面領會。當練功之際，出現了各種反應和問題，仍須請教當地有經驗的氣功師，或去信問詢各氣功指導站、研究所，甚至書籍作者本人。因為處理練功的反應是否正常，是防止出偏的一個重要方面。

關於練功功法的選擇，通常選擇氣功古籍中有據可查，或者長期以來經過實踐、普及推廣的功法進行練功。練功前先驗證一下其功法結構是否合理、完善。一般普及推廣的功法在許多書籍及報刊資料等方面都有介紹或論述文章，只要具備功法結構嚴謹、科學、安全，都可以結合自身條件加以練習。不過仍需愼重，並在練習實踐中進一步體驗考察。

同時應注意的是，練功者應具備良好的心理狀態和道德修養。一般盛喜盛怒、離合悲歡者，應暫停練功；「七情」失和以及心理失常者也不宜練功。因爲有上述情況者去練功，大都不易入靜。尤其是發生異常的練功反應，更應禁止練功。如須練功，一定要進行修養訓練，一俟心舒意暢，情志中和，心理失調得到調整後再練功最爲適宜。而且練功前後切忌與人爭吵發怒，擾亂自身氣機的活動。

對自練氣功者的要求是，一定要掌握好「三調」。中國大陸各地推廣的功法種類很多，每種功法都有其自身的特點和具體要求。然而，萬變不離其宗，調心、調身、調息卻是共同的。而掌握三調的關鍵又在於鬆靜自然，它是一切功法的內核。只要掌握了其內核，就能夠眞正做到精神寧靜，身體放鬆，呼吸悠暢，順其自然，用意微微，若有若無，循序漸進。這就有可能取得意料不到的效果，消除偏差的發生。

當然，自然是相對而言，而且可以說又自然又不自然。所謂自然，是指練功初期階段，不可強行用意念控制自身的生理活動，或決然背離平日習慣的生理活動規律，否則，便會出現偏差；所謂不自然，是指不能完全順乎平日的生理習慣，而要循序漸進、輕輕慢慢地用意識加以控制，逐漸進入練功入靜狀態的演變。不可完全無意，也不可用意過重、求之過急。完全無意則落空，求之過急則欲速不達，當以「無爲」之意境達到「無不爲」之境界。

在調心方面，練功初期應做到鬆靜自然，不用刻意追求；中期可用無爲法，靜養無爲，泰然處之，不要心隨內景（經絡）移動；練功後期，定中有予而生慧。

調息方面，呼吸上宜保持悠暢，順乎自然，用意微微，自然綿綿爲上。對於內氣運行的感覺，人體經脈之氣行於脈內，一般不易爲意念所動；其所運行的軌道，在人們之間存在一定的差異，並不都是像經絡圖譜中所標定的路線。若強行以人們的主觀意念引導之，則有可能使其偏離軌道而致氣亂妄行。有病之人常是內氣不足，關竅閉塞，加上初練氣功者定力差，自控能力弱，如強用意行氣導引，往往造成氣機鬱滯、積重難返之苦，宜勿忘勿助，順其自然，慢慢溫育丹田，順應氣機，自然發動爲好。

在調身方面，姿勢應保持輕鬆舒適，不僵硬，不呆板，但脊柱、尾椎正直，有利於內氣在經絡路線上暢行。練功中出現的感覺和景象可以不理它，聽其自然。

從理論上講，在練功初期，由於病體氣虛，三調還不能協調兼顧，常會出現疲乏、瞌睡、身體傾斜不穩，肢體受壓部位酸、痳、脹、痛，注意力不集中，聯想翩翩，雜念紛至沓來，愈想入靜愈不能入靜的現象。此時不可求功心切，急躁不安，強力著意死守，還需要耐心以待，局部多加按摩，調整姿勢，才能慢慢消失。隨著入靜的深入進行，又會出現皮膚痳、癢、寒、熱、蟻走感、閃電感、肌肉跳動、丹田波動等現象。其實，這些都是內氣增長，氣血循環加強，神經系統活動的表現，可以不予理睬，繼續安心練功。

入靜進一步加深，便會出現幻景，身體忽大忽小，變形，沈浮，內氣運行感覺明顯。這些都是氣功入靜狀態下的臟腑氣化功能增強的反應，對於這些內外景感受，都不要好奇地體驗，更不要追求，心入其景，信以爲眞，否則日久會導致著相、執幻爲眞，而得入魔之病。

爲了預防突來的驚擾，練功宜選擇好環境、時間。因爲練功入靜時，外來驚擾會導致受驚，輕者頭暈、心慌、惶恐不安，重者有的神顚魂亂，有的氣息遍身散亂，有的氣滯於身體局部。練功中一旦受驚，切記要從容對待，或收斂心神，停止練功散步；或開目不恐慌，做幾口深呼吸，並實行自我暗示；待氣機平和、情緒穩定之後再練。

還必須注意的是，練功者在練功之際，應忌油膩肉羹和飽餐。因爲練功最忌的是阻血脈暢行，所以食宜清淡素食，有助於降低血脂。一般練功宜在飯後 30 分鐘以後進行，但時間沒有嚴格的規定，只是不宜在餓或飽的情況下練功，以免功後身體有不舒服之感。

第三節　氣功偏差的治療

練功一旦出現偏差，必須及時停止，及時糾正偏差。對於糾偏，一般分成「常見糾偏」和「總體概念糾偏」。下面講述幾種糾偏方法。

1 常見的糾偏方法

【「泰山壓頂」之自糾與治療】

個別練功者練功中意守過濃，因而造成頭部覺得重壓、脹痛，氣聚頭頂。這就是所謂「泰山壓頂」。

自糾的方法是暫時放棄所練功種，改練三線放鬆功、部位放鬆功、全身放鬆功。一般情況下，可以排除此症狀。另外，也可以在練功後用兩手的中指輕壓兩太陽穴，按順時針方向按揉 100 次，然後再用兩手中指輕壓兩風池穴，按順時針方向按揉 100 次。

氣功師為患者糾偏的手法是：氣功師半握拳，單取患者的百會穴，用大拇指指尖點在百會穴上，運用「外氣」向下一推，同時很快隨下推的手法，指尖做半個圓周的轉動。當患者感到頭部已輕鬆，有泰山搬掉之感即可。

【「前額凝貼」之自糾與治療】

個別練功者練功之際，感到前額如貼上膏藥似的，極不好受，這就是「前額凝貼」。

自糾的方法是：練功者暫停原練功法，改練三線放鬆功。一般情況下，通過自練，即可排除。

氣功師為患者糾偏的方法是：氣功師用兩手大拇指雙取患者印堂穴（兩眉之間），大拇指指端點在印堂穴上，其它四指和手掌把頭額左右輕輕抱著，然後兩手拇指沿著兩眉左右橫撥到兩側太陽穴，發放「外氣」。大拇指指尖貼在太陽穴做圓周式轉動 10 次左右，然後大拇指在下眼眶揉動片刻。當患者感到前額輕鬆，有粘貼的膏藥被撕掉似的感覺即可。

【「丹田鼓脹」之自糾與治療】

有些練功者在練功過程中感覺到氣聚腹下丹田處，鼓脹甚大，在一呼一吸當中，丹田與之相應，向內凹進，似一深坑，向外凸出，如吹氣球，肚子整天鼓脹，極感難受。

自糾方法是：用右手中指指尖輕壓肚臍下 1 寸 3 處，指尖朝下，用意下推，引氣下行。幾分鐘後，即會感到氣感朝下，肚子減輕鼓脹。再多做一會兒，丹田鼓脹即可消除。如不行，則請氣功師幫助糾偏。

氣功師爲患者糾偏的方法是：氣功師用雙手大拇指和食指在肚臍眼兩側 5 寸處夾住兩側粗筋（粗筋長約 4 寸，斜行走向，成爲倒置的八字形），然後向兩側平行拉開，把那條筋就勢拉動，咕嚕作響後鼓脹減輕，便能使患者恢復正常。

【「大椎腫脹」之自糾與治療】

有些人練功中出現偏差，自覺氣聚大椎處（第 7 頸椎處）腫脹有如乒乓球之大。

自糾的方法是：人自然站立，全身放鬆，有意讓全身做輕鬆活動。幾分鐘後，感到大椎腫脹減輕即可。

氣功師爲患者糾偏的方法是：氣功師先用中指點著患者大椎穴，指尖朝上，發放「外氣」，然後用食指和中指夾住腫塊，上下推拉，治療幾次，可逐漸減輕患者症狀。

【「氣團纏身」之自糾與治療】

有些練功者在練功中出現偏差，感覺到熱氣纏身，猶如火燒似的，欲壓不止。

自糾方法是：暫停所練功種，改練放鬆功、保健操，或者在練原功種時放棄意念之守，排除追求各種感覺，用「無爲」之法，熱氣團就會逐漸消失。

氣功師爲患者糾偏的方法是：氣功師用食指和中指指端在患者大椎處，運用「外氣」，順著脊椎往下拉，連續 8 到 10 次，即可使熱氣團下降，消失。

【「胸悶憋氣」之糾正方法】

有些練功者練功不得要領，盲目採用自制呼吸方法，致頭昏眼花、耳鳴、氣短、胸悶、胸痛、憋氣、呼吸困難。

糾正的方法是：練功者應及時採用自然呼吸法或行步呼吸法，而不再搞其它調息法，上述現象會逐漸解除。

【「腿部麻木」之糾正方法】

練盤坐功時出現盤腿痲木，這是一般初練功者常見的現象，但有的練功者在初學時就搞雙盤膝「五心朝天」，結果由於鬆靜不夠，出現腿部和全身痲木，甚至幾分鐘內不能起立。雖然不會造成嚴重的後果，但產生了痛苦。

糾正方法是：盤坐中或盤坐後，如果腿部痲木，用手幫助把兩腿放直，然後垂腿坐著，用兩手按摩足部。按摩次序是從小腿到足背。兩、三分鐘後就可以解除痲木。

【「心慌意亂」之糾正方法】

有些練坐功和臥功者，在意念方面還沒有掌握正確的方法時，就強行意守、入靜，結果常因受到外界環境的突然影響而受驚，出現心慌意亂之現象。

糾正方法是：改練站樁功，不再意守身體某部位，而意念良性外景，如意想鮮艷的花朵、湛藍的海洋、蒼翠的樹林，或意想對身心健康有益的情景，或意想輕鬆愉快的生活景象。經過一段時間的鍛鍊，症狀就可減輕或消失。

【「頭緊舌硬」之自糾與治療】

有些練功者在練功中獨出心裁，違背功理，也會弄出許多毛病。有趣的是，有一個練功者，由於看到氣功書上寫著：舌頂上腭可以接通任督二脈。所以他就呆板地照本練習，每天死死地舌頂上腭，一刻也不肯放下，最後造成舌神經僵化，欲放不得，說話困難。

自我糾正的方法是：用兩手中指輕輕按摩頰車穴，每次3分鐘，約15次左右，舌硬慢慢變軟即可。

氣功師爲患者糾偏的方法是：氣功師運用「外氣」，在患者承泣穴、地倉穴、頰車穴及心俞穴輕輕按摩幾十下，舌便會慢慢恢復正常。糾正後，練功者絕不可再如此練習了。

【「失控」之自糾與治療】

有些練功者在練靜功時，出現頭部甚至全身微動起來，這屬於正常現象。但個別練功者追求動觸現象，越動越大，不可收拾，產生失控之偏差。

自我糾正的方法是：出現此種現象後，練功者再練功時，切不要再用意使之觸動。如再不能有效地完全控制，則應暫停練功，參加輕微的體力勞動或其它一些對身心有益的文體活動，經過一段時間的自然緩和之後，再行練功。

氣功師爲患者糾偏的方法是：氣功師應用「外氣」對患者大椎、曲池、合谷、肩井穴位輕輕按摩，使氣循經絡之路線行之，把走火的軌道及時導正，就會逐漸糾正失控現象。

【「昏沈思睡」之糾正方法】

有些練功者在練習坐功或臥功時會不自覺地昏昏沈沈，打鼾思睡。如果出現此種現象，不用害怕和心急，及時糾正就可以解決。

糾正方法：一是讓自己安心去睡，醒後精力充沛，再行練功；二是練功時把輕閉雙目改爲雙目微露一線之光，使之不斷接受外界一些輕微的刺激；三是改練站樁功和行步功。採用上述辦法之後，都可以解除昏沈思睡現象。

【「氣機衝竄」之自糾與治療】

有些練功者在練習坐功時，自覺氣機上衝，呼氣時自覺一股氣流從口中噴出，吸氣時又覺一股氣流直竄丹田，造成心慌與不適。

自我糾正的方法是：遇到這種情況，應該先停止原來的練功方法。比如把盤腿的姿勢改爲自然坐式，並放棄其它呼吸法，而改用自然呼吸法。這樣就會逐漸歸元，此種現象也會漸漸消失。

氣功師爲患者糾偏的方法是：氣功醫師用雙手掐患者雙肩井穴 36 次，再把右手掌心貼在患者大椎穴上，運用「外氣」，沿脊柱往下拉，使氣機下降。這時氣機的衝竄現象就會減輕或消失。

【「胸背寒熱」之糾正方法】

有小部分練功者練習坐功時，感覺胸前背後熱得厲害，或胸前背後發冷，冷得抖顫。這都屬於不正常的偏差現象。

自我糾正的方法是：感到發冷時，應即停功，改日再練，並立即用熱水洗臉和浸手脚一會，冷氣就會逐漸消退。如感到發熱時，兩手掌心朝下降，張口念出「哈」字音，向外呼氣，熱感就會減退或消失。

【「漏氣遺精」之自糾與治療】

有部分男性練功者在練意守會陰穴時，自覺有氣從前陰或者陰部迸出，這叫作「漏氣」。時間一長，不練功也會感覺到這種現象，甚至發展到經常遺精。

自我糾正的方法是：練功者本人應經常揉擦丹田及腎俞部位，使之感到微熱爲度。經過一段時間，漏氣遺精的現象會逐漸減少、解除。

氣功師爲患者糾偏的方法是：氣功師令患者仰臥，用中指和食指發放「外氣」於患者的臍中、關元穴，使小腹感到微熱即可。

【「興陽衝動」之糾正方法】

有部分男性練功者在意守丹田時陽氣勃勃，性欲衝動，舉陽不倒，甚至在夜間不練功時也有這種現象。有些人曲解興陽的理論，認為這是好現象，甚至想方設法助長這種現象，以致墮入「房中術」的陷坑中。聽信這種謬論不但不能保健長壽，反而會損害身體。對這種邪說要警惕。

自我糾正的方法是：練功時發現有興陽衝動的現象，應當立即改換功法，如用自然坐式、意守湧泉穴，不久即會平復興陽的現象。

氣功師為患者糾偏的方法：雙手大拇指和中指分別掐住患者雙手合谷和勞宮穴，發放「外氣」，可平復興陽現象。

2 總體的糾偏方法

【防止偏差出現】

如果在練功過程中發現某種原因的激發而產生偏差，應該立即採用自我暗示的方法加以解除。例如在練功入靜時，突然碰到巨響，而使練功者出現恐懼心理，甚至產生胸悶、心動過快等現象，這時應立即採取自我安慰的方法，如立即自訴「沒有關係，沒有事」等語言安慰來糾正偏差。

【消除緊張情緒】

必須明確氣功偏差的一個基本概念，就是氣功偏差不是一個器質性的病態，而是由於練功不當而產生氣亂、氣滯、氣溢等現象，一旦偏差產生，絕對不要恐懼、害怕和憂慮而增加偏差的深度。必須樹立一項信心：有的偏差經過自己的自然放鬆，不理不睬，不糾也會自好。

【自然放鬆降氣法】

有的練功者發生偏差，覺得氣往頭上衝，整天頭暈腦脹，那就應該採用放鬆法糾偏。最簡單的方法是臥式或坐式全身放鬆，意念想著兩腳尖，讓氣從頭部降到腳部來糾偏。

【輕鬆拍打排氣法】

有的氣功偏差者感到氣聚在胸中或身體的其它部位，可採取全身輕輕拍打的方法來糾偏，一般拍打胸部或背部→腹部→腰部→大腿→小腿→足部，從上到下輕輕拍打，時間5至10分鐘均可。

【自如鍛鍊調氣法】

有的偏差者感到氣滯的現象，可採用自如，即自由不拘形式的鍛鍊。例如站式做前後輕鬆愉快地甩手活動，或做不加任何意識的自如的跳躍活動（跳躍時前脚掌著地，不應該後脚跟著地），時間10至20分鐘。

【氣功儀器疏氣法】

偏差者可採用上海氣功研究所研製的氣功信息治療儀進行治療，治療穴位放在腿部和足部爲宜，時間15分鐘左右。

【文體活動散氣法】

有的練功者發生偏差，精神負擔很重，焦慮憂愁。這樣不但不能消除偏差，反而加重了偏差的深度。所以，一方面消除不必要的顧慮，另一方面可適當參加文體活動或輕微的體力勞動，分散悲觀心理，增加樂觀情緒，進行糾偏。

【辯證治療理氣法】

練功者發生偏差，可在當地進行中醫中藥的辯證治療，服些疏通、利氣活血的中藥，進行糾偏；也可請有經驗的氣功醫師進行辯證施功，糾正偏差。有些偏差者對於糾偏急於求成，在社會上亂投醫，造成了事與願違的結果。

在糾偏的過程中，不管採用何種方法，對糾偏確實行之有效，這就是說確有科學道理和實際效果，那就應該幫助繼續進行。若不是這樣，就應該及時停止。

【擦摩湧泉法】

練功偏差者，用自己的手掌心擦摩兩脚心，並有意地將氣下沈到脚心，每天擦摩兩脚心 300 次。

【變換功法法】

如果練功者在練一功法時偏差發生，經治療痊癒，而後又發生偏差，如此反覆多次，便可以斷定此功法對練功者本人不合適。那麼，可以改練以良性意念爲主的動功，參考的功種有十段錦、太極氣功十八式，或練全身放鬆法。

*

總而言之，產生偏差的原因很多，糾偏的相應方法也較多。概括來講，消除緊張狀態，對偏差不理不睬，發揮主觀內因的力量，合理運動，以「三調」爲內容找原因，辯證施治，氣功偏差一般可通過自己而解決。另一個途徑就是請氣功醫師治療，偏差也能得到糾正。對有志於氣功事業的專業研究人員、氣功師及氣功愛好者，進一步總結糾偏的方法，對中國氣功事業的發展必定大有裨益。

第十五章
國外氣功動態

氣功在國外，通常叫作「瑜伽術」、「靈子術」、「生物回授」、「心靈能學」、「放鬆訓練」、「飛行技術」、「功夫」、「坐禪」等等。近年來，隨著氣功機理研究的進展，加之藥物的副作用，人們希望找到一種不用藥物的治病方法。因此，氣功這一項古老的練功術，現在也受到國際上的重視。下面就逐節介紹國外的氣功動態。

第一節　各國的中國氣功科學研究協會

由於氣功是中華民族的珍貴遺產，從科學實驗証明氣的物質性和能量轉換，其目的是防病治病，增進健康、長壽，造福於全人類。因此，在中國大陸中國氣功科學研究協會成立之後，各國和各地區也相繼成立中國氣功科學研究協會或學會。例如：日本在 1985 年以來，先後成立了日本中國氣功科學研究學會、全日本中國氣功協會、日本中國氣功醫療中心、關西中國氣功科學研究協會、名古屋中國氣功科學研究協會，日本熱海中國太極氣功十八式協會；香港成立了香港中國氣功科學研究協會、香港國際自然療能學會（重點內容是開展氣功鍛鍊）、香港國際氣功學會；澳門成立了澳門氣功協會、澳門氣功科學研究協會；新加坡成立了中國氣功十八式協會；印度尼西亞成立了中國太極氣功十八式協會；馬來西亞成立了中國太極氣功十八式協會；泰國成立了中國太極氣功十八式協會；澳大利亞成立了中國氣功協會；美國三藩市成立了氣功科學研究協會、美洲中國氣功科學研究協會；加拿大成立了中國氣功協會；瑞典、比利時、荷蘭也相繼成立了中國氣功協會；巴西成立了中國氣功健身館等等。總之，中國氣功在各國和各地區如雨後春筍，遍地生長，爲人類祛病延年的健康事業做出了應有的貢獻。

第二節　國際氣功學術會議

自 1973 年以來，國際氣功學術會議曾分別在意大利的羅馬、捷克·斯洛伐克的布拉格、摩納哥、加拿大的多倫多舉行。美國創辦了《生物回授》雜誌，加拿大出版了《生物反饋療法》，法國出版了《生物能和中國醫學》等專著，都討論了氣功的原理和應用。美國的《科學新聞》還報導了氣功科學實驗的結果。

1985 年，在上海氣功研究所召開了中外氣功研討會。1986 年，在上海召開中醫藥國際會議，其中有中國氣功的專題會議，內容豐富多彩，有氣功理論，有臨床實踐，有科學實驗，也有功法交流。

1983 年 7 月，以赫伯特・本森爲團長的美國哈佛大學醫學院氣功考察團一行 7 人，在衛生部顧問馬海德教授的陪同下，到北戴河氣功療養院訪問了 3 天，進行考察和學術交流。這是美國到中國大陸考察傳統氣功醫學的第一個高級代表團。訪問期間，已故的原北戴河氣功療養院院長、氣功主任醫師、現代著名的氣功專家劉貴珍等介紹了中國氣功的發展簡史、概況，氣功的臨床應用，赫伯特・本森團長則介紹了他們在美國從事鬆弛反應的研究情況，交流的內容都引起了對方很大的興趣。

第三節　國際氣功研究機構

美國的哈佛大學、麻省理工學院、紐約州立大學、聖地牙哥海軍醫院、斯坦福德研究院，英國的倫敦大學、倫敦布爾比克學院，都開展了氣功的研究。1978 年，瑞士瑪赫瑞希研究大學舉行了 30 多次學術討論會，還制定了一個雄心勃勃的綜合研究計畫，邀請世界各國科學家前往共同研討。歐洲、亞洲、非洲、拉丁美洲和北美洲相繼建立了氣功學術團體，培養了氣功研究者 200 多萬人次。

上海氣功研究所同哈佛大學共同協作，用氣功對肺癌課題進行探索。

前蘇聯則成立了中國氣功和武術的研究中心。

第四節　各國著名科學家的氣功研究

1974 年，國際著名的英國化學家兼物理學家克普克斯爵士運用現代科學方法研究氣功的作用原理，經過長期實驗觀察後，第一個宣布氣功——心靈能現象確實存在。加拿大安大略省醫學會有 300 多名醫學博士對氣功療法產生興趣，並參加研究工作。1974 年諾貝爾物理獎獲得者約瑟夫森和 1977 年諾貝爾化學獎獲得者布雷高金等國際著名的科學家也參加了氣功的研究和討論。英國愛爾蘭鄧星克天文台副台長江濤教授對於中國《自然雜誌》1978 年 5 月創刊號上發表的《探測氣功運氣療法物質基礎的初步實驗結果》一文給予很高的評價。他說：「這些發現具有先驅者工作的性質」，「是一項創見性的成果。」美國的科學家陳德仁提出：要同中國的氣功醫師協作，用科學手段對氣功療法進行研究。著名的科學家錢學森等也直接參加與支持氣功的科學研究工作。

第五節　國際氣功的神奇表演

據 1974 年美國《科學新聞》報導，在英國倫敦布爾比克學院，由兩位物理學教授漢斯特和波姆主持，對以色列氣功師蓋勒進行氣功實驗。參加觀測的有十幾名科學家。當蓋勒手握蓋革計數器發功時，記錄到強烈的信號，相當於每秒鐘從手上發出 100 個至 150 個粒子（本底爲每秒 1 個）。蓋勒還對一塊金屬圓盤進行發功實驗。他把手輕輕放在一位物理學家手上。在物理學家的手掌和單晶金屬圓盤之間還隔著一塊塑料板，互不接觸。蓋勒發功兩分鐘後，使單晶金屬圓盤明顯彎曲。在場的十幾位科學家都証實實驗是眞實的。最後，兩位物理學教授還簽署了實驗報告。

另據 1978 年瑞士瑪赫瑞希研究大學報導，該研究中心之氣功師在發功時，可使身體騰空而起（稱氣功飛行技術）。他們用腦電圖進行實驗，發現氣功師騰空時腦電圖呈現最大之相干性。他們對氣功鍛鍊者進行了生理、物理、生化、心理等方面的研究，並發表了 100 多篇論文。

第六節　國際氣功臨床實踐

氣功的臨床實踐在歐洲、美國及世界各地廣爲開展；僅在加拿大，就已有近 4000 人參加氣功臨床實踐。他們通過實踐，不僅治癒了一些由精神因素引起的功能性疾病，還治癒了一些器質性疾病。

美國哈佛大學最近幾年一直從事氣功對高血壓病療效的觀察。據報導：36 例高血壓患者，治療前收縮壓和舒張壓分別爲 146／94.6 毫米汞柱。一位名叫潘特的醫生分別採用氣功和在睡椅上靜坐（模擬氣功訓練的樣子），進行降壓試驗，結果表明，兩者降壓效果不一樣，前者使病人經過一個療程治療後，收縮壓和舒張壓分別下降 20.4 和 14.2 毫米汞柱，而後者僅下降 0.5 和 2.1 毫米汞柱。據美籍教授牛滿江介紹，紐約洛克菲勒基金大學用氣功治療高血壓，參加實驗的有 500

人，半年後，75%以上的人都有顯著的療效。有關衛生組織的研究結果還表明，氣功對缺血性心臟病的室性早搏有效。他們通過一種遙控監護裝置，對患者進行晝夜觀察，發現 11 例病人中有 8 例病情減輕，早搏次數由治療前每小時 151.5 次下降到 131 次。聖地牙哥海軍醫院已將氣功運用於軍事訓練，例如用氣功訓練士兵在寒冷的條件下提高手溫，以便他們能在「不帶手套」的情況下操作。

第七節　國際氣功儀器的使用

1960 年，美國醫生瑪里納西和霍蘭德在治療中風和外周神經損傷的患者時發現：如果將患者有關功能受損組織的肌電圖變成視覺和聽覺能夠接受的信號，作用於患者自身，通過患者的意識活動，病情能較快地好轉。1964 年，安德紐斯醫生用同樣的方法，觀察 20 例半身不遂的患者，也獲得同樣的效果。這一結果引起美國、加拿大醫學界的重視。從 1969 年起，他們研製了一系列電子監測儀器，如皮膚電阻器授計、血壓回授計、皮膚回授計、肌電回授計等等。病人練功時，因體內或者體表狀態改變而產生的「信息」，能夠通過這些儀器反饋於病人自身，控制練功的時間和強度，糾正其偏差，引導入靜等等，這就是「生物回授法」。這種方法實際上就是利用現代化儀器幫助病人練氣功，提高訓練效果。據加拿大的格門士和布朗士報導，他們用這種方法治療 200 名病人，結果 60%的症狀消失，32%好轉，無效者 8%。美國的布勒德禮等用這種方法治療 114 例，結果大多數在 8 至 12 周後逐漸好轉。這些患者都是經過長期常規治療無效的。

目前，這種治療方法正在迅速發展。1970 年，美國成立了「生物回授學會」，會員超過 1000 多人。1974 年又創辦了會刊，並逐年出版研究年鑒。

第八節　氣功在世界各國的概況

瑜伽在印度幾千年前就已存在，以後經由恆河流域，傳到喜馬拉雅山一帶，由修行者師徒相傳，經過了悠久的歷史。在印度，爲表示對該術的尊崇，曾開設「瑜伽學院」以加強研究工作，現在印度已建立了好幾個瑜伽研究中心，經常有各國學者、專家到此留學取經。瑜伽術者曾在世界各地做過多次精采的表演。在日本，氣功也同樣有著悠久的歷史。據說，我國的靈子術在秦始皇時代即已傳入日本。後來，唐朝鑒眞東渡弘法，淸朝隱元東渡傳禪，都對日本氣功產生較大的影響。目前在日本，氣功產生較大的影響。在日本流行的有「岡田式靜坐法」、「江間式公身鍛鍊法」、「藤田式息心調和法」以及田中守平的「靈子術」等等。

在歐洲，波蘭和捷克把氣功作爲訓練運動員的項目之一，1964 年奧運會比賽，果然獲得了良好的成績。此後，許多國家對此都重視起來。英國倫敦皇家學會會長克魯克斯是第一個用科學方法研究氣功作用的。他經長期的觀察後，宣布「心靈能」確實存在，並說氣功並非不可思議，而是有物質基礎的。據記載，中國的按摩術在唐代已傳入法國。20 世紀 30 年代，漢學家馬伯樂曾在《亞洲雜誌》上介紹過中國氣功的《胎息法》、《閉氣法》等。在西德，也流行著「呼吸自我訓練法」。有的中小學在課間休息時，就利用氣功作爲消除疲勞的有效手段。

1974 年 5 月，瑞士瑪赫瑞希研究大學做過一個有意義的實驗：對氣功師腦電波的變化進行了測試，發現氣功可使腦電波頻率減少，而波幅增加了 3 倍還多。這表明氣功可使人們的功能回到兒童時期的慢波，引導衰老的指標發生逆轉，使大腦各區域的波形趨向同步，也即是腦細胞的電磁活動高度有序化。1975 年，瑪赫瑞希研究大學又從生理學、生化學、心理學、社會學等方面，對氣功進行了綜合研究；並根據其「綜合性研究計畫」，邀請世界上一些科學家參加此項研究，出版了《超覺入靜與飛行法》文集。在奧地利，醫學教授舒利茨 1958 年首次發表文章，談在體育運動中採用氣功的重要性及具體方法。他把這種訓練方法稱作「奧陶根訓練法」。以後很多國家都把它譯成「放鬆訓練法」。

美國約有十幾種傳授氣功的訓練班，如「超覺靜坐訓練班」、「歐赫訓練班」、「生理回饋訓練班」、「行爲矯正訓練班」等等；僅紐約市就有近百個瑜伽學校。美國已經把氣功作爲宇航員的必修課程之一。在加拿大，氣功療法也頗受歡迎，僅安大略醫學協會就有 300 多名醫學博士倡導氣功療法，臨床研究上也相當活躍。1969 年以來，他們研究了一系列電子監測儀器，通過這些儀器，反饋於病人自身，糾正其偏差，引導其入靜。這就是所謂「生物回授療法」。

近年來，美國盛行打坐之風。據報載，打坐法是十幾年前由印度傳入的。在美國，生活緊張，於是許多人對打坐法感興趣，以消除綳緊的神經。據統計，目前美國約有 18 萬人在進行打坐法練習，有家庭主婦、青年學生、作家、醫生、商人等，其中以青年學生的比例較大。

伊利諾斯大學的法傑爾森博士研究打坐者的新陳代謝變化，試圖由此找尋精神病和過度緊張所引起的消化器官潰瘍的治療方法。華萊士博士則認爲，打坐時所產生的生理與心理變化正暗示有第四種意識，因爲他認爲一般人只有醒、睡、夢三種意識現象，而打坐者卻不同，它們顯然沉入一種不同於睡眠的身心鬆弛狀態，卻仍能察覺周圍環境的變化。本森博士講過一段相當有道理的話：「如果環境因素影響了身體健康，則最有效的對策是控制自己對這種千變萬化的環境的反應。人們對外來的壓力可能產生兩種心理反應，即抵抗或逃避。抵抗與逃避起源於憤怒和懼怕，此時人的心跳加速，面紅耳赤，胃部不適。若能學習打坐，使人於動中取靜，心不外馳，就能控制自己對外在環境的反應。

總之，隨著氣功科學研究的進展，氣功的奧秘被不斷揭開，國外對氣功越來越歡迎和重視，而且評價極高。一些科學家認爲，中國氣功可望成爲癌症的剋星，而且可能成爲對付愛滋病的有力武器。它不僅可以治癒某些不治之症，而且是強身保健、延年益壽的靈丹妙藥，甚至開始注意在國防上的運用。因而，不少國家正投入巨大的人、財、物力，加緊進行氣功科學研究。我國的太極氣功十八式在香港、新加坡、印度尼西亞、馬來西亞及日本等國已掀起熱潮。他們紛紛組織了太極氣功十八式協會，參加鍛鍊的人數已超過100萬，並向美洲和西歐各國發展。我們願和所有國內外氣功愛好者、研究者、科學家一起，爲使我們的這一民族瑰寶大放異彩，造福人類，做出應有的貢獻。

第十六章
簡介四十種氣功功法

一、少林派的達摩易筋經十二式

易筋經爲佛家達摩尊者所創造，般剌密諦譯師翻譯。據傳，達摩尊者自印度東來，住少林寺，傳授佛家的禪修《大乘法》，爲「禪宗」東土的第一代宗祖。他看見從學的僧侶身體不好，就從強身治病的角度，創造了這一套易筋經練功方法。其功法十二式如下：

【韋馱獻杵勢(圖1)**】**

口　訣：

立身期正直，環拱手當胸。
氣定神皆斂，心澄貌亦恭。

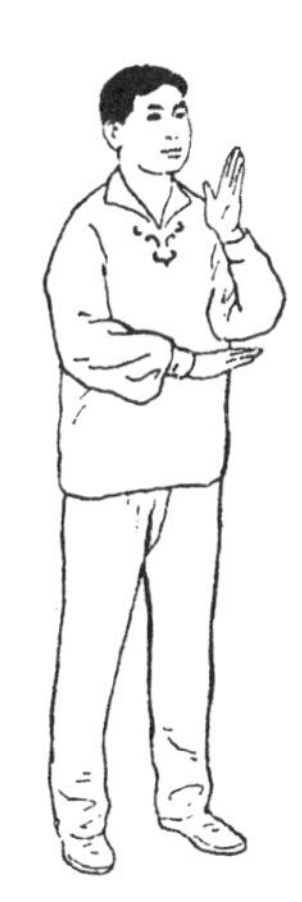

圖一

動　作：

⑴兩腳並立，相距一拳，挺膝收腹，頭頂端正，二目平視，唇齒併攏，舌頂上顎。

⑵手由身側曲肘提至胸前，左手併指翹掌在上，掌心向右，指尖向上，距胸約一拳。同時右手併指在下，掌心向下，由胸前下按，穩於小腹前一拳處，眼垂視左手。做到收心納意，呼吸則用深呼吸，即鼻吸氣，口呼氣。一呼一吸爲一字數，默數 30 次。

【橫擔降魔杵勢(圖 2)**】**

口　訣：

足趾柱地，兩手平開。
心平氣靜，目瞪口呆。

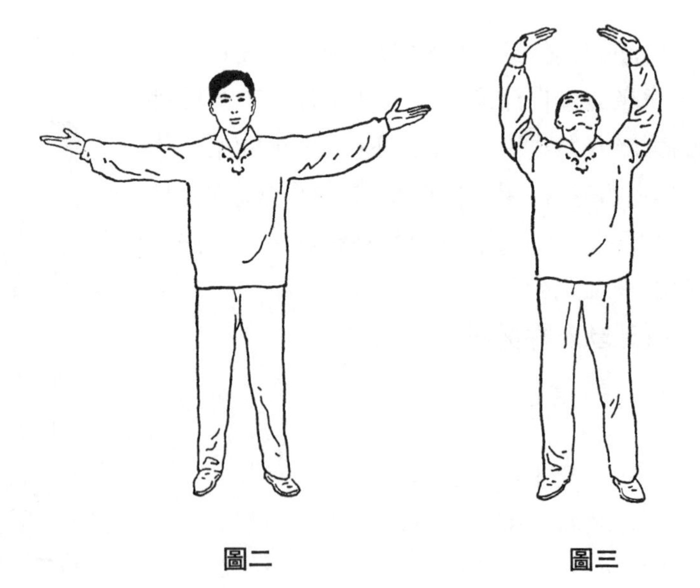

圖二　　圖三

動　作：

接前勢：兩手灌勁，右手提上，翹掌與左手同時向前提移，旋即分向兩翼，成側平舉位，平掌，兩掌心朝上。呼吸同上，默數30字數。

【**掌托天門勢**(圖3)】

口　訣：

掌托天門目上視，足尖著地立身端。
力周骽脅渾如植，咬緊牙關莫放寬。
舌下生津將顎抵，鼻中調息覺心安。
兩拳緩緩收回處，馳力還將挾垂著。

動　作：

接前勢：翹掌，兩臂升提至頭前斜上方，肘伸直並灌勁翹掌，如托天狀，指尖相對，勿相碰相嵌，相距一拳。兩膝挺直，十趾抓地，抬後腳跟，眼仰視指尖。呼吸同上，默數30次。

【**摘星換斗勢**(圖4)】

口　訣：

隻手擎天掌復頭，更從掌內注雙眸。
鼻吸口呼頻調息，兩手掄回左右侔。

動　作：

接前勢：兩臂用力，向兩側下降，成側平舉位，釣掌曲肘，左臂移向後背，其前臂

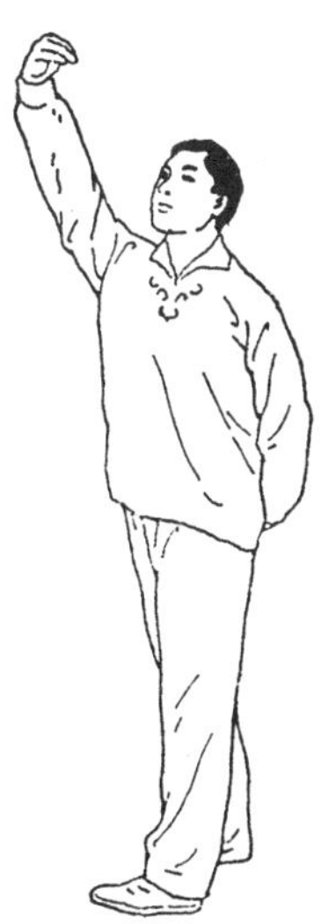
圖四

儘量上提，掌心向背，諸指緊貼同側肩胛骨內側，下體不動，上體半面左轉，同時右手翹掌，指尖朝上，向左前方推出，然後向內鉤掌，兩目左視右手掌心，數 30 字數。左側功畢，上體轉正，將右手收回至胸前，再沿右側胸廓橫行移至後背，如上述左臂姿勢，然後左臂自後背移至胸前，翹掌做上述右手姿勢，數 30 數畢。然後兩臂均收至後背，手背相碰，掌心相背。

【倒拽九牛尾式(圖 5)】

口　訣：

兩腿前弓後箭，小腹運氣空鬆。
用意存於兩膀，擒拿內視雙瞳。

動　作：

接上勢：取左弓箭步，前踏後蹬，右手灌力握拳，向右

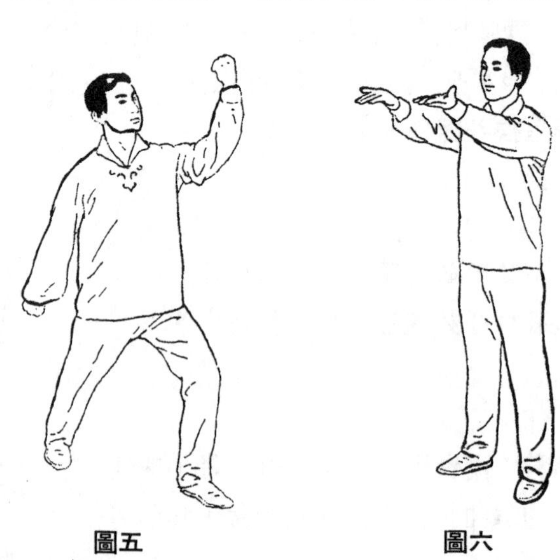

圖五　　圖六

上左下運行，提於胸至後側，曲肘拳眼對腰部，如提千斤重物。左手在胸前灌力握拳，曲肘，上臂外展與肩平，前臂仍保持垂直，灌力鉤拳，拳心向內，同時頭徐徐轉向左方，兩目注視拳心。呼吸同上。

功畢兩拳收回，於小腹前交叉，換位右弓箭步，左臂姿勢如前述之右臂姿勢，右臂姿勢如前述之左臂姿勢，再數 30 字數。最後，兩臂收回，握拳於小腹前交叉。

【出爪亮翅勢(圖 6)**】**

口　訣：

挺身兼胬目，推窗望月來。
排山還海汐，隨息七徘徊。

動　作：

接前勢：掌心朝外，兩臂後伸，經兩側向前平舉，俟兩臂於正前方相平行時，兩掌心轉而向上，兩臂用力前引，兩目視手，腿挺直，足灌勁，蹬地。呼吸同上，默數 30 次。最後用力握拳曲肘，收至腰間。

【九鬼拔馬刀勢(圖 7)**】**

口　訣：

側首屈肱，抱頭撥耳，右腋開陽，左陰閉死，
右撼崑崙，左貼胛膂，左右掄回，直身攀舉。

動　作：

接前勢：開拳，左手灌勁上舉，向側方下降，放於背後，

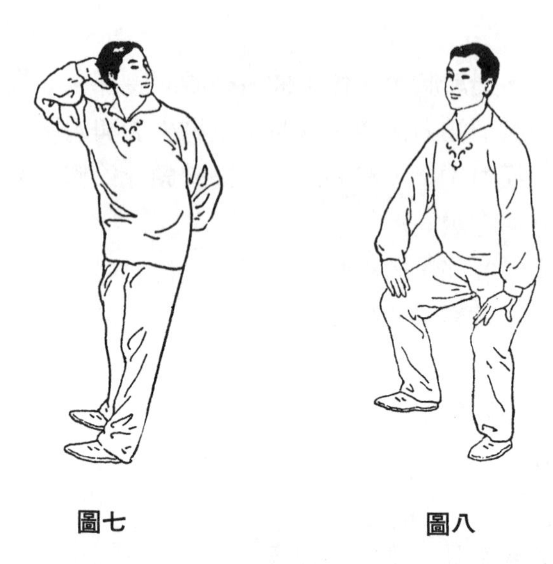

圖七　　　　圖八

如摘星換斗；然後右手上舉過頭，繞至頭後，掌心抱頭，頭隨向左轉，四指緊貼對側耳門，頸用力使頭向後仰，而右手又用力壓頭使之向前，二力至相對抗，右肘則盡力後張，二目向左平視。呼吸同上，默數 30 次。隨即頭向前轉正，同時右手滑至頭部右側，伸右臂呈側平舉，鉤掌曲肘，繼做上述左手姿勢，左手做上述右手姿勢。呼吸同上。

最後左臂外展呈側平舉，鉤掌，收至胸前；與此同時，右臂亦自背部收至胸前。

【三盤落地勢(圖 8)**】**

口　訣：

上顎抵舌尖，張眸又咬牙。
開襠騎馬式，雙手按兼拿。
兩掌翻陽起，千斤彷彿加。
口呼鼻吸氣，蹲足莫稍斜。

動　作：

接前勢：兩腿呈騎馬式，兩足分開，相距三腳許，足尖稍向內扣，膝向外開，髖膝屈膝，均近 90 度角，十趾抓地，兩足站穩，兩手從胸上提，自耳旁翻掌向下，懸空放於兩大腿外方，灌勁至手，目瞪口呆。呼吸同上，默數 30 次。

【青龍探爪勢(圖 9)**】**

口　訣：

青龍探爪，左從右出，
左掌斜行，蹺傍脅部，
右爪乘風，雲門左露，
氣周肩背，扭腰轉腹，
調息微噓，龍降虎伏。

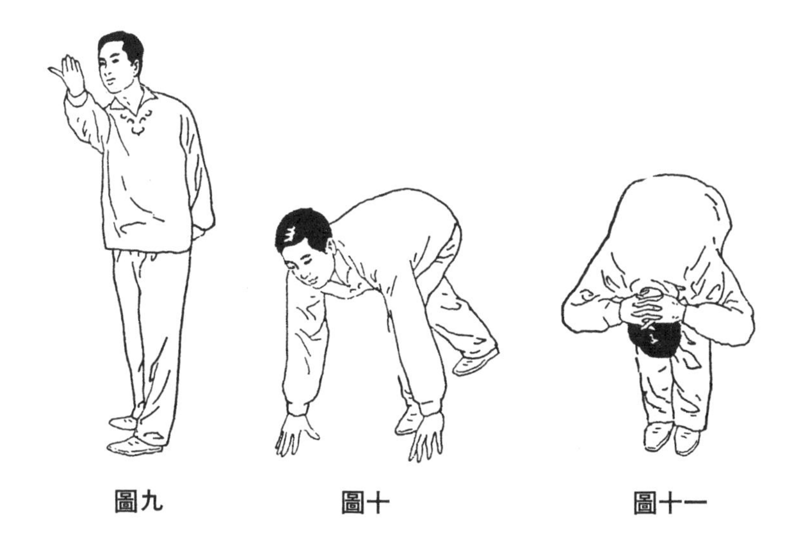

圖九　圖十　圖十一

動　作：

接前勢：右手提至乳外上方，灌功握拳，然勿將拳緊壓於胸部。上體左轉，右手開拳，五指併攏，掌心向上，用力伸向左前方，二目注視手掌。

呼吸同上，默數 30 次。繼翻右手，掌心向下，直臂降落，腰隨手彎，右臂順勢經膝前外展，直腰，收拳至右乳胸側。上體右轉，左手開拳，伸向右前方，如上述右手姿勢。呼吸數同前。最後直立，兩手握拳於腰側。

【餓虎撲食勢(圖 10)】

口　訣：

兩足分蹲身似傾，左弓右箭腿相更。
昂頭胸作探步勢，翹尾朝天掉換行。
呼吸調勻均出入，指尖著地賴支撐。
還將腰背偃低下，順式收身復立平。

動　作：

接前勢：兩手握拳，取左弓箭步，兩足踏實躬腰，同時五指微屈分開，掌心向上，自兩側托舉平頂，緩緩鉤掌，使掌心向下。五指勿須併攏，經頭部兩側向前落於左足前，五指尖分開著地，直臂灌力，昂頭前視，如虎撲食。呼吸同上，默數 30 次。功畢上身起立，向後轉身，換成左弓箭步姿勢。呼吸數如前。最後起立站直。

【打躬擊鼓勢(圖 11)】

口　訣：

兩掌撐後腦，躬腰至膝前，
頭垂探胯下，口緊咬牙關，
舌尖微抵顎，兩肘對平彎，
掩耳鳴天鼓，八音奏管弦。

動　作：

接前勢：兩足平立，相距一拳，兩手抱頭，掌心緊貼耳部，躬腰直膝俯首，儘量使頭接近兩膝。

呼吸同上，默數 30 次。

最後挺身直立，手仍抱頭。

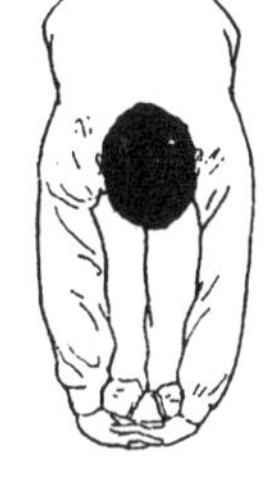

圖十二

【掉尾搖頭勢(圖 12)**】**

口　訣：

膝直膀伸，推手及地，
瞪目搖頭，凝神一志，
直起頓足，伸肱直臂，
左右七次，功課完畢，
袪病延年，無上三昧。

動　作：

接前勢：兩手上移至頭頂，十指相嵌，抱頭，繼而手心翻轉向上，兩臂盡力伸直，旋即手心由向前轉而向下，貼胸前緩緩滑下，挺膝彎腰，掌心儘量使之貼附脚尖（或地面），昂頭前視，足不起踵。呼吸同上，默數 30 次。若不能貼附地面者，須配合足跟起落動作，隨後挺身直立，兩臂前平舉，掌心向前，指仍相嵌。

二、少林氣功搭指通經法

少林氣功「搭指通經法」是在練習少林下按式站樁的基礎上，根據十二經脈經過雙手的手指頭而搭指通經，使它疏通經絡，調和氣血，平衡陰陽，以達到防病治病的目的。

【功法特點】

此功法是擺好少林下按式站樁（高位），通過自身搭指通經，調動人體潛力，達到強身治病的目的。特點是動作簡單，容易掌握，辯證練功，療效較好，適合體弱多病者鍛鍊。

【搭指手法】

站好下按式高位站樁，兩腿分開呈平行，間隔距離與肩同寬，頭頸要正直，稍含胸不挺不彎，膝關節微屈，兩手彎曲，掌指朝前，前臂與地面平行，掌心向下，五指分開，成下按式（圖13）。然後，練習搭指手法。

俗話說：「十指連心。」按中醫經絡學說，就是說兩手手指與經絡（即奇經八脈）有密切的聯繫。如大拇指通肺經，

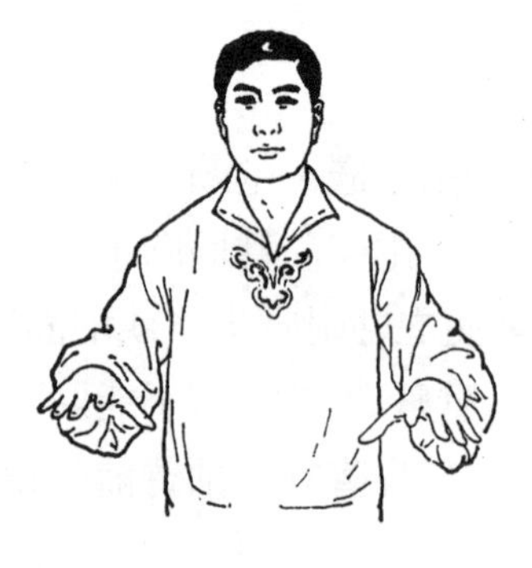

圖十三

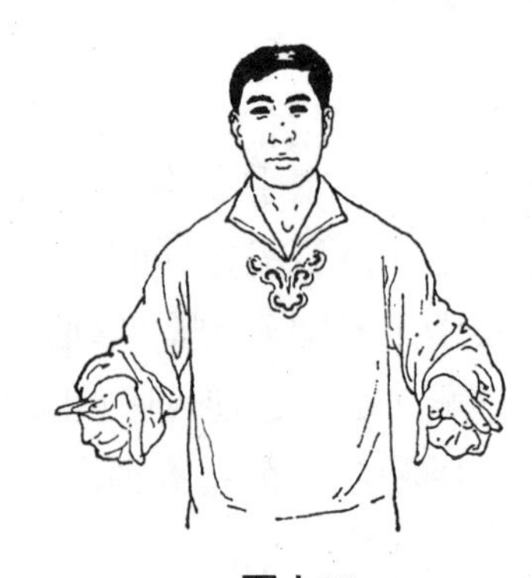

圖十四

食指通大腸經，中指通心包經，無名指通三焦經，小指通心經、小腸經。因此，少林搭指通經法就是運用十指搭指手法疏通經絡，調和氣血，平衡陰陽。

站好下按式站樁後，兩掌心朝下，十指鬆直。搭某手指時，指尖向下，整指伸直放鬆，其它手指放鬆平直。不能跟隨下去，手指搭下去時宜慢，搭足後須略停一分鐘左右，然後慢慢翹起，恢復原來位置。搭每一指時都要經過這一來回的過程。

搭各指的方法是：

大拇指：掌心向下，十指放鬆伸直，大拇指與四指分開，慢慢向下搭指，搭至與食指相平，大拇指尖向下，搭足後略停，再慢慢翹起，回復原狀。(圖 14)

食指：掌心向下，十指放鬆伸直，然後食指慢慢向下搭指，搭足後略停，再慢慢翹起，回復原狀。(圖 15)

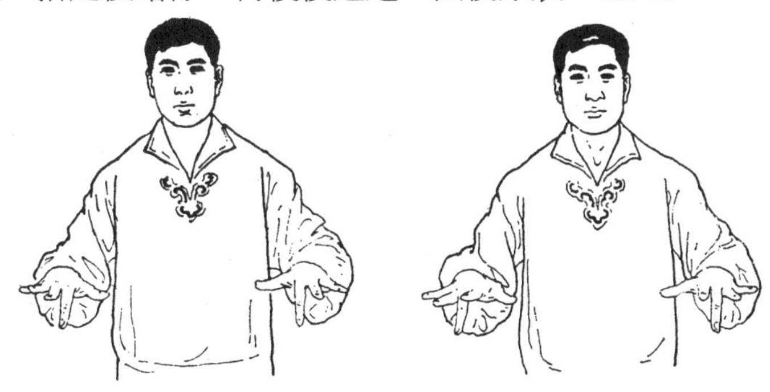

圖十五　　**圖十六**

中指：掌心向下，十指放鬆伸直，然後中指慢慢向下搭指，搭足後略停，再慢慢翹起，回復原狀。(圖 16)

無名指：掌心向下，十指放鬆伸直，然後無名指慢慢向下搭指，搭足後略停，再慢慢翹起，回復原狀。(圖 17)

小指：掌心向下，十指放鬆伸直，然後小指慢慢向下搭指，搭足後略停，再慢慢翹起，回復原狀。(圖 18)

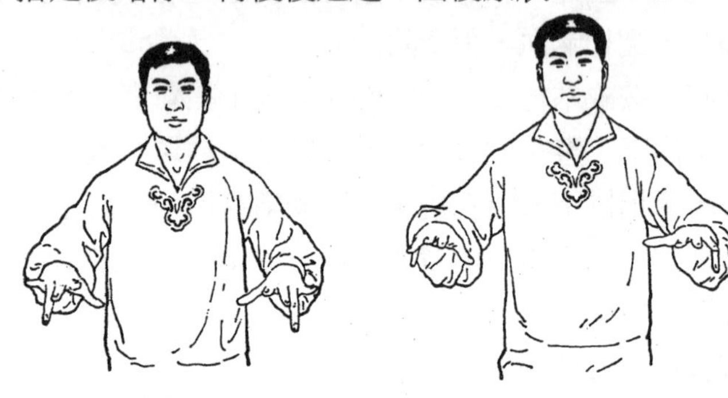

圖十七　　圖十八

無名指與小指同時搭指：掌心向下，十指放鬆伸直，然後無名指與小指同時搭下，搭足後略停，再慢慢翹起，回復原狀。(圖 19)

大拇指與小指同時搭指：掌心向下，十指放鬆伸直，然後大拇指與小指同時搭下，搭足後略停，再慢慢翹起，回復原狀。(圖 20)

中指與小指同時搭指：掌心向下，十指放鬆伸直，中指與小指同時搭下，搭足後略停，再慢慢翹起，回復原狀。

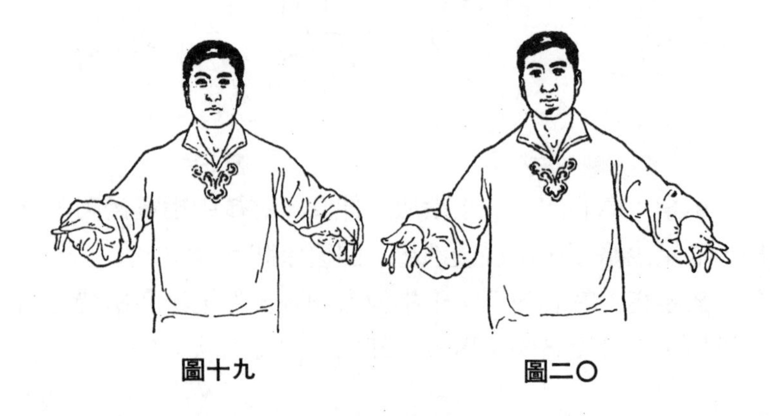

圖十九　　圖二〇

中指與無名指同時搭指：掌心向下，十指放鬆，伸直，中指、無名指同時搭下，搭足後略停，再慢慢翹起，回復原狀。(圖 21)

食指與中指同時搭指：掌心向下，十指放鬆，伸直，中指與食指同時搭下，搭足之後略停，再慢慢翹起，回復原狀。(圖 22)

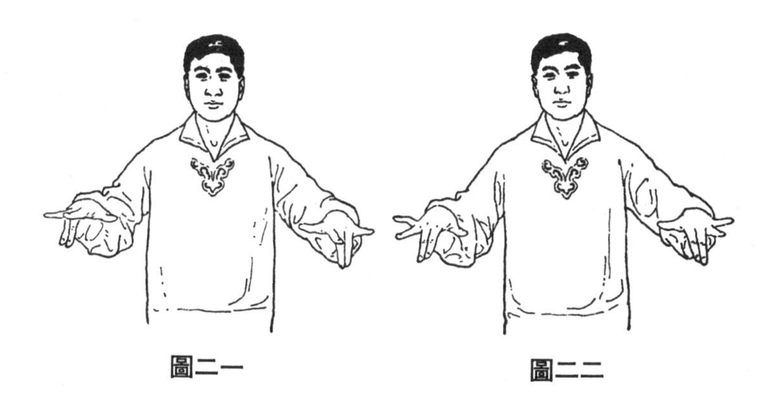

圖二一　　圖二二

大拇指與中指相搭：掌心朝下，十指放鬆伸直，然後大拇指與中指相搭，略停，再慢慢翹起，回復原狀。(圖 23)

大拇指與無名指相搭：掌心朝下，十指放鬆伸直，然後

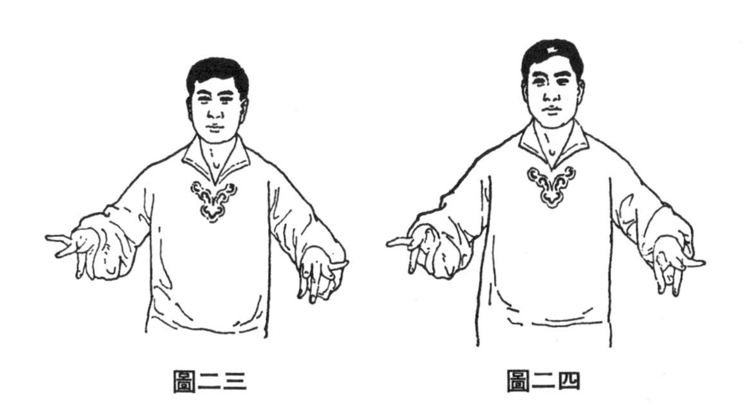

圖二三　　圖二四

大拇指與無名指相搭，略停，再慢慢翹起，回復原狀。(圖 24)

大拇指與小指相搭：掌心朝下，十指放鬆伸直，然後大拇指與小指相搭，略停，再慢慢翹起，回復原狀。(圖 25)

大拇指與食指相搭：掌心朝下，十指放鬆伸直，然後大

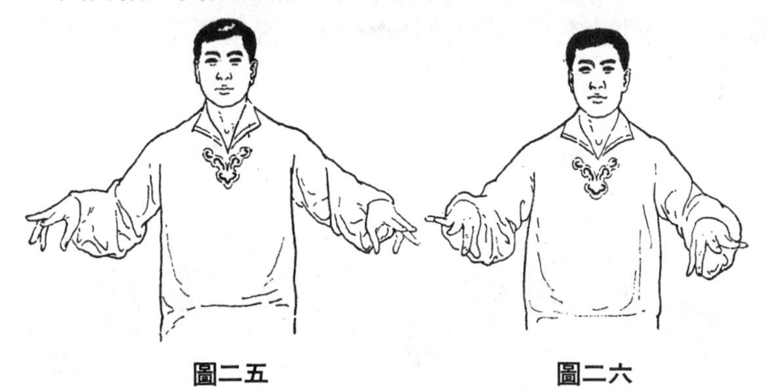

圖二五　　圖二六

拇指與食指相搭，略停，再慢慢翹起，回復原狀。(圖 26)

【呼　吸】

呼吸一般採用自然呼吸法。

【不同病種如何搭指】

(1)**高血壓**：無名指 1 次，中指 1 次，無名指 1 次，小指重複兩次，無名指與小指同時搭下 1 次。

(2)**心臟病**：無名指 1 次，中指重複 3 次，小指重複 2 次，中指與小指同時搭下 1 次。

(3)**腦血栓**：無名指 1 次，大拇指重複 2 次，食指 1 次，小指 1 次，中指 1 次，大拇指與小指同時搭下 1 次。

(4)**風濕性關節炎**：中指 1 次，食指與無名指同時搭下 1 次，大拇指與小指同時搭下 1 次，中指與無名指同時搭下，重複 3 次，無名指 1 次。

(5)**外傷性截癱**：中指 1 次，大拇指 1 次，食指和無名指

同時搭下 1 次，大拇指與小指同時搭下 1 次，食指和無名指同時搭下 1 次，中指及無名指同時搭下 1 次，食指和小指同時搭下 1 次。

(6)**精神分裂症和神經官能症**：食指 2 次，中指 1 次，小指 1 次，食指與小指同時搭下，重複 3 次。

(7)**肺病**：無名指重複 2 次，食指重複 3 次，中指 1 次，食指同無名指同時搭下 1 次。

(8)**腸胃病**：無名指重複 2 次，食指重複 3 次，中指 1 次，食指同無名指同時搭下 1 次。

(9)**肝炎**：無名指重複 2 次，中指 1 次，小指重複 2 次。

(10)**腎炎**：無名指 1 次，中指 1 次，食指 1 次，中指與無名指同時搭下，重複 3 次，無名指與小指同時搭下 1 次。

(11)**失眠**：中指重複 2 次，無名指重複 2 次，小指重複 2 次，無名指與小指同時搭下 1 次。

(12)**癌症**：食指 1 次，中指 1 次，無名指 1 次，無名指與食指同時搭下 1 次，大拇指和小指同時搭下 1 次。

三、站樁功

【特　點】

站樁功源於古代大成拳之站式練功法，分成兩個部分，一種是養生樁，一種是技擊樁。這裡主要是指養生樁。養生樁是根據樹木深根着地，在固定不同之狀態下生長發育壯大起來的規律，運用到人體保健和治療強身上的一種功法。因爲是站著練，所以不需占用場地，也不需要任何練功設備，在任何時間、任何地點都可練。長期以來，一直是我國民間深受喜愛的一種養生治病法。其特點是：動作簡單，收效較快。對於慢性病如神經衰弱、神經官能症、腸胃病、冠心病等體弱體虛、四肢冰冷等症，效果比較明顯。

【姿　勢】

站樁功的姿勢各家流派很多，但可概括爲：自然站樁、三圓式站樁、下按式站樁、混合式站樁等四大類型。如按它的姿式難度來分，則可分爲高位站樁、中位站樁、低位站樁等三種。高位式站樁顧名思義，即指站樁架式較高，膝關節微曲，消耗量較少，比較適合於年老或體弱的病人鍛鍊。中位站樁是介於高位站樁和低位站樁之間的一種架式，膝關節夾角約 130 度左右，消耗量適中，一般體質較好的病人可使用。低位站樁架式低，膝關節夾角約 90 度，消耗量最大，適合於無病或身體健康的練功者鍛鍊。

(1)自然式站樁：兩腿分開呈平行，間隔距離與肩同寬，

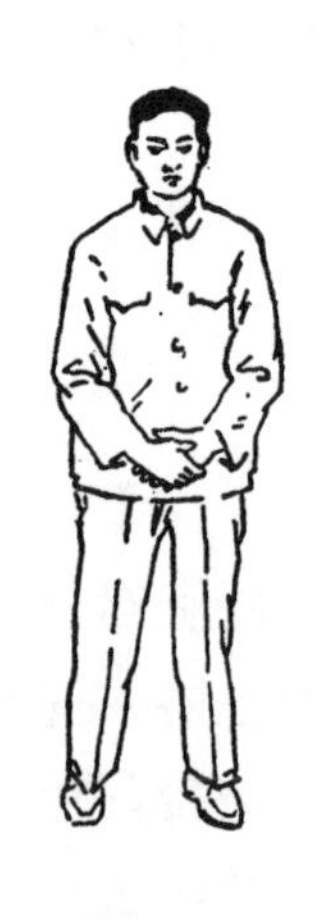

圖二七

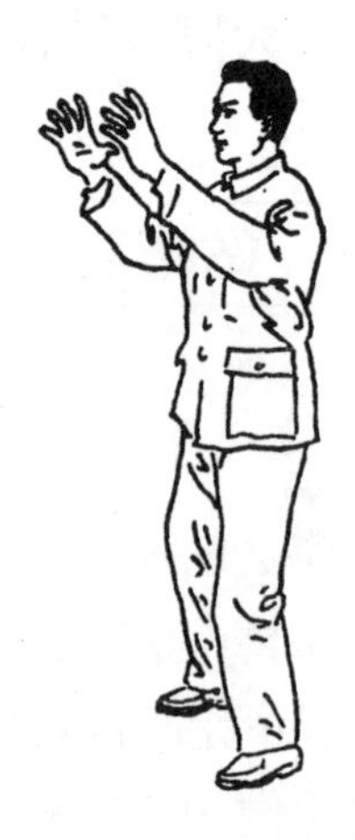

圖二八

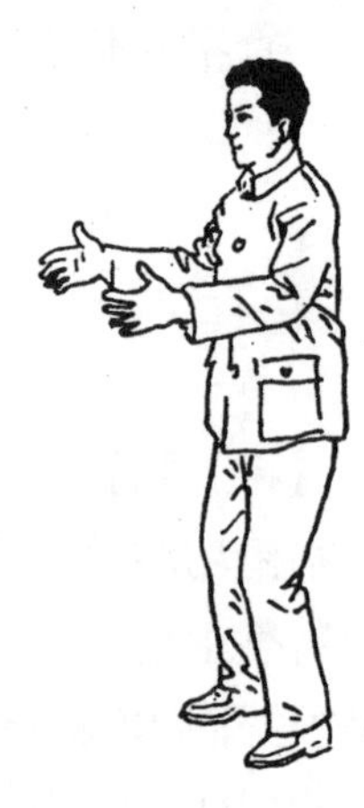

圖二九

頭頸要正直，稍含胸，不挺不彎，膝關節微屈，右手在外，左手在裡，手心向內疊放在小腹上，兩眼平視，或望向前下方均可。(圖 27)

(2)三圓式站樁：分「抱球式」和「環抱式」兩種。它的不同之處是根據手臂彎曲程度的大小而分：屈曲得小，稱抱球式；屈曲得大，稱環抱式。(圖 28、29)

抱球式動作，上肢成半圓形，兩手似抱球狀，掌心相對，手指相對，置於眼前 1 尺左右處。眼睛平視，或望向前下方均可。環抱式動作時，兩手似抱樹，掌心朝內，置離胸前兩尺左右。眼睛平視或望向前下方。站立姿勢可按本人情況，取高、中、低位練習。

(3)下按式站樁：兩手彎曲，掌指朝前，前臂與地平行，掌心向下，五指分開，成下按式，眼睛平視或望向前下方。站立姿勢可按本人情況取高、中、低位來練習。(圖 30、31、32)

(4)混合式站樁：

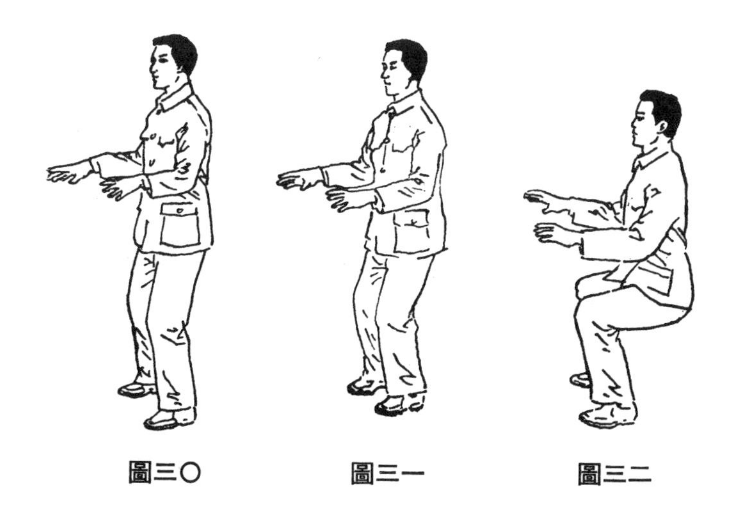

圖三〇　　圖三一　　圖三二

①雙臂鬆垂，站立，兩腳平行與肩同寬，上體基本正直，頭端正，眼睛平視，唇齒相著，含胸拔背，沉肩，兩手伸直，掌心向內，平放大腿旁。全身肌肉儘量放鬆。(圖 33)

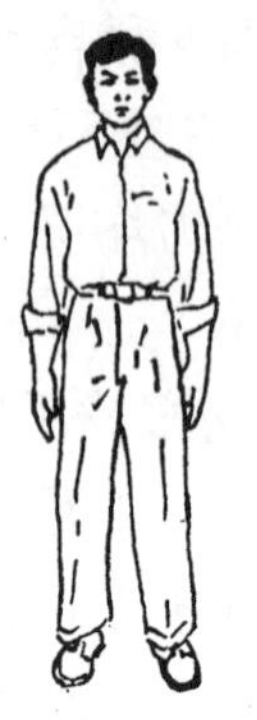
圖三三

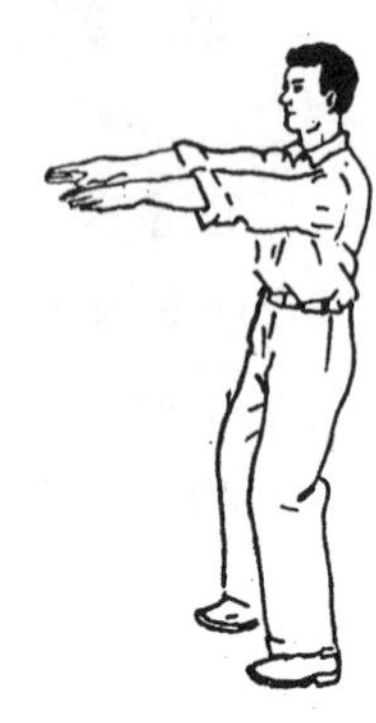
圖三四

②飛龍平伸：在①的基礎上，頭、頸、胸、腹不動，兩手水平前伸，掌心向下，五指密著，放鬆微成稍垂之半圓形。在兩手前伸的同時，兩腿微蹲，膝關節夾角 120 度左右。體力好，可以深蹲，直到大腿與地面水平。但膝關節投影不超過腳尖。(圖 34)

③如意對掌：在②的基礎上，頭、頸、胸、腹、腿、腳仍不動，向前平伸的兩掌側轉相間，如意對掌。(圖 35)

④胸前頂鴿：在③的基礎上，頭、頸、胸、腹、腿、腳仍然不動，將水平前伸對掌之兩手內收，靠近胸前，兩手中指互相輕微接觸，手掌呈半圓形。(圖 36)

⑤展翅飛翔：在④的基礎上，頭、頸、胸、腹、腿、腳仍然不動，將胸前之兩臂分開，轉向側，兩掌兩臂平肩掌下。(圖 37)

⑥胸前下鞍：在⑤的基礎上，頭、頸、胸、腹、腿、腳仍然不動，兩臂轉正，前方伸直下垂，掌心向下，離膝關節 30 厘米左右。(圖 38)

最後恢復①姿勢，腿直立 3 分鐘左右，將手提到胸前，同時吸氣；掌心向上轉入向下，靠近胸部，平行下按，

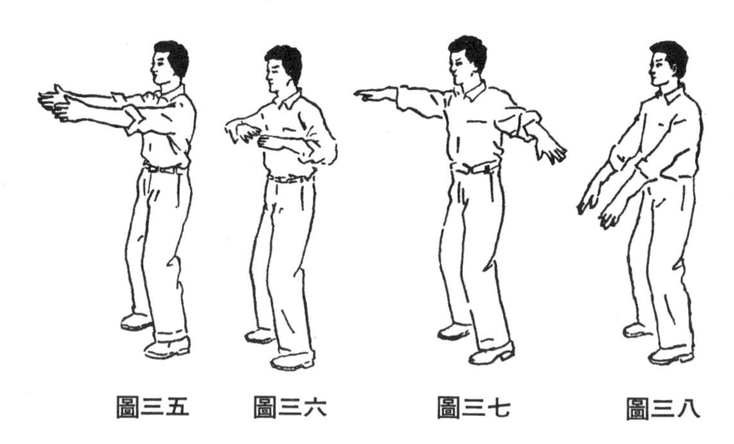

圖三五　圖三六　圖三七　圖三八

同時呼氣，再將手提至胸前吸氣，平行下按呼氣，連續做 3 次，然後結束。

以上各節可根據體力的強弱，決定練習時間的長短和站樁高低的程度。初學者體力較差，深蹲困難，可以微蹲，或用站立代替，隨著體力增強，再由站立轉入微蹲和深蹲。練習時間從短到長，一般每節從 1 分鐘逐漸增加到 10 分鐘均可；總練習時間從 10 分鐘增加到 1 小時左右。

站樁姿勢要點：兩脚平行，站立與肩同寬，上體基本正直，頭端正，眼睛平視，唇齒相著，含胸拔背，沉肩垂肘，虛領頂勁，全身肌肉儘量放鬆，臀部下坐屈膝時，膝關節投影不能超出脚尖。

【呼　吸】

(1)自然呼吸

按原來的習慣自然呼吸即可。這是開始階段練功時所採用的呼吸法。

(2)腹式呼吸

「逆式腹呼吸法」和「順式腹呼吸法」均可採用，如此反覆進行。腹式呼吸時，必須注意緩慢、細匀、深長；最好在老師的指導下進行。

⑶丹田—湧泉貫氣法

隨著吸氣，用意念進一步將身體內外之氣引至腹部丹田處。隨著呼氣，將丹田之氣下引至兩脚心湧泉穴，然後再吸氣，將氣由兩脚心上引至腹部丹田，呼氣時將丹田之氣下引至兩脚心。如此一呼一吸，上下氣機進行交流，稱作「丹田—湧泉貫氣法」。呼吸時注意柔和自然，絕不勉強。

【意　念】

⑴**良性意念法：**練功時不意守，可以想輕鬆愉快的事，如可以想工作順利的情景，可以想廣闊田野之新鮮空氣，也可以想公園裡百花齊放的花朵等等；絕不要想恐怖、害怕、不愉快的事情。這是初學者和多數人採用的方法。

⑵**意守穴位法：**練功時可以意守丹田，也可以意守湧泉等穴的方法。

⑶**貫氣法：**隨著吸氣和呼氣，意守不同穴位的方法，如丹田—湧泉貫氣法。

【收功法】

⑴兩腿逐漸伸直的同時兩手向上提，掌心向上，掌指相對，同時吸氣。當手掌提至頸前時，翻掌，掌心向下，下按，同時呼吸，連續做 3 次收功。

⑵兩腿逐漸伸直的同時，兩手向上提，掌心向上，掌指相對，同時吸氣。當手掌提至頸前時，翻掌到頭後，繼續上升到頭頂，掌心向上，同時吸氣，翻掌，掌心向下，往頭前方下按，至腹前，同時呼氣。

收功之後，可以將兩手掌擦熱，做揉頭髮和浴臉20次，效果更好。

【注意事項】

⑴各種姿勢都應該擺得正確、舒適，頸部防止強直，肩部防止聳起，胸部防止太挺，上身防止前傾、後倒和側彎，站樁時，膝關節的投影不要超過腳尖。如果感到原來擺的姿勢不太舒服和不正確，一定要及時調整和糾正。

⑵練功時，始終注意放鬆，面部最好略帶笑容，防止思想緊張。不要追逑練功中的各種感覺。

⑶初學者和病較重的患者，練功時先採用自然呼吸法和良性意念法，並採用高位下按式姿勢爲宜。

⑷練功時，必須自始至終保持一定的練功姿勢，不要隨便轉動或做其它動作(自發動功例外)。

⑸練功中，如果感到某些部位有溫熱、酸痲、肌肉跳動等感覺，特別是在站樁中發現指端和腿部微微顫動、漸漸動、漸漸劇烈、呈上下節律的抖動狀態時，不要緊張，這是練功中常見的現象，可任其自然，旣不要追求，也不要恐懼。

⑹練功時，發現兩肩一冷一熱，甚至身體一半熱，一半冷，這是氣血不均的現象，繼續練習下去就可消失。但如果發現全身發冷，甚至一瞬間打冷戰，就必須立即停止練功，用溫熱水洗手、擦臉，次日再練。

⑺室外風大，不宜練功；風小可以，順風而站。室內練功，要保持空氣新鮮。

⑻飯前過飢，不要練功；飯後10分鐘內，不宜練功；身

體感到過度疲勞，不宜練站樁，可以暫時改練坐功或臥功。

(9)練功時發熱出汗，這是好現象，但不要馬上吹風，嚴禁立即用冷水洗臉。休息片刻才可以飲冷水。最好功後飲用熱水。

(10)注意做好收功動作，並注意循序漸進。

四、太極氣功十八式

太極氣功十八式是集三調爲一體，選擇以柔和見長的太極拳中之精華，利用緩慢、舒展的動作節奏，把呼吸、姿勢、意識以極自然的方式揉和在一起的一種功法。由於它的結構簡單，動作舒展、緩慢、自然且優美，對各種慢性病更有廣泛的適應性，所以不僅適合於年老體弱的練功者使用，對一些強烈愛好氣功的中、青、少年也有吸引力。

太極氣功十八式創立以來，在中國大陸很快普及，受到此功效益的患者不計其數。不僅如此，太極氣功十八式還相當受國外重視，普及面相當廣。東南亞一帶，目前練此功者，據初步統計，有幾百萬。在美國、西歐、日本也相當普及。據統計，用全式練功的人，一個月以後就產生效果。用其中某式進行針對性訓練而獲得滿意效果的已達十幾萬人次。大陸各地與世界各地普遍設立了此功的訓練基地，自學也簡學易懂，並且還在日本、新加坡、上海拍攝此功全過程的錄影帶，配有優美悠揚的旋律，所以是慢性病患者的良藥、年老體弱者的良友、及廣大氣功愛好者的入門功法。

太極氣功十八式曾由上海中醫出版社出版單行本(1987年7月)，其中有專述針對各種慢性病患者的單式講解。它的要求是動作配合呼吸，根據節奏、意念，隨之而起，以良性意念法使練功者自然進入氣功之天地，療效產生於無形之中。茲介紹如下：

【第一式：起勢調息(圖39、40、41)**】**

自然站立，兩腳平行與肩同寬或稍寬些，上體正直，眼向前平視，含胸拔背，兩手自然下垂。

①兩臂慢慢向前平舉，兩手稍高於肩，手心向下，同時吸氣。

②上體保持正直，兩腿屈膝下蹲（膝關節彎曲150度左右），注意不要超出腳尖；兩手輕輕下按，直到肚臍平，掌心向下，同時呼氣。

要　點：

兩肩下沉，兩肘下垂，手指自然微曲，重心落在兩腿之間。臀部下坐，不可後突；兩臂下落，隨身體下蹲的動作協

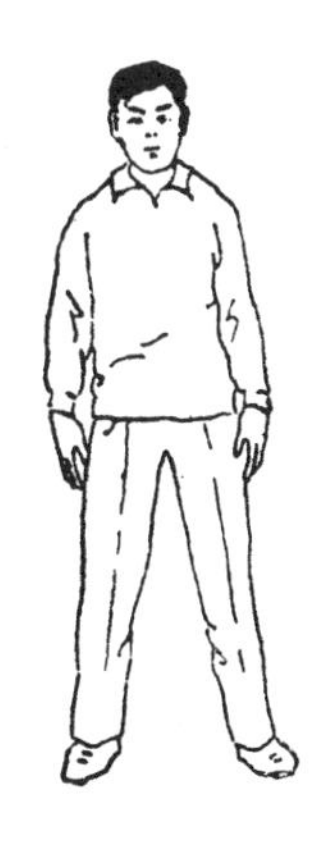

圖三九

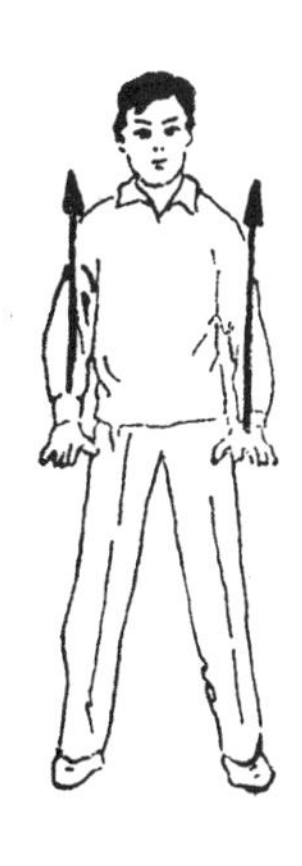

圖四〇

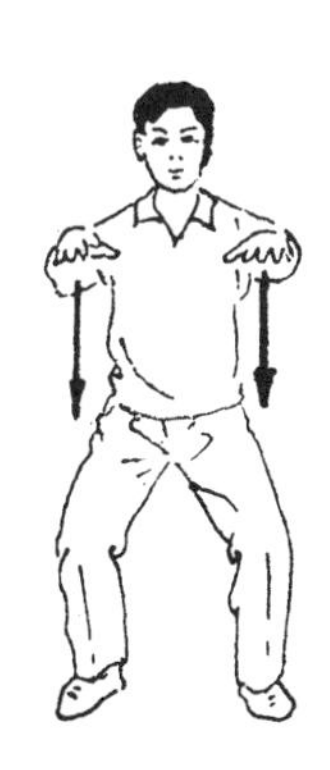

圖四一

調一致。

意　念：

全身放鬆，想像人如同噴泉般，綿綿不斷地上升下落。

練習次數 6 次(一呼一吸爲一次)。

作　用：

通過軀體之上升下降，發動眞氣，疏通經絡，調和氣血，人體之氣象微波蕩漾似的在全身運行，對高血壓、心臟病、肝炎病等患者有特別的治療作用。單式也可練習，次數隨體質條件增加。採用鼻吸口呼法(以上均採用此法)。

【第二式：開闊胸懷(圖 42、43)**】**

姿勢接上式動作。

①將下按之兩手平行上提至胸前，膝關節逐漸伸直，把向下的掌心改爲掌心相對，平行向兩側拉，至盡處，做擴胸動作，同時吸氣。

②將兩側的手平行向中間靠攏，到胸前，將兩掌心改爲向下，在下按過程中屈膝，同時呼氣。

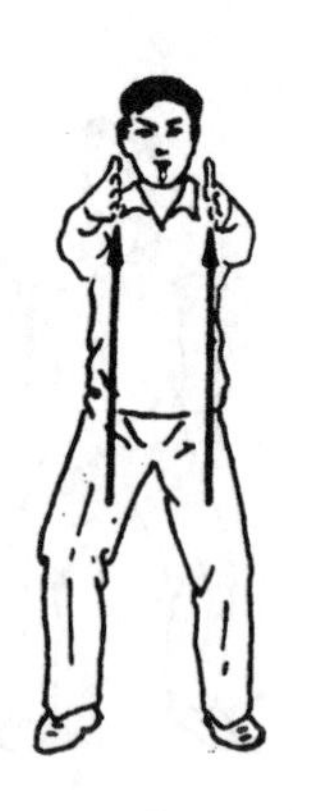

圖四二

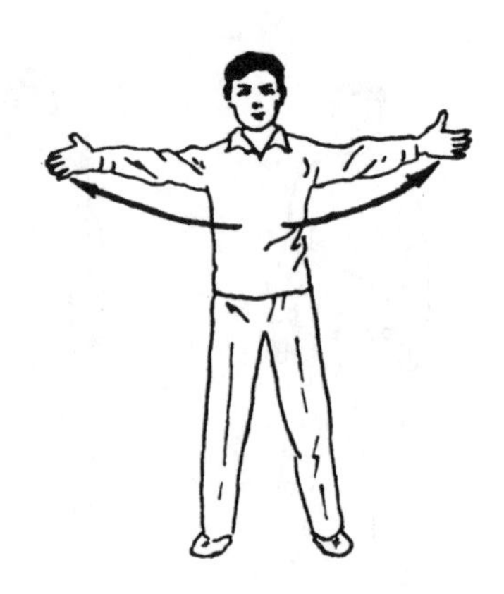

圖四三

要　點：

兩手臂伸直提至胸前時，人就逐漸站立，兩手下按時人才開始下蹲，提與站、按與蹲、呼與吸等動作必須注意做到連貫、協調。

意　念：

胸懷開闊，像站在高山上，目光遠視，高瞻遠矚。

作　用：

治療肺氣腫、心臟病、氣急、心跳、胸悶、神經衰弱、神經官能症。

練習次數爲 6 次（一呼一吸爲一次）。

單式練習根據患者的條件（身體）而增加。

【第三式：揮舞彩虹(圖 44、45)**】**

姿勢接上式動作。

①將下按兩手平行上提至胸前，這時膝關節逐漸伸直，兩臂伸直，兩掌心向下，同時吸氣。

②兩手繼續上升至頭頂，重心向右脚移動，右腿微屈，

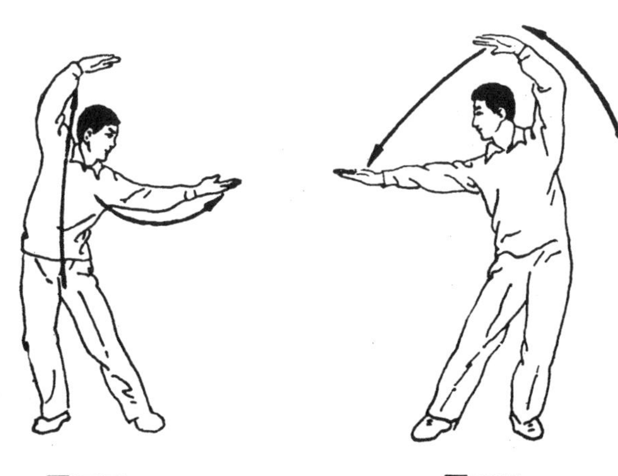

圖四四　　圖四五

全脚掌著地，左脚伸直，左手從頭頂向左側伸直，平放至水平線，掌心朝上，右手肘關節彎曲成半圓形，右掌心朝下，成右體側動作，繼續吸氣。

③重心向左脚移動，全脚掌著地並微屈，右脚伸直，右手從頭頂向右側平放，伸直平放至水平線，掌心朝上，左手肘關節逐漸彎曲上提至頭頂，成半圓形，左掌心朝下，成左體側動作，同時呼氣。

要　點：

兩手揮舞時與體側呼吸動作協調，看起來很柔和似的。

意　念：

不僅觀賞到五彩繽紛的彩虹，而且似飛入彩虹之中，盡情揮舞。

作　用：

治療腰痠背痛，減少腰部脂肪，對腎臟疾患療效很好。

練習次數 6 次(一呼一吸爲一次)。

【第四式：輪臂分雲(圖 46、47)**】**

姿勢接上式動作。

①重心移至兩腿之間，兩腿成馬步，左手從上往前下方，右手從右側往前下方，與左手交叉，左手在前，掌心向內，交叉置於小腹前。

②交叉的雙手隨著膝關節伸直，翻掌掌心向上，繼續交叉上升直到頭頂，掌心向上，同時吸氣。

③交叉向上的掌心翻轉向外，兩臂伸直，同時從上向兩側降下，掌心向下，到膝關節水平位置時，兩手逐漸交叉置於小腹前，肘關節微屈，同時呼氣。

要　點：

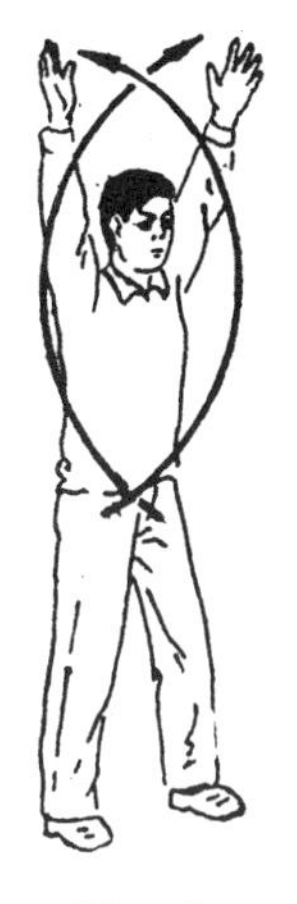

圖四六

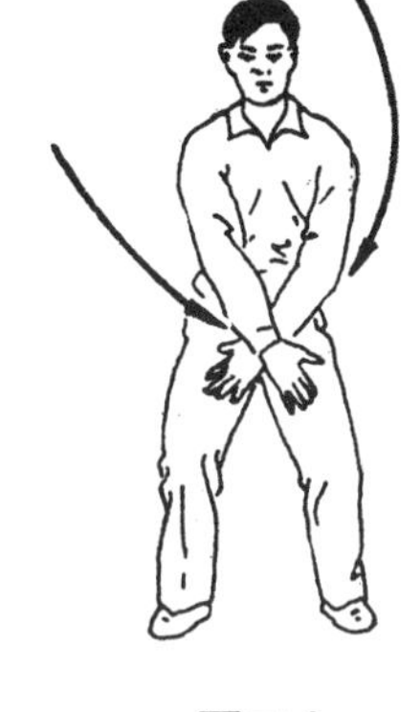

圖四七

輪臂時，兩手是以兩肩關節的圓心，從內下往外上劃兩個大圓形，兩手在頭頂時，可抬頭挺胸，幫助吸氣。吸氣時膝關節伸直，呼氣時膝關節彎曲。

意　念：

漂浮在美麗的雲彩中，興高采烈地把朵朵雲彩分開。

作　用：

培育元氣，增加腰腿的力量，治療心臟病、氣喘、肩周炎等症。

練習次數 6 次(一呼一吸為一次)。

單式練習如前式。

【第五式：定步倒捲肱(圖 48、49)**】**

姿勢接上式動作。

①站好馬步，頭頂交叉的左手平放前方，掌心朝上，頭頂交叉的右手屈肘，翻掌，掌心朝上，向後上方劃弧平舉，腰往右轉，眼神看右手，左手翻掌同時吸氣，然後提右臂屈肘，掌心朝前，經耳側向前推出，同時

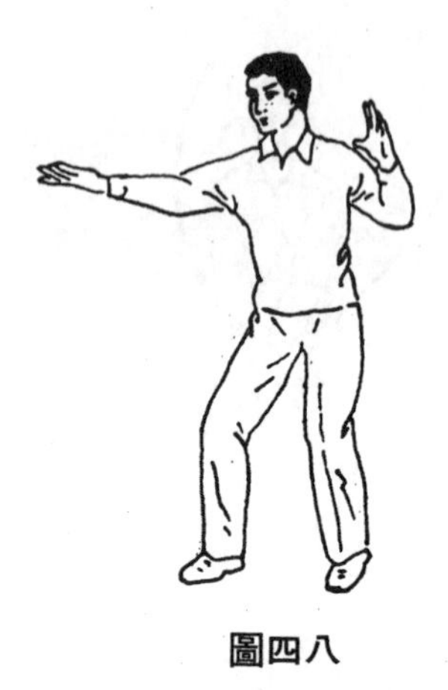

圖四八

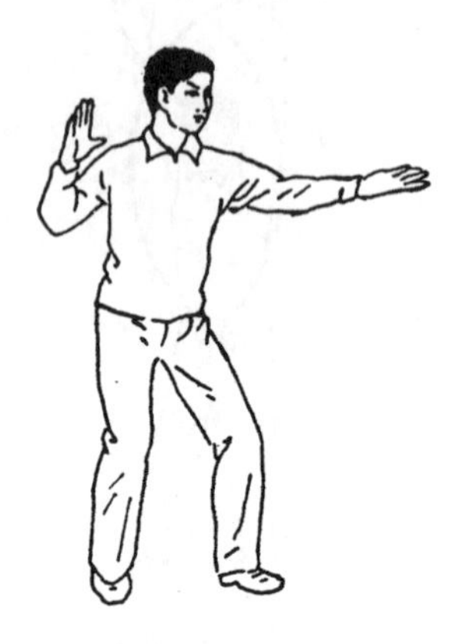

圖四九

呼氣；接著前伸的左手平行往胸前收，剛好與右手小魚際相擦而過。如此，左右手交替進行。

要　點：

兩手以胸前交叉爲界，掌內收和前推時都用內功。內收時眼看內收掌，前推時，眼看著前掌。

意　念：

美麗的沙灘上，有一道道浪輕輕推來，又悠悠退去。

作　用：

治療肩、肘、腕關節炎及哮喘、氣管炎、腎臟疾病等。練習次數 6 次(一呼一吸爲一次)，單式如上式。

【第六式：湖心划船(圖 50)】

姿勢接上式：

①當左手推掌在胸前與右手相擦之際，將兩手掌朝下，經腹前，向下向後劃弧(像划船似的)，兩腿彎曲，上體保持正直，眼睛往前看，兩手繼續往後到盡處，繼續呼氣。

②兩腿伸直的同時，兩掌外翻，兩臂伸直，掌心逐漸朝上、朝前，同時吸氣。

③兩腿彎曲的同時，上體保持正直，手掌向下、向後劃弧，同時呼氣。

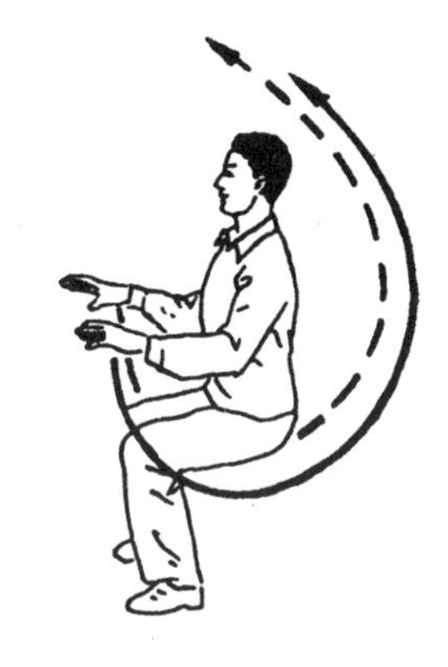

圖五〇

要　點：

手臂伸直，下蹲時呼氣，站立時吸氣，上體不要彎曲。

意　念：

悠然自得地在碧波中蕩漾，小船悠悠，其樂無窮。

作　用：

增強消化系統功能，治療腸胃炎、心臟病、神經衰弱等症。練此式後，頭腦格外清晰。

練習次數 6 次(一呼一吸爲一次)，單式練習如前式。

【第七式：肩前托球(圖 51、52)**】**

姿勢接上式：

①當彎腰和兩手在後下方盡處時，伸腰，左手不動，右手翻掌向左上方升。平左肩高時做托球動作，重心放在左腳，右腳尖著地，右腳跟可以抬起，在托球時吸氣，接著右手返回右下方，同時呼氣。

②重心移至右腳，左腳尖用力，腳跟抬起的同時，左手從左下方往前舉至右上方，到右肩高度時，做托球動作，同時吸氣。接著左手返回左下方，同時呼氣。

要　點：

左右手托球時，眼睛可視托球處，同側腳尖可用力做蹬

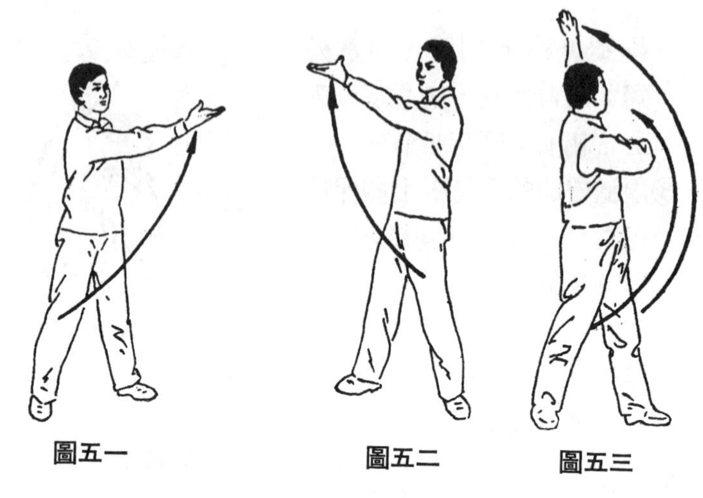

圖五一　圖五二　圖五三

地動作，托球、蹬地、吸氣動作協調。

意　念：

進入天眞的心境，有返老還童之趣。

練習次數 6 次(一吸一呼爲一次)，單數練習如前式。

【第八式：轉體望月(圖 53)】

姿勢接上式。

①兩腳馬步下蹲，兩手伸直向左右上方揮手時，上體向左轉動，頭往左後方像望月似的，同時吸氣。然後返回馬步下蹲之姿勢，同時呼氣。

兩手伸直，向左右上方揮手，上體向後轉動，頭往右後上方望月似的，同時吸氣，然後返回馬步下蹲之姿勢，同時呼氣。

要　點：

揮手，轉腰，轉頭，動作協調一致；望月時，手、腰、頭轉到盡處，不要抬腳跟。

意　念：

想像著中秋月圓時與家人團聚，共享天倫之樂。

作　用：

健脾補腎，治療腰痠背痛，腰肌勞損，並有減肥作用。

練習次數 6 次(一呼一吸爲一次)，單式練習如上式。

【第九式：轉腰推掌(圖 54、55)**】**

姿勢接上式動作。

①站好馬步，兩手掌放在兩腰旁，掌心朝上，左手肘關節後拉，上體向左轉動，右掌向左前方，用內力推出，同時呼氣，然後將右手返回腰旁，同時吸氣。

②體向右轉，左手向前推掌，同時呼氣，然後返回原姿勢吸氣。

要　點：

推掌是伸腕動作，掌指向上，小魚際朝前，一手推掌，一手向後掃，相對用力似的。推掌和內收時都應注意內勁。

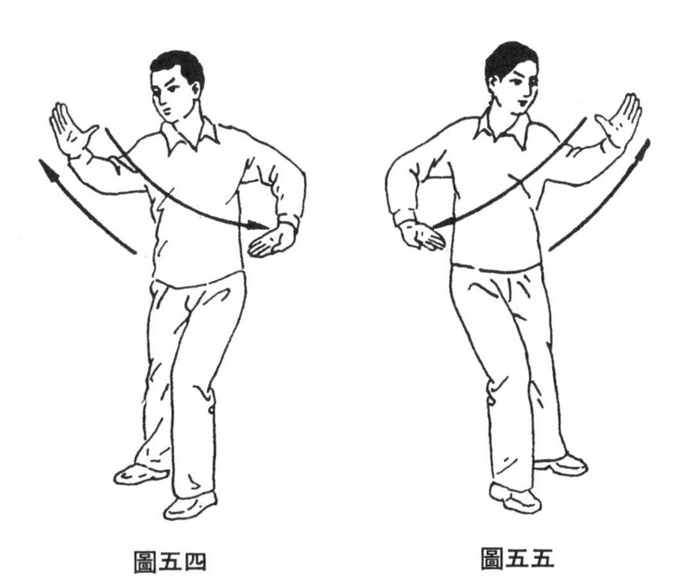

圖五四　圖五五

意　念：

吸入正氣，增加內勁，增強體質。

作　用：

強脾補腎，增強腰肌力量，治療腰肌勞損、腰腿痛。

練習次數 6 次(一呼一吸爲一次)，單式練習如上式。

【第十式：馬步雲手(圖 56、57)**】**

姿勢接上式動作。

①左手推掌後，左掌心朝內與眼同高，慢慢往左移動，右手向前，掌心向左，與臍同高。隨著腰部向後轉的同時，兩手平行向左移動，同時吸氣。

②向左轉到盡處時，右手往上，掌心向內，與眼同高，左手往下，掌心向右，與臍同高；隨著腰部向右轉的同時，兩手平行向右移動，同時呼氣。

要　點：

手的動作注意柔和，眼神始終隨著上面一隻手掌而移

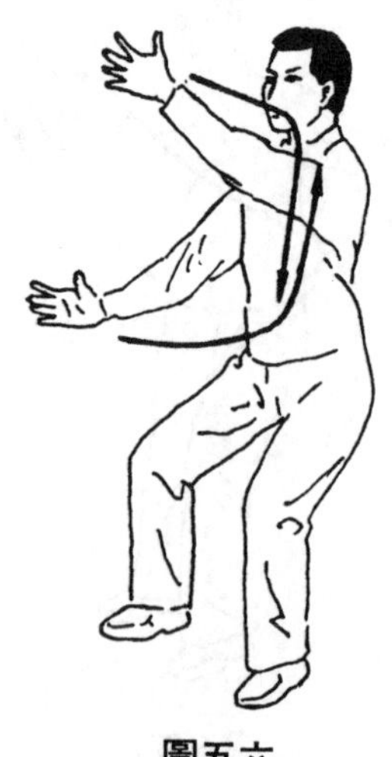

圖五六

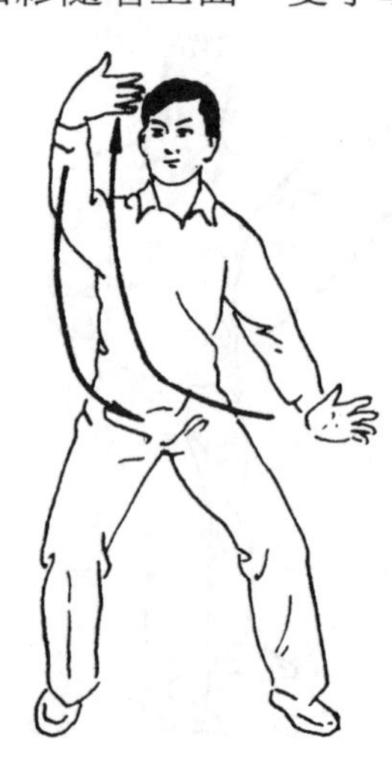

圖五七

動，腰部隨著手的移動而轉動。

意　念：

想像著神體合一的狀態鍛鍊身體。

作　用：

練氣化神、神體合一，治療精神衰弱、神經官能症、腸胃病、消化不良等症，久練能清神醒腦，增強記憶力。

練習次數 6 次（一呼一吸爲一次）。

單式練習，效率顯著。

【第十一式：撈海觀天(圖 58、59)**】**

姿勢接上式動作。

①先將左腿向前跨半步成弓形步，上體前傾，兩手左膝前交叉，開始吸氣。

②交叉的手隨著上體後仰而上提，過頭頂後兩手伸展，做觀天動作，掌心相對，繼續吸氣；隨著上體前傾，兩手從兩側逐漸下降至膝前交叉，同時呼氣。

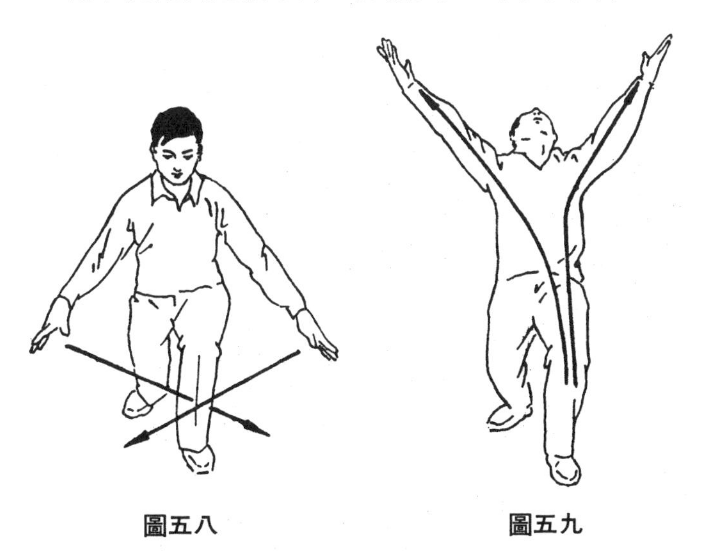

圖五八　　圖五九

要　點：

上體前傾，兩手下按時，右膝反交叉，然後均勻上提至頭頂。觀天時，兩手儘量做伸展動作。

意　念：

似在海上捕魚，一網起上魚滿倉時的興奮，抬頭仰望碧藍的天空，興致勃勃的精神狀態。

作　用：

強腎健脾，增強腰腿及上肢的力量，治療腸胃病、腰腿等肢體功能障礙，並能起減肥作用。

練習次數 6 次(一呼一吸爲一次)，單式練習如上式。

【第十二式：推波助瀾(圖 60、61)**】**

姿勢接上式。

①將上舉的兩手向前上方平行伸出，然後屈肘置胸前，掌心朝外，身體重心往右腳移，前腳跟著地，腳趾抬起，同時吸氣。

②重心前移到左腳，全腳掌着地，上體前移，接著右腳

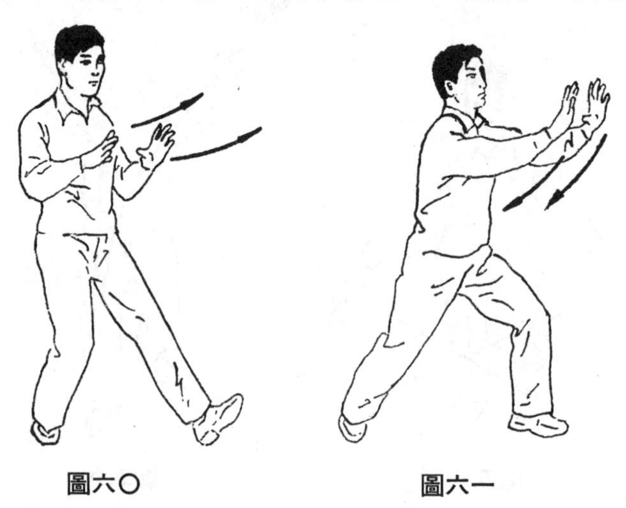

圖六〇　　圖六一

　趾著地，腳跟抬起，兩掌向前推出，與眼睛同高，同時呼氣。

要　點：

兩手後縮時，重心後移，同時吸氣；兩手推掌時，重心向前移，同時呼氣。

意　念：

似海潮般一浪拍打一浪，向前波動。

作　用：

利肝健脾，治療肝炎、肺病、肋間神經痛、神經衰弱、失眠等症。

練習次數 6 次(一呼一吸爲一次)，單式練習如上式。

【第十三式：飛鴿展翅(圖 62、63)**】**

姿勢接上式動作。

①前推的兩手伸直平行，掌心相對，重心移至右腳，前腳掌抬起，兩手平行往兩側拉至盡處，同時吸氣。

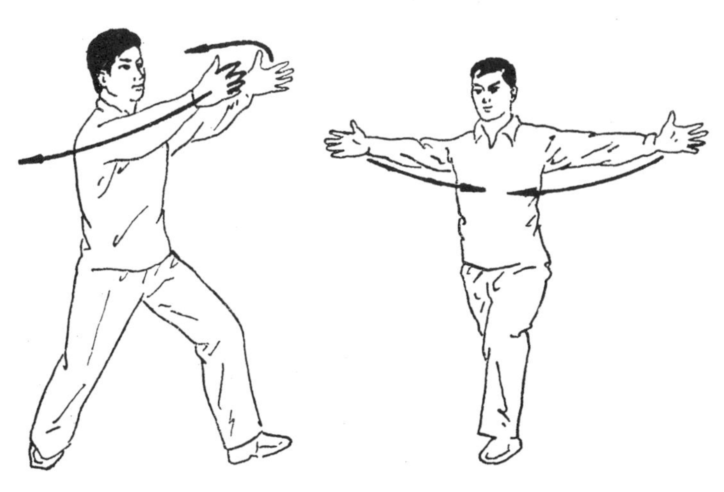

圖六二　　圖六三

②接著重心移至左脚，右脚跟抬起，將後拉的兩手平行往胸前靠攏，同時呼氣。

要　點：

當身體向後仰時，兩手像鴿子展翅似的，身體往前時，兩手輕鬆、自然地結合，動作一開一闔、輕鬆自如。

意　念：

像飛鴿展翅，藍天翱翔，盡情呼吸著新鮮的空氣。

作　用：

利肝健脾，治療肝炎、肺病，舒肝利氣。治療胸悶、心臟病、神經衰弱等症。

練習次數 12 次(一呼一吸為一次)。

【第十四式：伸臂衝拳(圖 64、65)**】**

姿勢接上式，弓步變化成馬步，兩手變拳，放在腰旁，掌心朝上。

①左手先出拳，用內勁衝拳，同時呼氣，然後收回原處，

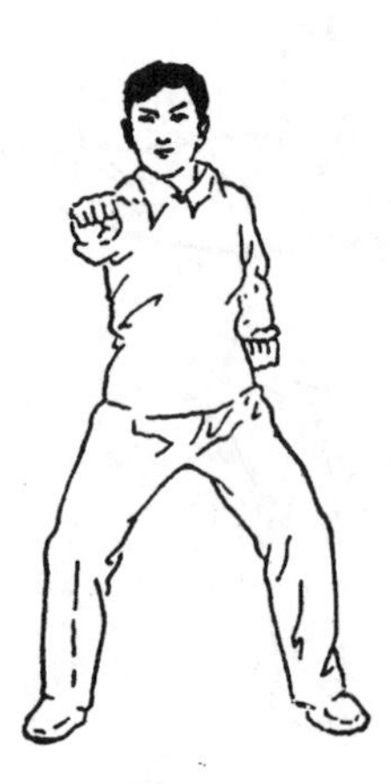

圖六四

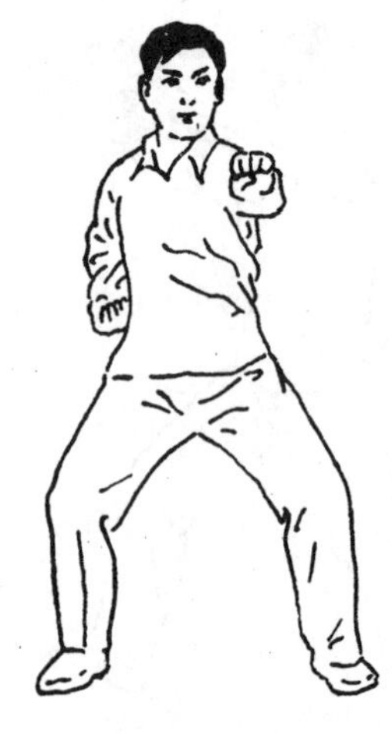

圖六五

同時吸氣。

②接著右手出拳，用內勁衝拳，同時呼氣，然後收回原處，同時吸氣。

要　點：

從弓步變馬步時吸氣較細長，衝拳時，原拳心朝上變爲朝下，眼睛看拳。

意　念：

武術衝拳，鍛鍊身體，筋骨強健。

作　用：

增強內勁，培育元氣，擴大肺活量，增加體力，治療哮喘、支氣管炎、神經衰弱、神經官能症、失眠。

練習次數 6 次(一呼一吸爲一次)；如用單式練習，可以反覆衝，腿酸時可上升至高位。

【第十五式：大雁飛翔(圖 66、67)**】**

姿勢接上式，人站立，兩手側平舉。

①人低位深蹲，儘量蹲低，上體保持正直，兩拳變掌向下，然後向兩側上提，同時抬腳跟，像大雁飛翔似的，同時吸氣。

②人下蹲，兩手柔和地平行下按，腳跟著地，同時呼氣。

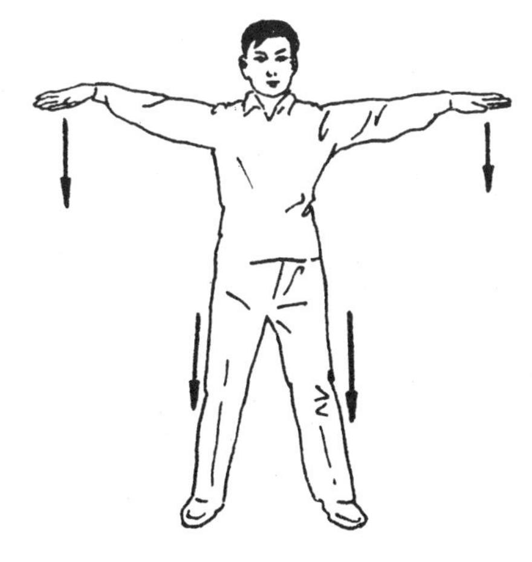

圖六六

要　點：

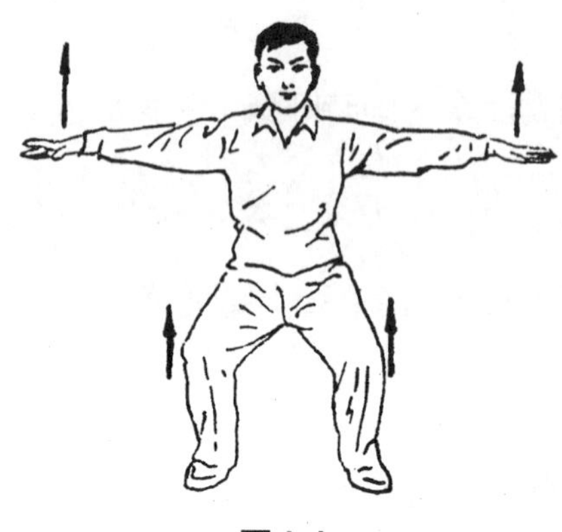
圖六七

腕關節要柔軟，下蹲、起立與手臂下按、上提及呼吸必須配合好。

意　念：

如同大雁一樣，在廣闊的天空自由飛翔。

作　用：

消除精神緊張，治療頭暈、頭脹、神經衰弱、神經官能症等有一定的療效。

練習次數 6 次(一呼一吸爲一次)。

練習單式可對各種慢性病起療效作用。它是一種極爲輕鬆自在的運動，三調後的療效產生於愉快的心境之中。

【第十六式：環轉飛輪(圖 68、69)**】**

姿勢接上式，人站立，兩手在小腹前。

①兩臂伸直，向左上方隨轉腰做環轉動作，雙手向左側舉到頭頂，同時吸氣，手從頭頂向右下時呼氣，連續重複 3 次。

②改變環轉方向，動作相同，做 3 次。

要　點：

當兩手做環轉動作時，腰部也隨著轉動，手臂、腰部和呼吸動作要協調。

意　念：

全身像巨大的風車，在微風中迎著朝霞慢慢轉動。

作　用：

促進氣血運行，振奮精神，與宇宙運行規律相適應，天

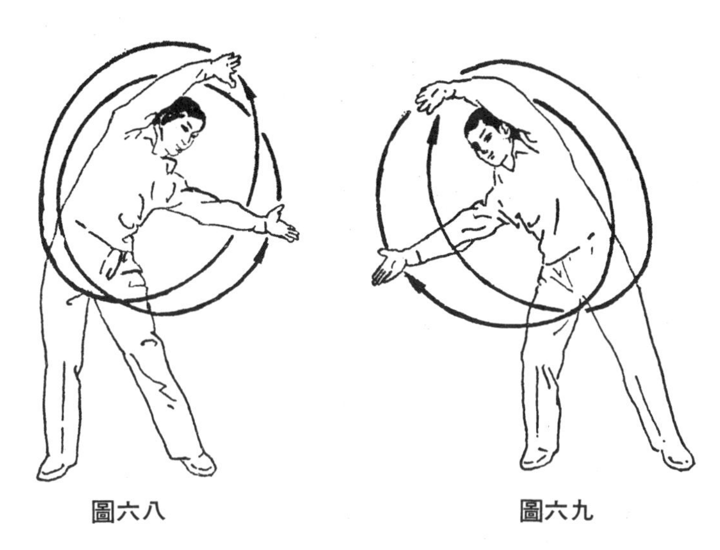

圖六八　　　　　　　　圖六九

人相應，對全身關節炎、肥胖等症均有效力。由於氣血在全身運行活躍起來，故單式練習後精神飽滿，行動生機勃發。

練習次數 6 次(一呼一吸爲一次)。

單式練習宜稍停再練，兩頭部不致出現眩暈現象。

【第十七式：踏步拍球(圖 70)**】**

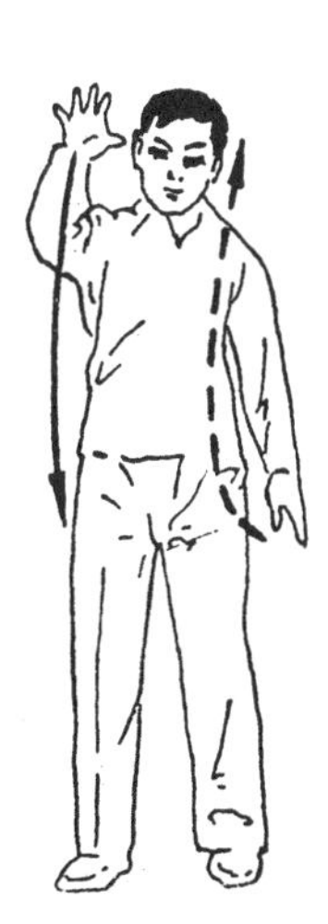

圖七〇

姿勢接上式動作。

①提左腿，抬左手於左肩前，當右手拍球時，左脚踏地，同時吸氣。

②提右腿，抬左手於左肩前，當左手拍球時，右脚踏地，同時呼氣。

要　點：

提手、拍球、蹬脚和呼吸動作相一致，一邊踏步，一邊拍球，動作非常輕鬆愉快。

意　念：

輕鬆愉快，懷著童稚之心。

作　用：

消除疲勞，恢復體力，能夠治療神經衰弱、失眠及手腳遲鈍等症。

練習次數 6 次(一呼一吸爲一次)。

單式練習可反覆練。尤其適合老弱者。進入此式意念，對心情愉快非常有幫助。

【第十八式：按掌平氣(圖 71、72)**】**

姿勢接上式，人站立，兩手放小腹前。

①兩掌指相對，掌心向上，從胸前上提至眼前，吸氣。

②翻掌，兩手指相對，掌心向下，從眼前按到小腹前，同時呼氣。

要　點：

手慢慢上提，人也隨之慢慢站立，手提到鼻尖高度時就下按平氣，手下按時，人也隨之微微下蹲。

意　念：

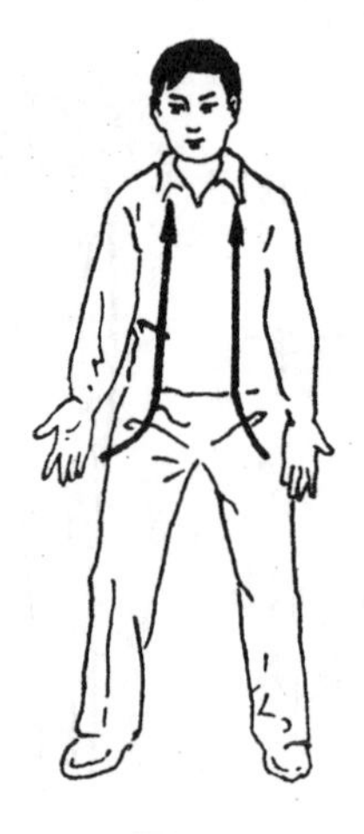

圖七一

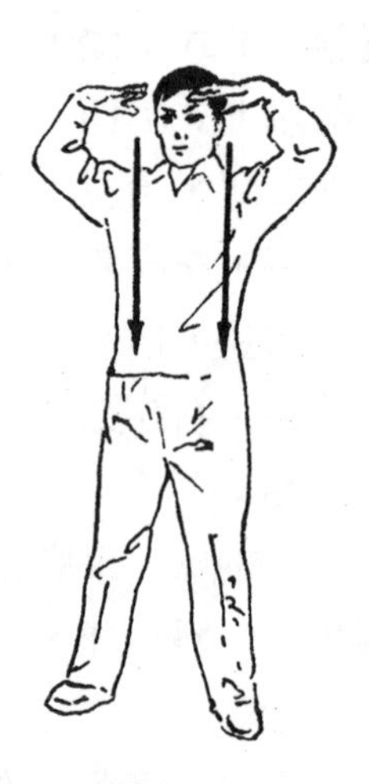

圖七二

平心靜氣，心平氣和，心安理得地進行收功。

作　用：

平心安神，治療高血壓、心臟病、腸胃病等。

練習次數 6 次(一呼一吸爲一次)。

單式亦可練習，療效良好。

五、十段錦

十段錦是與太極氣功十八式有所不同的一種功法。太極氣功十八式以柔和見長，十段錦則比較富有節奏感，動作比較簡單，容易掌握，長期鍛鍊可使筋骨強健，體魄健美。它與太極氣功十八式的根本不同點是：前者以內勁爲主，後者則以外勁爲主。所以，練功者可根據自己的具體條件進行鍛鍊。十段錦的名稱只有一個，方法卻有兩種，那就是「床上十段錦」和「站式十段錦」。

下面就分兩部分介紹十段錦的練習方法。

1 床上十段錦

床上十段錦以坐式練功，練功者最好選擇木板床，不要放置棉被墊在身下。

具體功法如下：

【活絡頭頸(圖 73、74、75)**】**

兩腿自然伸直，坐在床上，兩手自然插腰，頭和上體保持正直，眼睛平視。當意念數 1 時，頭頸轉向左面盡處，同時吸氣；數 2 時，頭頸返回原處，同時呼氣；數 3 時，頭頸

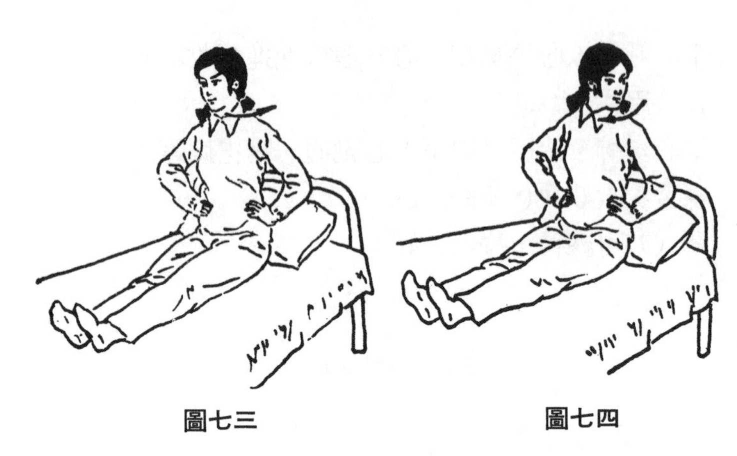

圖七三　　圖七四

轉向右面盡處，同時吸氣；數 4 時，頭頸返回原處，同時呼氣。共做 2 次，每次 8 拍(16 拍)，以意念數拍。如果集體鍛鍊，可以採用口令加音樂指揮。

注意事項：

頭頸轉動時，其它部位不動。轉頭時，節拍、呼吸與動作必須配合協調。

【翻掌擴胸(圖 76、77)**】**

在上節的基礎上，將兩臂上舉，肘關節彎曲，兩掌平行相對，掌心朝下。意念數 1 時，兩臂做擴胸動作，同時吸氣；數 2 時，兩掌翻向外伸，分別向前外方做擴胸運動，同時呼氣。做 4 次，每次 8 拍(32 拍)。

注意事項：

擴胸動作用力擴展，屈肘擴胸時吸氣，伸肘擴胸時呼氣，動作在水平面上進行。

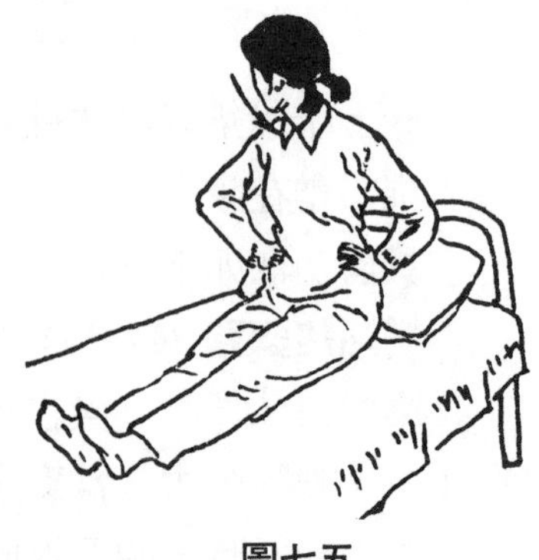

圖七五

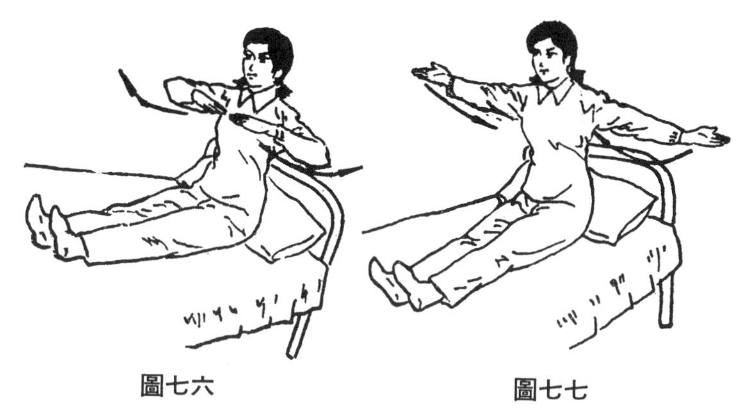

圖七六　　圖七七

【雙舉千斤(圖 78、79)】

在第二節的基礎上，兩臂彎曲，平行置於胸的兩旁。意念數 1 時，兩臂用力向上做推舉動作，同時頭部向上抬看時吸氣；數 2 時返回原來的姿勢時呼氣。

共做 4 次，每次 3 拍（32 拍)。

注意事項：

動作 1 時兩手上舉，吸氣和抬頭動作同時進行；動作 2

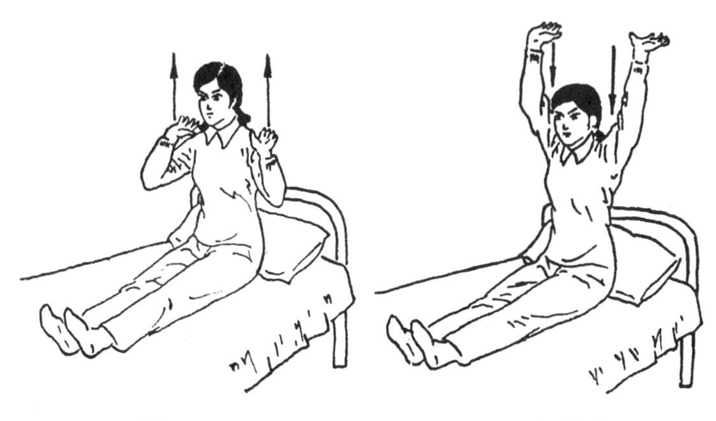

圖七八　　圖七九

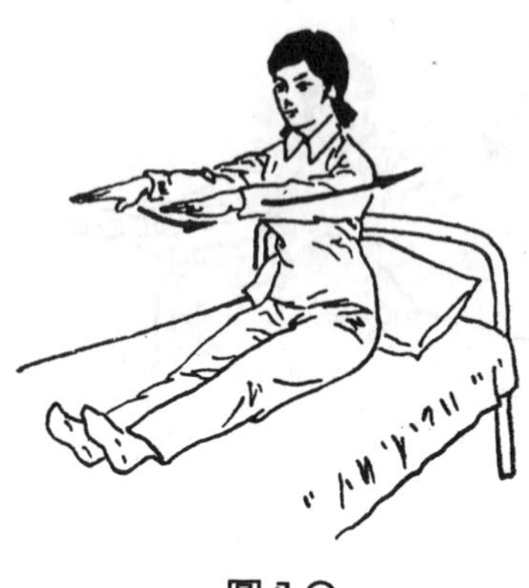
圖八〇

時兩手下落，頭部前望，和呼吸動作協調。

【轉頭射雕(圖 80、81、82)**】**

在第三節的動作基礎上意念數 1 時，兩臂平行向胸前平舉，眼睛平視，同時吸氣；數 2 時，左手伸直翻掌，平行向左轉動，頭部也隨著向左轉動，眼睛看左手掌，同時右手肘關節彎曲，置於胸前，掌心向下，並用力向左拉，同時呼氣；數 3 時動作還原，成兩臂平行向胸前平舉，眼睛平視，同時吸氣；數 4 時右手翻掌平行向右移動，頭部隨著向右轉動，眼睛看右手掌的同時，左手肘關節彎曲，置於胸前，掌心向下，並用力向左拉，同時呼氣。

共做 4 次，每次 8 拍(32 拍)。

注意事項：

動作 1 時，頭部、左右手動作和呼吸要配合協調；動作

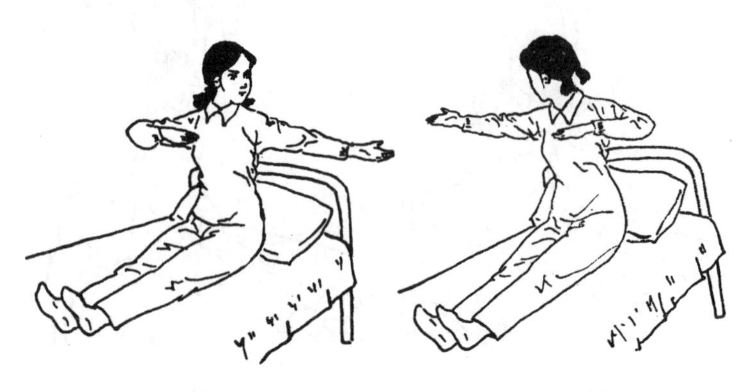
圖八一　　圖八二

2 做射雕動作時，彎曲的肘關節儘量向左或向右拉，用力做擴胸運動。

【抱頭彎腰(圖 83、84)**】**

在第四節的基礎上，兩掌揷指，掌心朝前，大拇指在下，置在後頭。意念數 1 時收腹，做前屈彎腰動作，同時吸氣；數 2 伸背，頭還原，上體自然正直，同時呼氣。

共做 4 次，每次 8 拍(32 拍)。

注意事項：

①反屈後仰活動以脊柱爲主。

②動作、呼吸要配合，協調。

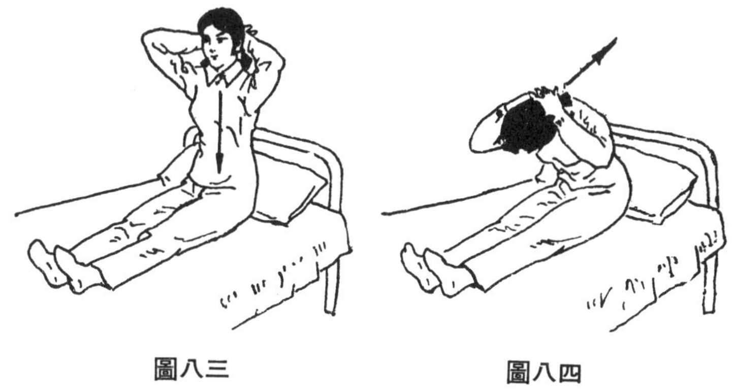

圖八三　　圖八四

【疏通胸腹(圖 85、86)**】**

在第五節的基礎上，兩手相疊，左手掌心按在右乳上，手指向左。當意念數 1 時，將手掌往左方平行移動，然後平行往左下腹移動，同時吸氣；數 2 時，手掌從左下腹平行移至右下腹，又平行向右上腹移動，直至按在乳房(右側乳房)原處，同時呼氣。

共做 4 次，每次 8 拍(32 拍)

注意事項：

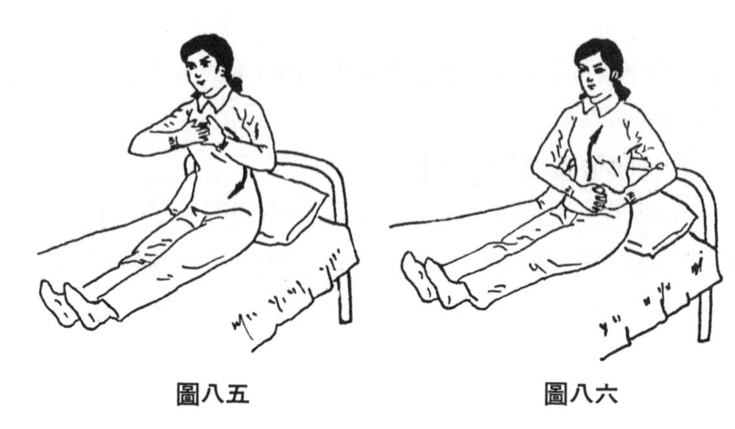

圖八五　　圖八六

左手掌移動是以按摩形式進行，動作要均勻、柔和，順時針方向，即以右胸→左胸→左下腹→右下腹→返回右胸。

【雙手推磨(圖 87、88)】

在第六節的基礎上，兩手彎曲，置放在小腹前，掌心向下。當意念數 1 時，兩手同時向左前方伸，同時吸氣；數 2 時兩手似推磨，方向是左前方→右前方→右後方→左後方，同時呼氣。共做 4 次，每次 8 拍(32 拍)。

注意事項：

雙手推磨是均勻、平行的運動。

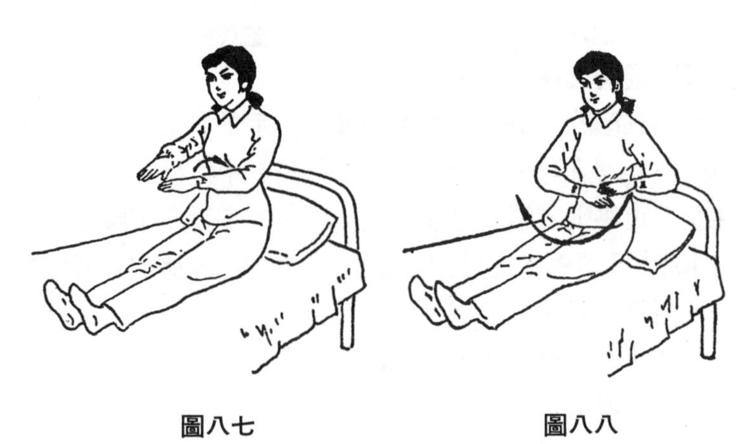

圖八七　　圖八八

【按摩肋腰(圖 89、90)】

在第七節的基礎上，兩手插腰，虎口朝下。當意念數 1 時，插腰的兩手平行往上提至背肋(盡本人的條件，最大限度地上提)，同時吸氣；數 2 時，將兩手掌平行往下按摩至腰部(不到臀部)，同時呼氣。

共做 4 次，每次 8 拍(32 拍)

注意事項：

上提下降速度須均匀，做按摩動作時力要適中；必須注意上升、下降均須用力，不是用力上提，應自然下降。整個節拍要配合好。

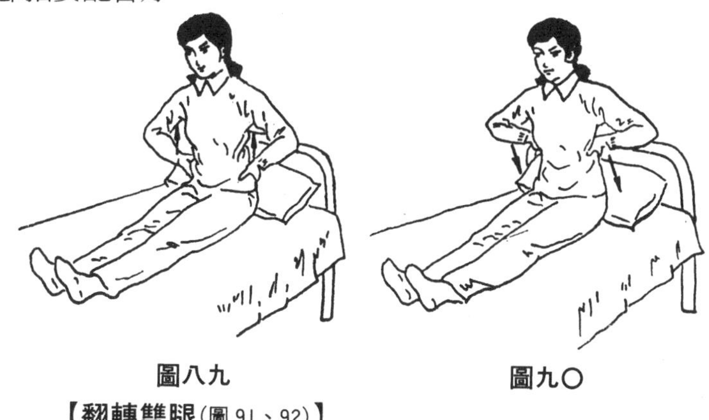

圖八九　　圖九〇

【翻轉雙腿(圖 91、92)】

在第八節的基礎上，兩手插腰。當意念數 1 時，伸直平放的兩腿，以脚跟爲中心，做向外翻轉動作(即外展動作)，同時吸氣；數 2 時，將外展的兩腿做內向翻轉動作(即內收動作)，同時呼氣。

共做 4 次，每次 8 拍(32 拍)

注意事項：

做翻轉雙腿動作時，兩膝做最大限度的翻轉，但上體仍

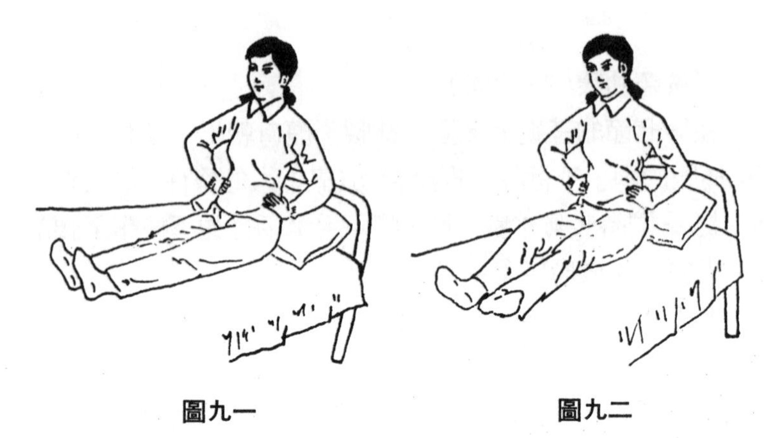

圖九一　　圖九二

然保持正直不動。

【收腿活膝(圖 93)】

在第九節的基礎上，將兩手掌插腰或平按在床上，手指尖朝前，置放大腿旁。當意念數 1 時，將伸直平放的兩腿屈膝收腿，同時吸氣；數 2 時，伸膝返回原姿勢，同時呼氣。

共做 4 次，每次 8 拍(32 拍)

注意事項：

屈膝時，適當用力，做到最大限度的收腿，兩膝關節的內側和兩脚的內側做屈膝和伸膝的動作時都緊靠著。

2 站式十段錦

【頂天立地(圖 94、95)】

兩脚自然站立，與肩同寬，上體保持正直，眼睛平視，兩手手指交叉相插，掌心自然放置胸前。當意念數到 1 時，將兩手掌朝外翻轉，然後掌心朝上，平行地從胸前上升至頭頂盡處，並做

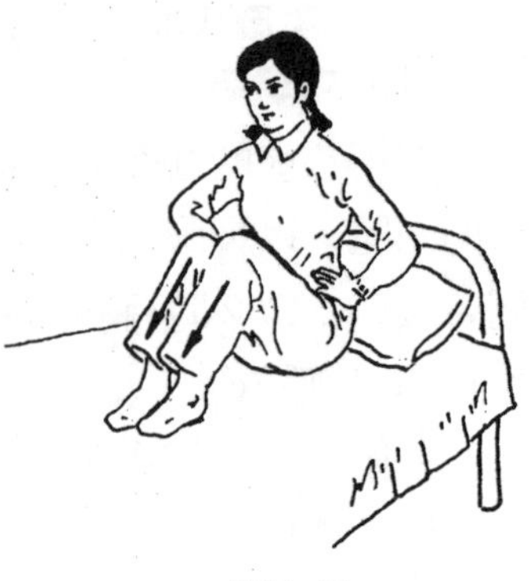

圖九三

抬頭動作，同時吸氣。數到 2 時，將頭頂交叉的兩指平行下降，經胸前至小腹前，兩手掌向外翻轉，掌心放在小腹，頭部保持正直，同時呼氣。

共做 4 次，每次 8 拍(32 拍)。

注意事項：

兩掌上升和下降時儘量與地面垂直，即儘量靠近胸部和面部。上升到最高點時，有稍微用力上頂之意。以下各節動作必須節奏性強，顯得明快，外力剛健。

【摘果下拉(圖 96、97)**】**

在 1 的基礎上，小腹上交叉的兩手分開上舉到頭頂，五指分開，掌心朝前上方，兩手距離與肩同寬。當意念數 1 時，做摘果動作，手握拳用力平行往下拉至肩前，拳心朝前，同時吸氣；數 2 時，兩拳自然平行上舉至最高處，同時呼氣。

共做 4 次，每次 8 拍(32 拍)。

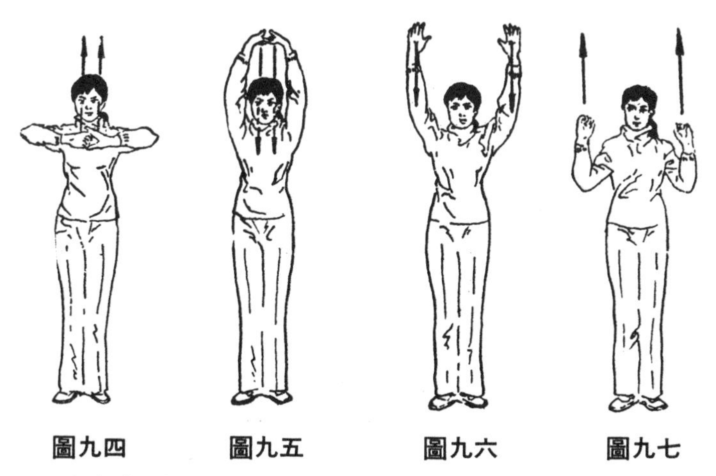

圖九四　**圖九五**　**圖九六**　**圖九七**

注意事項：

兩手上舉時自然上升，摘果下拉時，有意用力，上舉、下拉時，頭部保持正直，不做抬頭動作。

【雙側衝拳(圖 98、99)**】**

在 2 的基礎上，兩手握拳放在腰的兩旁，拳心朝上，虎口朝外。當意念數 1 時，兩拳心翻轉，向兩側上方衝拳，兩臂平行，與肩同寬，拳心朝下，同時吸氣；數 2 時，衝拳的兩手收回腰部，返回原姿勢，同時呼氣。

做 4 次，每次 8 拍(32 拍)。

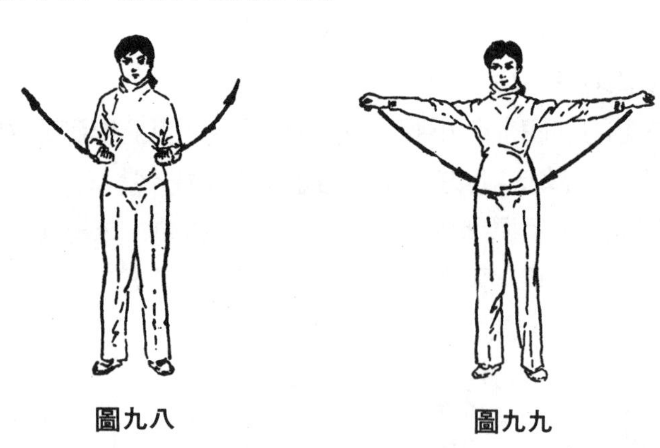

圖九八　　**圖九九**

注意事項：

衝拳有力，衝拳和收拳，拳心都在變換之中；即衝拳時拳心朝下，衝拳後，收拳時，拳心朝上。

【抱頭側屈(圖 100、101、102)**】**

在 3 的基礎上，兩掌指交叉相插，兩掌心抱在後腦勺。當意念數 1 時，腰部向右側凸出，做左側屈動作，同時吸氣；數 2 時，腰部向後收回，保持原來的姿勢，同時呼氣；數 3 時，腰部向左凸出，做右側屈動作，同時吸氣；數 4 時，腰部向右收回，保持原姿勢，同時呼氣。

做 4 次，每次 8 拍(32 拍)。

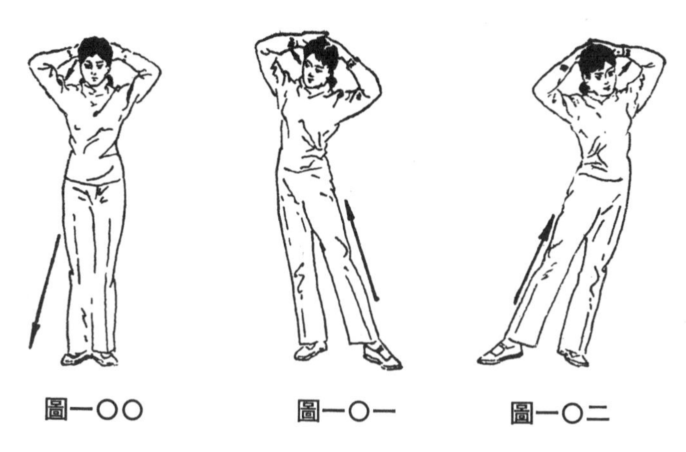

圖一〇〇　　圖一〇一　　圖一〇二

注意事項：

動作只要求腰部做側屈運動，身體其它部位相隨運動，膝關節始終保持正直，腰部側屈時，幅度儘量大。

【前俯後仰(圖 103、圖 104)**】**

在 4 的基礎上，將抱在後腦的兩手改爲插腰。當意念數 1 時，做收腹前彎腰動作，彎至水平，即可同時吸氣；數 2 時做後仰動作，腰部儘量前挺，同時呼氣。

做 4 次，每次 8 拍(32 拍)。

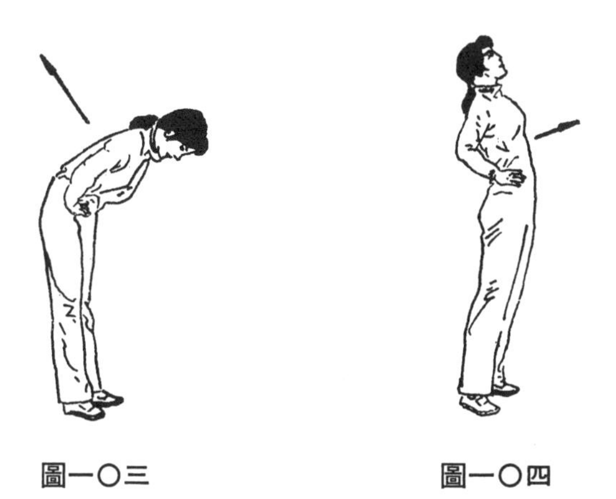

圖一〇三　　圖一〇四

注意事項：

動作只要求腰部做前屈後仰動作，身體其它部位做相隨運動。做前屈後仰動作時，兩膝關節始終保持正直。

【馬步衝拳(圖 105)**】**

在 5 的基礎上站好馬步，兩手握拳，置在腰旁，拳心朝上，虎口朝外。當意念數 1 時，右手翻拳，用力前衝，拳心朝下，直至肘關節伸直，上體不動，眼睛看拳，同時吸氣；數 2 時，將右拳縮回原處，同時呼氣；數 3 時，左手翻拳，用力前衝，拳心朝下，直至肘關節伸直，上體不動，眼睛看拳，同時吸氣；數 4 時，將左拳縮回原處，同時呼氣。

做 4 次，每次 8 拍(32 拍)

注意事項：

衝拳時用力，收拳時自然縮回，上體和兩腿基本不動。

【半蹲平舉(圖 106、107)**】**

在 6 的基礎上，人自然站立，兩手分放在大腿兩旁，掌心朝內。當意念數 1 時，兩腿半蹲，膝關節的投影不可超出腳尖。在此同時，兩手平舉至胸前，掌心朝下，同時吸氣；

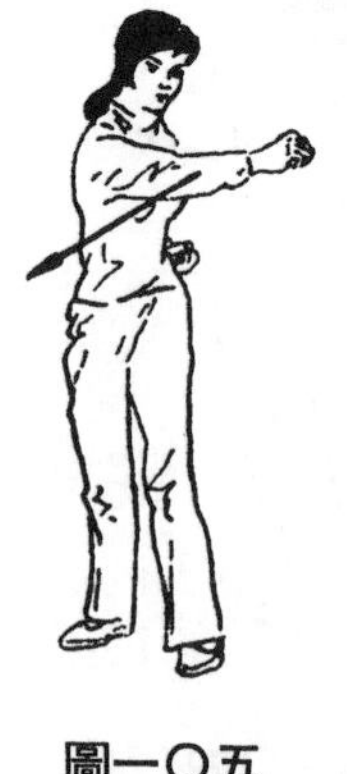

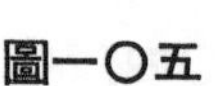

圖一〇五

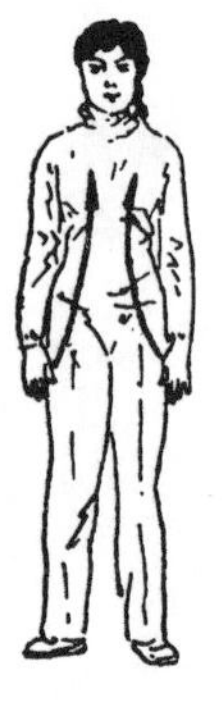

圖一〇六

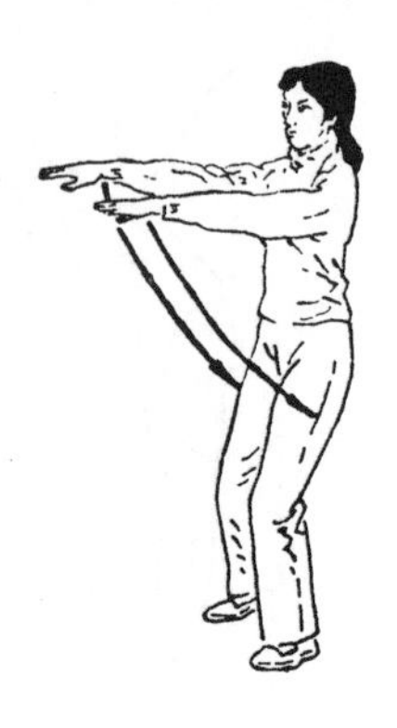

圖一〇七

數 2 時，恢復原來自然站立的姿勢，同時呼氣。

做 4 次，每次 8 拍(32 拍)。

注意事項：

兩手平行上舉和屈膝動作同時進行，注意協調。年老體弱的病者，屈膝的角度可小些。

【手扶扭膝(圖 108、109)**】**

在 7 的基礎上，將兩脚合攏，上體前屈，膝關節微曲，兩手掌分別按在兩膝關節上。當意念數 1 時，兩膝關節向右後方→左後方扭動，同時吸氣；數 2 時，膝關節從左後方→左前方→右前方→右後方扭動，同時呼氣。

做 2 次，每次 8 拍 (16 拍)。

然後再做方向相反的扭膝動作，即以右後方→左前方，同時吸氣→左後方→右後方，同時呼氣。

同樣做 2 次，每次 8 拍 (16 拍)。

注意事項：

扭膝動作要均勻圓滑，以膝關節運動爲主，身體各部只做跟隨運動。

【左右踢腿(圖 110、111)**】**

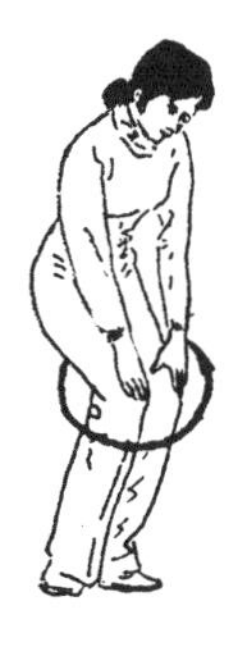

圖一〇八

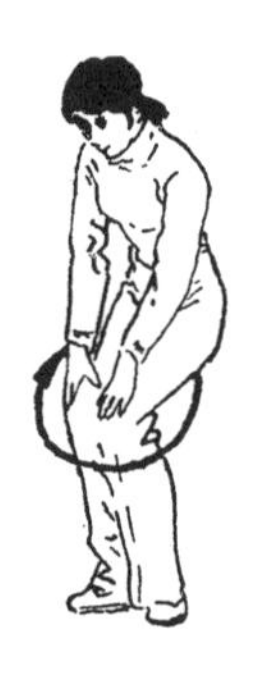

圖一〇九

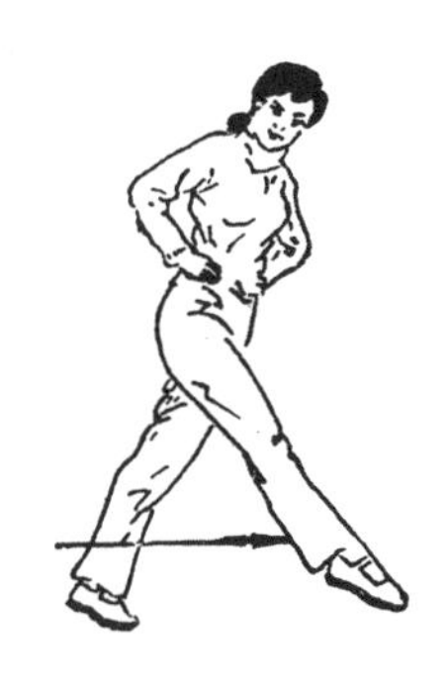

圖一一〇

在 8 的基礎上，兩脚自然站立，兩手插腰，虎口向內。意念數 1 時，右脚向左上方踢，脚尖繃直，同時吸氣；數 2 時，右脚返回原處，同時呼氣；數 3 時，左脚向右上方踢，脚尖繃直，同時吸氣；數 4 時，右脚返回原處，同時呼氣。

做 4 次，每次 8 拍(32 拍)。

注意事項：

踢腿時隨著人的適應能力逐漸向上，上體不能前屈，只做髖關節運動。

【波浪前進(圖 112、113)**】**

在 9 的基礎上，兩手繼續插腰，左脚往左前上方跨半步。當意念數 1 時，人體往前移動，重心落在左脚尖上，髖關節向左前方挺，後脚跟抬起，左脚尖抬起，同時吸氣；數 2 時，人體往右後移，重心落在脚跟上，左脚尖抬起，同時呼氣。

做 2 次，每次 8 拍。

數 3 時，右脚前跨半步，同樣做兩個八拍結束。

注意事項：

重心前移和後退時，整個人好像隨海浪輕微波動似的，感到一種有節奏的舒服感。動作要協調、柔和。

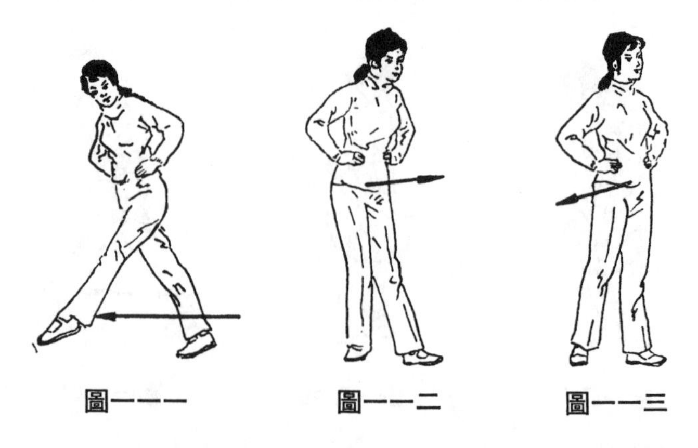

圖一一一　　圖一一二　　圖一一三

六、按摩拍打功

中醫學裡面，有專門的針灸推拿學科，它主要是根據人體經絡的相應作用、肌肉的構造而辯證施治的一種有效的手段。它的目的是要求通過施治，以達到氣血調和，經絡疏通，增進人的健康。從醫學角度來講，就是通過相應部位的催動，使人體的潛能發揮出來，使邪泯正存。根據這一原理，我們通過多年的理論研究和臨床實踐與探索，創造了一套適應性強、效果比較顯著的按摩拍打功。該功通過自己的雙手，對身體的某個部位及某個穴位進行按摩拍打，使經絡疏通，氣血調和，增進身體的健康。

按摩拍打功可以使關節靈活，耳聰目明，對美容增健有著特效。許多練習此功的患者通過此功的練習，面色紅潤，肢體靈活，青春常駐。

下面逐節介紹：

1 自我按摩

【摩　額(圖 114、115)**】**

兩手握拳，虎口向內，食指的中指節按在前額眉之間，然後分開拉到兩側太陽穴處。依此法按摩 10 次。(註：太陽穴在兩眉尾側五分凹陷處)

作　用：

對前額痛、兩眉間沉重有效，對消除額角縐紋有幫助。

【擦　項(圖 116)**】**

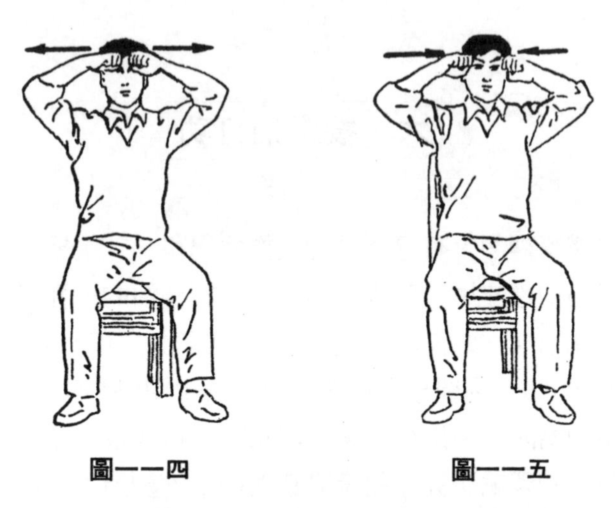

圖一一四　　圖一一五

四指交叉，兩掌心按在後腦上，大拇指向下，往下輕擦到大椎穴處。如此往返擦按 20 次。(註：大椎穴是第七勁椎，後項最突出處)

作　用：

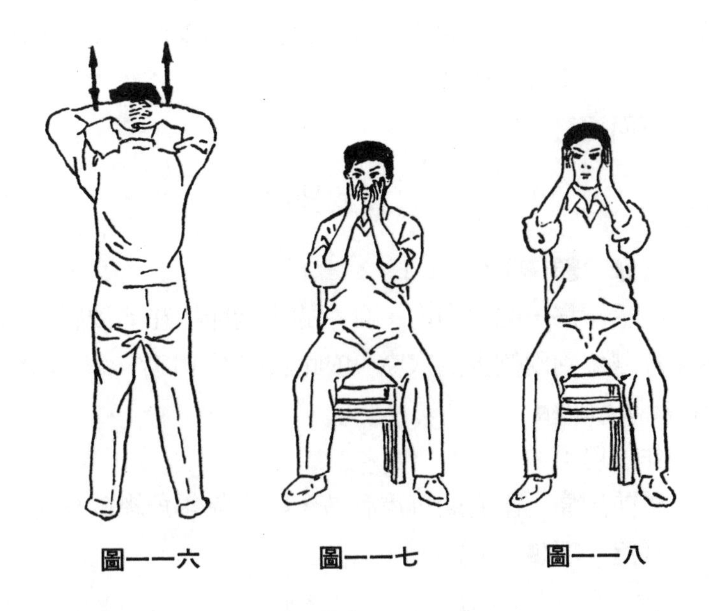

圖一一六　　圖一一七　　圖一一八

對後腦痛、中樞神經痛有效，並能放鬆頸部肌肉。

【浴　面(圖 117、118)**】**

搓熱兩手，以中指沿鼻部兩側，自上而下，帶動其它手指擦到前額，向兩側分開，經兩頰而下，循環搓擦 20 次。

作　用：

常浴可使面部氣血流暢，面呈紅潤，防治感冒、鼻炎，消除面部縐紋，是一種比較現實的駐顏術。

【擦耳旁(圖 119)**】**

中指、無名指、小指在前，拇指、食指在後，夾住兩耳，上下搓動，即前三指、後二指，搓耳根 20 次。

作　用：

治療頭暈、記憶力衰退、耳鳴。

【擦鼻旁(圖 120)**】**

兩手輕握拳，拇指背沿鼻兩側溝上下擦。這時握拳拇指處呈口形，以口形沿面擦，共擦 10 次。

作　用：

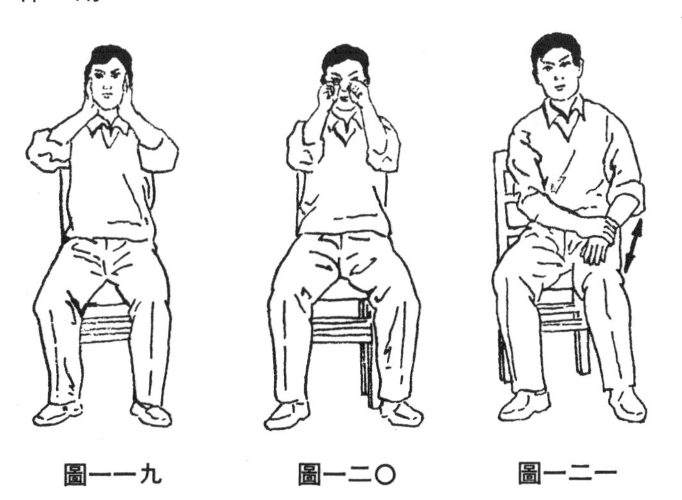

圖一一九　　圖一二〇　　圖一二一

使鼻腔血液流通，免除咳嗽，防止感冒、鼻炎。

【浴　手(圖 121)**】**

兩手合掌搓熱，左手掌摩擦右手背，右手掌摩擦左手背，相互共摩擦 10 次(一左一右爲一次)。

作　用：

一般來講，掌擦手背須至手指，因爲手指上有各經絡通過，如無名指爲三焦經，中指爲心包經，所以常擦使手指靈活，氣血調和，經絡疏通。

【浴　臂(圖 122、123)**】**

右手掌緊按左手腕內側，用力沿臂內側向上擦到腋窩，再翻過肩膀，由臂外側向下擦到左手背，往返共擦 10 次；然後換用左手，如上法擦右臂 10 次(一來一往爲一次)。

作　用：

促使關節靈活，防治關節發炎，防止臂膀酸痛。

【摩　胸(圖 124)**】**

左手叉腰或放大腿跟上，右手掌按在右乳部上方，大拇

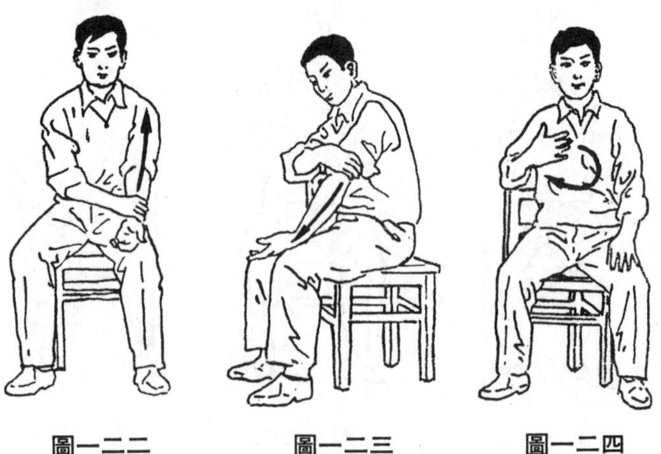

圖一二二　　圖一二三　　圖一二四

指向上，四指端向左，在胸部做順時針圓形按摩 20 次。

作　用：

溫暖胸部，強力解悶，通順上焦。

【揉　腹(圖 125)**】**

左手插腰或放大腿根上，右手掌按在右肋下，大拇指向上，四指端向左，在腹部做順時針圓形按摩 20 次。

作　用：

滋潤腸胃，幫助消化，增進食慾，防治腸胃病，疏通中、下焦。

【擦腰眼(圖 126)**】**

兩手對搓發熱後，分別緊按腰眼，用力向下搓到骶骨處，再回搓到兩臂後屈盡處。這算一次，共搓 40 次。

作　用：

溫暖腰眼，增強腎臟機能，疏通帶脈，久練到老，腰直不彎，並且可防腰痛。搓擦幾百次，汗出方止，能收到一定

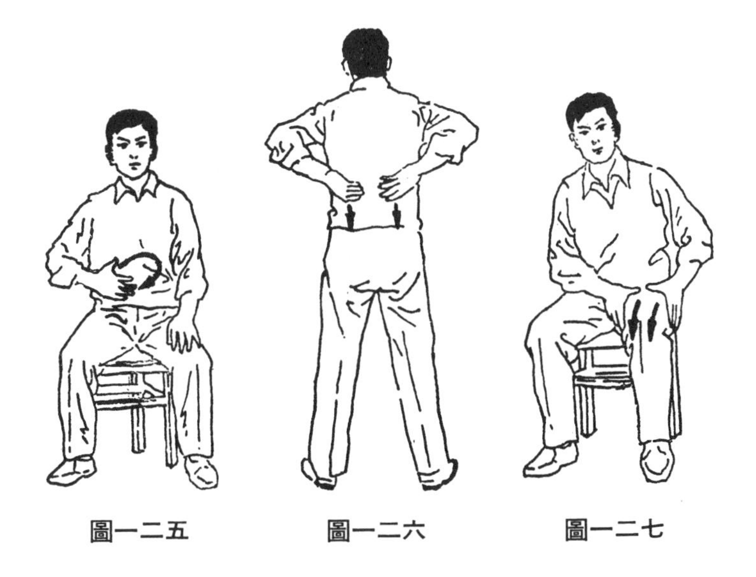

圖一二五　圖一二六　圖一二七

的療效。

【浴大腿(圖 127)】

兩手先抱緊一側大腿根，用力向下擦到膝關節，再回擦至大腿根，如此上下來回擦 10 次(一上一下爲一次)。然後換一條腿，擦法相同。

作　用：

增強腿肌，去除酸痛，靈活關節，增強步行能力。

【擦小腿肚(圖 128)】

左手虎口按住右膝關節窩，用力往下擦至足跟，來回擦 10 次。

換右手，虎口按住左膝關節窩，用同法來回擦 10 次。

作　用：

放鬆小腿肌肉，消除酸痛，靈活筋骨，增強步行能力。

【搓脚心(圖 129)】

坐著，左手扳著左脚趾，突出前脚心（湧泉穴），右手掌心在左前脚心上下按摩 20 次。換脚，如上法按摩。

作　用：

滋陰降火，舒肝明目，寧神安寐。洗脚後順便搓脚心，效果更佳。

自我按摩注意事項：

(1)按摩動作次數和用力輕重可因人而異，以按摩後感到舒適、輕鬆爲度。用力須適中：過小無感覺，過重容易傷及皮膚。

(2)經常保持皮膚清潔。手上或身上如有汗，用毛巾擦乾後再進行。

(3)按摩時，裸體或穿單衣，效果最好。按摩之後，切勿

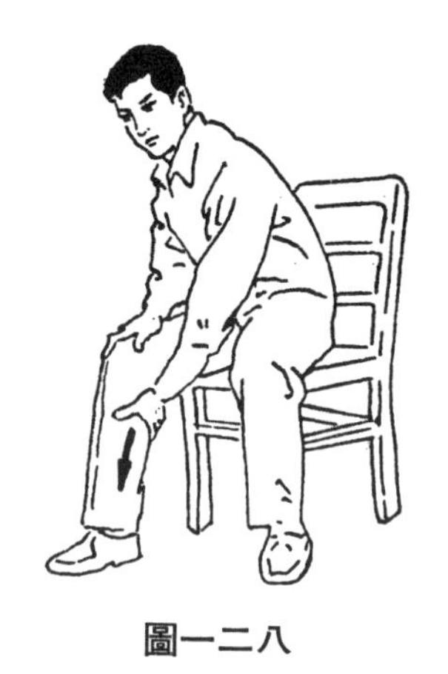

圖一二八

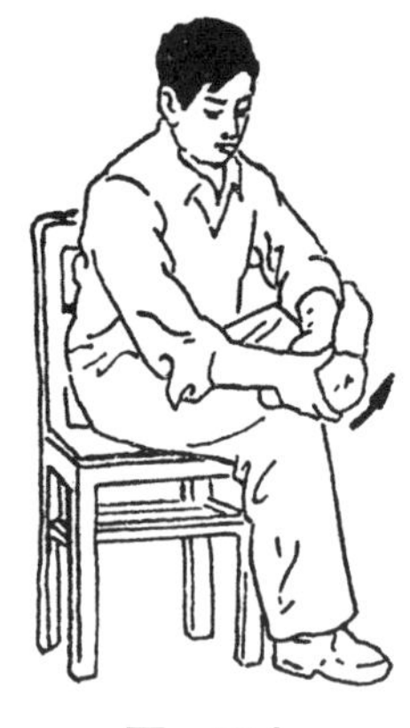

圖一二九

立即沖涼。

(4)按摩部位如有急性皮膚病或瘡癤，應停止動作。

(5)自我按摩可以根據個人的身體情況與保健氣功配合鍛鍊，效果更佳。

2 自我拍擊

【鳴天鼓(圖 130)**】**

掌心掩按耳孔，手指緊按頭後枕骨不動，再驟然抬離。這樣連續開閉共 10 次。

作　用：

清醒頭腦，消除耳鳴；加強聽覺，預防耳鳴。

【拍肩背(圖 131、132)**】**

兩手分別拍肩背，右手掌拍左肩(肩關節後上方)，左手掌拍背心(肩關節下方)，連續拍 20 次。接著換一個方向，不停地拍擊 20 次。

作　用：

鬆肩活背，解除肩背酸痛。

【擊小腹(圖 133)**】**

上體直立，左右兩手握成空心拳，拳心向內，輕微扣打下腹部 20 次。

作　用：

調和氣血，益腸健脾。

【擊腰臀(圖 134)**】**

兩脚站立，上體彎曲約 80 度，左右兩手握成空心拳，以拳心交替輕微扣打腰部和臀部各 20 次。

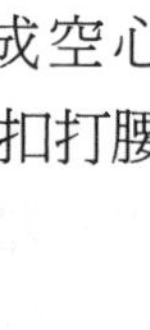

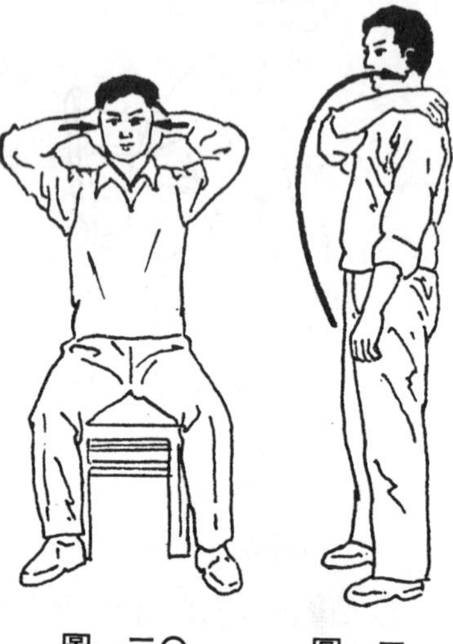

圖一三〇　　圖一三一

作　用：

益腎固腰，消除腰、臀部酸痛。

【擊大腿(圖 135)**】**

自然坐或靠背坐，左右兩手握成空心拳，用拳心交替叩

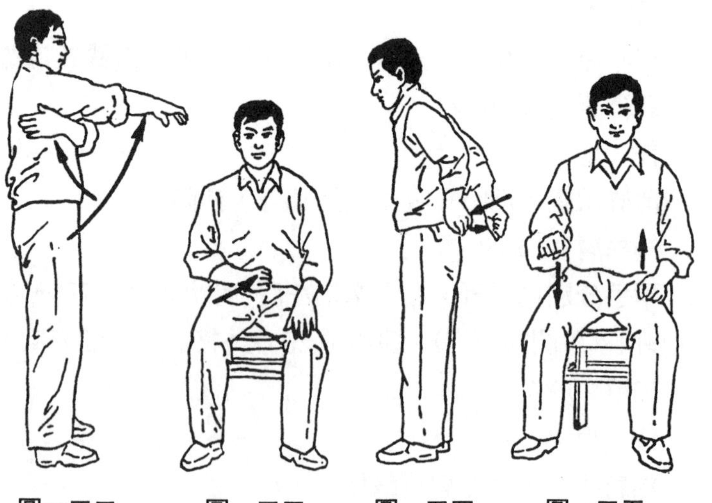

圖一三二　　圖一三三　　圖一三四　　圖一三五

打大腿前部，左手叩左腿，右手叩右腿，從大腿根到膝關節，來回叩打 40 次。

作　用：

放鬆肌肉，疏通氣血，消除大腿酸痛。

七、肢體活動

肢體活動對人的身體亦有保健作用，腦力勞動者常坐會使肢體功能的障礙增生，而進行肢體活動，便能使肢體的氣血得到疏通、調和。所以，肢體活動對於人的保健作用是比較重要的。

下面介紹一下肢體活動：

【拉　胸】

自然站立，兩手半握拳，虎口朝內，屈肘置胸前，兩臂向兩側拉展一次(一展一收爲一次)，回復屈肘置胸前。按此法連續拉展 20 次。

作　用：

開闊胸懷，舒肺益心。

【轉　肩】

自然站立，兩手叉在腰部，虎口朝下，左肩向前，右肩向後轉動，然後左肩向後，右肩向前轉動。交替進行 20 次。

作　用：

健脾開鬱，疏肝理氣。

【單手托天】

自然站立，兩手揷在腰旁，交替上托，目視手背。兩手交替進行 20 次。

作　用：

調理脾胃，增強消化功能。

【轉體望月】

自然站立，兩手臂同時向左上方擺動，上身向左轉動，眼望左手最高點。然後，兩手臂同時向右上方擺動，上身向右轉動，眼望右手最高點。交替擺動 20 次。

作　用：

活動腰背肌肉，防治頸椎疾病。

【雙轉打水】

兩腿前後分開，身子下沉，做起跑式。先左脚在前，兩手前伸如握水車搖把，將車把推向前，再向下做環形運動。如此轉動十次，再換右脚在前，做同樣轉動的動作 10 次。

作　用：

活動胸背肌肉和關節，疏通氣血，消除酸痛。

【開天劈地】

腿前弓後綳，成弓箭步，兩手臂上下前後擺動，手指自然分開。左弓步時先擺出右手，右弓步時先擺出左手，兩手交替擺動各 20 次。

作　用：

舒筋活絡，促進氣血下降。

【活動腰胯】

兩脚平行站立，比肩稍寬；兩手插腰，腰胯從左前、右前轉至右後、左後，不斷旋轉，如推磨式轉 20 次；然後，反方向轉 20 次。

作　用：

活絡腰胯部位，放鬆腰、胯肌肉，解除腰部酸痛。

【扭　膝】

屈膝半蹲，兩手掌撐住膝部，膝部先從左前、右前轉至右後、左後，旋轉 20 次，然後，反方向旋轉 20 次。

作　用：

活絡膝關節，防治下肢無力、腿酸等症。

最後原地踏步 20 次結束。

八、行步練功

散步是人們常用的一種健身方法。俗語說：「飯後百步走，活到九十九。」但是，一般人們不會想到，如果在散步的基礎上，加上呼吸的配合，合理地編排行步規則，則不但能使精神愉快，也能使身體得到鍛鍊，收到身心健康之益處。下面介紹一種行之有效的行步功。

行步功的方法：

左脚先開步，脚跟外側先下地，過渡到脚尖，左右手同時向左前方伸，屈肘，左手在前，掌心朝上，右手在後，掌心向左，同時吸氣；接著右脚開步，脚跟外側先下地，過渡到脚尖，左右手同時轉向右前方，屈肘，右手在前，掌心向上，左手在後，掌心向右，同時吸氣。如此循環，走動 100 步。

作　用：

對於慢性病很有療效，對癌症病人也有功效。練行步功者，可以根據體力的強弱，疾病種類的不同，變化步行的快慢與次數。例如：心臟病患者採取慢步呼吸步行，次數相應少些。肺病患者採取快步，次數相應增加。每個人應根據體力情況，靈活掌握。

九、關節操

關節操對於關節炎患者，鍛鍊效果甚佳。它還可以作爲氣功鍛鍊前的準備活動。比如比較高級的太極氣功十八式，練前先做一遍關節操，效果相當顯著。新加坡國樂團在錄製太極氣功十八式時，同時錄製了關節操 10 節，配上輕快的音樂，很受練功者歡迎。許多關節炎患者在練習氣功時，先來一遍關節操，不久就恢復了健康。

下面就介紹 10 節關節操。

關節操 10 節：

⑴兩脚平行與肩同寬站立，頭頸正直，眼平視，兩手平行往前伸，掌心向下。當口令喊 1 時，膝關節屈成 180 度左右，前屈不要超出脚尖。屈膝的同時，立即屈腕關節，方向朝下，然後迅速返回原來的站立姿勢。口令喊 2 時，重複口令 1 的動作。共做 4 個 8 拍。

⑵原站立姿勢，兩臂平伸，兩掌指向對，掌心向內。當口令喊 1 時，屈膝關節，同時立即屈肘和屈腕，方向朝胸前，然後迅速返回原站立姿勢。口令喊 2 時，重複口令 1 的動作，共做 4 個 8 拍。

⑶原站立姿勢，兩臂彎曲在胸前，兩掌指相對，掌心朝外，掌背離胸前十厘米左右。當口令喊 1 時，屈膝關節，同時立即向前平行伸肘，推掌方向離胸向前，然

後迅速返回原來的站立姿勢。口令喊 2 時，重覆口令 1 的動作。共做 4 個 8 拍。

(4)原站立姿勢，兩臂彎曲在胸前，兩掌指相對，掌心向下。口令喊 1 時，屈膝關節，同時立即做屈腕動作，方向向下，然後迅速返回原站立姿勢；口令喊 2 時，重複口令 1 的動作。共做 4 個 8 拍。

(5)原站立姿勢，兩臂平行向兩側伸直，兩掌心向下。當口令喊 1 時，屈膝關節，同時立即做屈腕動作，方向向下，然後迅速返回原來的站立姿勢。口令喊 2 時，重複口令 1 的動作。共做 4 個 8 拍。

(6)原站立姿勢，兩臂彎曲在胸前，兩掌指相對，掌心向上。當口令喊 1 時，屈膝關節，同時立即做伸肘推掌動作(似托排球狀)，然後迅速返回原站立姿勢。口令喊 2 時，重複口令 1 的動作。共做 4 個 8 拍。

(7)原站立姿勢，兩臂平行伸直，掌心向下。當口令喊 1 時，屈膝關節的同時立即屈腕關節，方向向下，然後返回原來的站立姿勢；當口令喊 2 時，動作與 1 相同，兩掌位置向左移動 45 度；口令喊 3 時，其動作與 1 相同，兩掌位置向左移動 90 度；口令喊 4 時，其動作與 1、2、3 相同，兩掌位置向後移動 135 度左右。5、6、7、8 拍動作向右，再向前還原，然後轉向右方，同樣做 8 拍。共做 8 個 8 拍。

(8)原站立姿勢，兩臂平行伸直向前下方，掌心朝下，臂和胸的夾角在 45 度左右。當口令喊 1 時，屈膝關節的同時立即屈腕關節，方向朝前下，然後返回原站立姿勢。口令喊 2 時，重複口令 1 的動作。共做 4 個 8 拍。

⑼左脚向前跨步，脚尖向前，右脚在後，丁字形站立，兩手前後平伸，掌心向下，左手在前，方向與左脚尖方向一致。當口令喊 1 時，屈膝成弓箭步，同時兩腕關節做旋內動作。口令喊 2 時，重複口令 1 的動作。共做 4 個 8 拍。

⑽在第九節的基礎上，轉身變右脚在前，脚尖在前，跨步成丁字形站立，動作與前節相同。共做 4 個 8 拍。

⑾便步，踏步做 4 個 8 拍，結束。

完成上述動作之後，會感到全身發熱，甚至出微汗。特別是在冬天，更要提倡做關節操 10 節，可為下一步進行氣功鍛鍊打下良好的基礎。

十、自發動功

自發動功是氣功動功中的一個功種，它在練習過程中能夠自發、不由自主地做出各種各樣的動作。例如患者按一定功法練習，會自發產生各種優美的動作，如同體操、武術、舞蹈；甚至自己過去做不出來、難度較高的動作，或是由於自身受疾病障礙而平時做不到的動作，而且動作有剛有柔，有快有慢，甚而會循著自己身體有病患反應的經絡、穴位或患病部位進行不由自主地拍打按摩。例如腸胃病患者練習自發動功時，會不由自主地按摩拍打中脘、關元、氣海、胃俞、腎俞、大腸俞、命門、足三里、三陰交等穴位。這樣的按摩拍打起著比針灸取穴更為準確的自我治病作用。有的人在練功當中，還會產生「內氣運轉」的直覺，有的人會有氣衝病灶的反應；對腸胃病的加速痊癒起著很好的作用。它對神經系統的疾病也有奇效，如神經官能症、失眠、關節疼痛等症。

對自發動功進行理論上的解釋是依據這樣的觀點來進行的，即其治病的機制是調動自身潛能，疏通經絡，調和氣血，扶正祛邪，從而達到治療的目的。有些人根據自己的實踐和研究認爲：「自發動功是生物電波在經絡上運轉流通的反應，用當代醫學的歸納，可稱其爲『自我生物電療法』」。這種看法有一定的道理，還必須通過進一步的科學實驗來揭示其祕密，證實它的科學性。

目前，廣州的梁士豐、駱佩珏，上海的顧群、沈永祥和汪希文醫生都在做臨床實踐，總結之中。應該指出，練習此功法要在老師的指導下進行，並注意安全，防止偏差。

下面介紹自發動功的全過程。

【準備工作】

一般在練功前 5 分鐘做，主要是安定情緒，保持安靜狀態，避免劇烈的音響發生。練功地點光線不要太強，但空氣必須流通，只是不可讓風直吹練功者。練功前先寬衣解帶，排除身體上的各種硬物，如手錶、鋼筆等，以免練功時碰壓受傷及毀壞物件。必須安排好練功用的臥床、坐椅和站立的地方，要求適當寬敞，力求舒適。

【練功姿勢】

(1)仰臥：平臥床上，頭頸自然伸直，枕頭高低適宜，輕閉口眼，四肢自然伸直，兩手平放身旁。

(2)平坐：坐在適當高度的凳子上，人體保持自然端正，頭頸正直，沉肩垂肘，稍含胸拔背，兩手輕放於大腿上，兩足平放於地上，兩下肢相距與肩同寬，平行向前，上身與大腿、大腿與小腿之間均成 90 度，口輕輕閉上，眼瞼自然上垂。開始練平坐時，如體力不夠，可練靠坐式。

⑶站式：兩脚分開，與肩同寬，脚尖平行向前，上體自然保持正直，稍含胸沈肩；兩手自然下垂，置於體側，頭勁正直，兩目輕閉。

【練功方法】

⑴擺好姿勢，使情緒安定下來，用雙手掌心(勞宮穴)重疊放在小肚上(丹田區)。男性左手在內，右手在外；女性右手在內，左手在外。根據自然速度數 20 次(一呼一吸爲一次)。

⑵內視印堂穴(兩眉之間)，意守著默數 20 次(呼吸速度與 1 同)。

⑶內視膻中穴(心窩處)，意守著默數 20 次(呼吸速度與 1 同)。

⑷內視丹田穴或丹田區域，意守著默數 20 次(呼吸速度與 1 同)。

⑸內視湧泉穴(脚底心)，意守著默數 20 次(呼吸速度與 1 同)。

⑹站式在以上的基礎上，兩手自然放在身旁，兩腿彎曲，膝關節彎成 70 度左右，上體稍前傾，重心移至前脚掌，內視丹田或命門。這時加大自然呼吸量。吸氣時，必須感覺自己的肚臍貼入命門穴，呼氣時可感覺肚臍離開命門穴返原。共呼吸 60 次(一呼一吸爲一次)。這時，可意想放鬆了，重心下沉，放在前脚掌上或後腿上，人便如同站在船上一樣前後搖動，或者如同騰雲

駕霧，有點飄飄然之感。與此同時，人便會自然開始擺動起來，越擺越大，甚至前後走動或舞動，開始不由自主地做各種按摩和拍打動作。如果 20 至 30 分鐘還沒有產生外動，就可以收功。若外動起來，則讓其自然，動半個小時至一個小時即可收功。

【收功方法】

收功時，意想：「我收功了，不動了。」輕閉的雙眼可逐漸張開，微曲的腿隨即站立，兩手掌心從下往上升，同時吸氣；當升到與眼平行時，把手掌心向下按，同時呼氣，按到與肚臍平行爲止。重複做 3 次。最後，兩手掌相搓至發熱，再用手掌擦面部和頭部 20 次，即可結束。

【練功的注意事項】

(1)練習自發動功時，切勿有意識地追求動，只能聽其自然，繼續練習下去，就會自發地動得很自然。沒有外動只是暫時現象，也可能是練功者有雜念而自發不出。當然，自發動功即使發不出，也可使大腦皮層處於保護性抑制狀態，達到保健鍛鍊的作用，收到練靜功的效果。

(2)防止失控現象。練習自發動功後，要學會自控，防止動作產生後大動不能制止的弊病。如出現這種情況，千萬不要慌張，可以採取如上方法自控，即按收功的方法進行。進行反覆收功，就會自然停下來，恢復到平靜和清醒狀態。

(3)有些練功者在練功中會發生劇烈地跳躍現象。碰到此種情況，就要用意識往下想，集中到「湧泉」穴，兩手掌往下按，同時呼氣，並心想：「不跳了，不跳了。」

這樣便會停下來。

(4)同樣，練功者在練功中出現蹲地爬不起來時，就要用意識向上想，兩手掌往上升，同時吸氣，並心想：「站起來，站起來！」就能逐漸站起來。

(5)頭暈。高血壓、冠心病患者，一般宜用坐式和臥式，防止練習站式時「內氣」猛烈向上湧而造成突然倒地的現象。練習時，若有「內氣」上衝現象，必須注意「降氣」的方法。要有意識地引導氣從上向下降，即從頭頂往腳底湧泉穴降落，同時呼氣，這樣便能防止氣向上湧。

(6)練習時，如房間狹窄，有障礙物，為防止碰撞受傷，可將眼睛微微睜開或在自發動功後微張眼睛，視察眼前的環境，以避免碰傷事故發生。

(7)練習自發動功，若發現身體發冷，可先做體育運動的幾節準備活動，讓身體微微發熱之後再進行自發動功練習，效果更好。

(8)若發現練功後有頭暈現象，且在第二、三次練功時繼續存在，應考慮改練保健功。

十一、六字訣

「六字訣」是古代的一種養生方法，歷代文獻與氣功家對此都十分推崇。在功理、功法方面，《千金方》、《醫方集解》、《壽世保元》、《妙齡修止》都做了說明。《養性延命錄》中，對六字訣有一段妙言，其中道：「凡行氣，以鼻納氣以口吐，微而行之，名曰長息。納氣有一，吐氣有六。納氣一者爲吸之，吐氣六者爲吹、呼、嘻、呵、噓、呬，皆爲長息吐氣之法。時寒可吹，時溫可呼，委曲治病，吹以去風，呼以去熱，嘻以去煩，呵以下氣，噓以散滯，呬以解積。」《壽世保元》中有針對臟腑的敍述：「以呵字治心氣，以呼字治脾氣，以呬字治肺氣，以噓字治肝氣，以吹字治腎氣，以嘻字治膽氣。此六字訣，分主三臟六腑也。」近代的《因是子靜坐法》作者蔣維喬也對此有同感。總之，六字訣是對人體健康有著十分重要意義的養生法。

下面依序介紹六字訣。

姿　勢：

兩脚平站，與肩同寬，頭正項直，內視小腹，嘴唇輕輕合上，舌抵上顎，沉肩垂肘，兩臂自然下垂，兩腋虛空，肘微屈，含胸拔背，鬆腰塌胯，兩膝微屈，全身放鬆。每換一個字都以預備式起；每次練功，預備式可以多站一會兒，以體會鬆靜自然、氣血和順的好處。

呼　吸：

自然平穩，採用順腹式呼吸法，呼氣時讀字，同時按步驟提前後兩陰部，收小腹，縮臀(環跳穴處肌肉收縮)，體重後移至脚跟，脚趾輕微點地。吸氣時，兩唇輕合，舌舐上顎，全身放鬆，腹部自然隆起，空氣自然吸入。六字都用這種「踵息法」呼吸。

調　息：

調整呼吸，恢復自然，實行陰陽轉換，每個字讀六次後調息一次，這時即採取自然呼吸法。具體的作法是：兩臂從側前方徐徐抬起，手心向下，待腕與肩平時，以肘爲軸心轉手腕，使手心翻向上，同時旋臂屈肘，使指尖再向內劃弧，兩手心轉向下，兩手指相對應。兩手指不要接觸，向內轉動時，指尖高度不要超過眉毛，然後似按球狀徐徐在胸前下落至小腹前著腕下沉，鬆腕恢復預備姿勢。

【噓】

「噓」字功養肝。讀需，聲陰平。讀時口型為兩唇微合，有橫繃之力，舌尖向前並向內抽，舌兩邊向中間微微捲起，牙齒露有小縫，向外吐氣。

動作是兩手重疊在小腹上，左手在裡，右手在外（女性為右手在裡，左手在外）。勞宮穴裡外對準，以裡面的手的魚際穴壓在肚臍下邊沿上，開始呼氣時唸「噓」，兩眼隨吐氣念字，慢慢盡力瞪圓，同時提兩陰部，收腹、縮臀、體重後移，足大腳趾輕輕點地，呼氣盡則放鬆，恢復自然呼氣。吸氣盡可用一個短暫的自然呼吸稍事休息，再讀第二個「噓」字。如此做 6 次，做一次調息。

意念是領肝經之氣，由大腳趾外側大敦穴沿足背上行過太沖、中都，穿膝關節，沿大腿內側至小腹與胃經平行，挾胃脈兩旁會於肝臟，出絡膽經，上行穿過橫膈膜，散布於胸肋間，沿喉嚨之後側，經過上顎骨的上竅聯繫眼球，上行入腦。另一支脈從肝臟穿橫膈膜而上注於肺，經中府、雲門至手的大拇指內側少商穴。

做「噓」字功時，功夫稍長，眼會有氣感，初起發脹，有的人感到刺疼、流淚，大拇指少商穴感到麻脹，慢慢地，眼睛感到清涼，視力逐漸提高。因此，「噓」字功可以治療眼疾、肝火旺、肝虛、肝腫大、食慾不振、消化不良、兩眼乾澀、頭目眩暈等症狀。

【呵】

「呵」字功補心。讀科，聲陰平。讀時口型半張，舌抵下頜，腮部稍用力後拉，舌邊靠下牙齒。

動作是兩臂從側前方自然抬起，動作與調息動作相同，同時吸氣，手徐徐下按時讀「呵」字。呼氣盡時，兩手正好按至小腹前著腕，但此時嘴仍然張開吐字，然後兩臂下垂，輕合嘴唇，自然吸氣。依上述要領再做第二次呵字功動作，共呼 6 次。然後按調息要領，做一次調息。

意念是領氣由脾經之井穴隱白上升，循大腿兩側上入腹裡與沖脈並而轉入心經，心經之脈由側腋窩部之極泉穴上升入臂內側，沿臂內上行，經少海、通里、神門、少府等穴，直達小指尖端之少沖穴。所以做呵字功時，小指尖、中指尖都有痲脹的感覺，同時與心經有關的臟器也會有新的感覺。心悸、心絞痛、失眠、健忘、出汗過多、舌體糜爛、舌強語塞等症，均可練此功治療。

【呼】

「呼」字功健脾。讀呼，聲陰平。讀時口型撮口如管狀，唇圓似筒，舌放平向上微捲，用力前伸。這種口型動作能牽引沖脈上行之氣噴出口外。

動作是手由體側如托物抬至下丹田，右手上提較快，左手上提稍慢，同時吸氣。當右手抬至中脘，隨吐氣念「呼」字之勢向外翻轉，向上托舉，同時左手翻轉下按。上托下按的速度與呼氣一致，呼氣盡時右手上托至頭部前上方，左手下按至左胯旁，同時閉口用鼻自然吸氣，右手小臂外旋變爲立掌，手心朝面，從面前下落。與此同時，左手小臂外旋，先手心向上，接著使指尖朝上，手心朝裡上穿，兩臂在胸前交叉，右手在外，左手在內，吸氣盡。然後左手翻轉上托，右手翻轉下按，做第二次呼氣並讀「呼」字。共讀 6 次。然後調息一次，恢復預備式。

意念是當念呼字時，足大趾用力，則脈氣由足大趾內側之隱白穴沿大趾赤白肉際上行，過大都、太白、公孫，入三陰交，上行小腿內側，直入腹內脾臟，聯絡胃府，挾行咽喉部，連於舌根，散於舌下，注入心經之脈，隨手勢高舉之行而直達小指尖端。所以內經有「肝脾之氣宜升」之說。念呼氣功的氣感與念呵字功的氣感相似之原因也在於此。脾虛、腹脹、腹瀉、皮膚水腫、肌肉萎縮、脾胃不和、消化不良、食慾不振、便血、女子血崩、四肢疲乏，均可練此功。

【呬】

練「呬」字功潤肺。讀謝，去聲。口型是開口張顎。

動作是兩臂向腹前抬起，手心朝上，手指尖相對應，如物被捧至胸口膻中穴處，兩臂內旋翻轉，手心向外成立掌，同時吸氣；然後向左右展臂寬胸推掌如鳥張開翅膀，展臂推掌的同時開始呼氣並讀「呬」字，呼氣盡時兩臂從兩側自然下落，然後再按上述要領做第二次呼氣讀字，共做 6 次。然後做一次調息，恢復預備式。

意念是當唸呬字時，引氣由大足趾的尖端大敦穴開始上升。這裡和噓字功走向相同，轉而注入中焦，即中脘穴上，經過大腸，上循胃口入肺臟，從肺系出中府、雲門，循臂內側，手少陰心經之前，下肘中入尺澤，走孔最，循手臂內入寸口太淵穴走入魚際，出手拇指尖端之少商穴。當兩臂如鳥張開雙翅，向左右兩側展開時，會感到脈絡中如小蟲爬行，呼氣盡時氣至指尖，以拇指、食指氣感較強。

外感傷風、發熱、咳嗽、痰涎上湧、背痛怕冷、呼吸急促、氣短尿頻而量少，皆可以用「呬」字功治療。但因悲哀而傷肺或肺病患者，應暫不練此功。

【吹】

「吹」字功強腎。讀吹，聲陰平。口型是兩嘴角稍向後咧動，舌微向上翹並微後收。

動作是兩臂從體側經腰隙，向前抬至胸前膻中穴撐圓，兩手指尖相對應如抱重物，同時吸氣；呼氣讀「吹」字時，身體下蹲，五趾點地，足心空如行泥地，兩臂隨之下落，虛抱兩膝，直至呼氣盡；下蹲時，身體要求儘量保持正直，膝蓋與脚尖上下垂直，下蹲之高度不影響提雙陰。呼氣盡，兩脚跟稍用力，慢慢站起，兩臂自然下落於身體兩側。依上述要領，再做第二次呼氣讀字，共做 6 次。然後調息一遍，恢復預備式。

意念是當念吹字時足跟著力，腎經之脈氣從足心湧泉上升，經足掌內側，沿內踝骨向後延伸，過三陰交，經小腿內側出膕窩，再沿大腿內側上行，貫穿脊柱，入於腎臟，轉注心包，經天池、天皇、曲澤、大陵、勞宮到中指尖的中沖穴。做「吹」字功時，手心和中指氣感較強。

對於治療腰腿乏力、冷痛、目澀健忘、潮熱盜汗、頭暈耳鳴，男子遺精、陽萎早泄，女子夢交、子宮虛寒，牙動搖，頭髮脫落，都有很好的效果。

【嘻】

「嘻」字功理三焦。讀嘻，聲陰平。口型是兩唇微啓，稍向裡扣，上下相對但不閉合，牙微伸有縮意，舌尖向下，有嘻笑自得之貌，怡然自得的神情。

動作是兩臂由體側自然抬起，手心朝上，手指尖相對如捧物狀，抬至膻中穴時兩臂內旋翻，手心向外，同時吸氣；向上托時呼氣讀「嘻」，托至頭部前上方，指尖相對，呼氣盡，接著兩臂外旋變立掌，手心朝裡經面部、胸前下落，至乳房時兩手勞宮穴對乳中穴，指尖相對應，接著轉指尖向下，手貼身體，沿膽經路線，自然下垂於身體兩側。再按上述要領重複做第二次呼氣讀字，共做 6 次。

必須注意的是高血壓患者雙手不宜過頭，可向前上方推去。上托時稍快，下落時稍慢，意想湧田穴。

意念是呼氣時第四足趾點地，著意由膽經的末尾穴位竅陰穴(四足趾爪裡外側)，經丘墟，沿腿外側走外丘、陽關、環跳入股經三焦，上行肩中，沿臂外側經天井、支溝、外關至四指爪甲外關衝穴。呼氣盡時兩手下落，意領氣沿膽經下行至足四趾竅陰穴。練嘻字功，呼氣時，手無名指氣感強，下落時四趾氣感強，這是少陽之氣隨呼氣上升與沖脈並存而貫通上下，則三焦理氣之功能發揮，臟腑的氣血得以通暢。三焦不暢，會引起耳鳴、眩暈、喉痛、咽腫、胸腹脹悶、小便不利。因此，練「嘻」字功可以治療。

六字訣全套練習，每個字做六次呼氣，六六三十六次。早晨練三遍，睡前練三遍，堅持下去，百日可以見效。如需針對某種疾患練功，在練到有關的字時加上一至三倍。一般不可以單練一字，以防出現偏差。每個練此功的人，應根據自身的條件，制定相應的練功方案。如能正確、長期地練功，效果自然會顯現。

十二、內養功

內養功是靜功的功種之一，通過特定的姿勢、呼吸和意念的調練，以實現形體舒適、呼吸調和、意念恬靜等要求，從而起到靜心寧神、培育正氣、平衡陰陽、調和氣血、疏經活絡、協調臟腑等作用。

內養功強調默念字句，呼吸中有停頓，舌體起落，氣沉丹田等動作，具有大腦靜、臟腑動的鍛鍊特點。

內養功是著名的氣功醫師劉貴珍繼承和總結前人的經驗，並結合自己的臨床實踐，於 1947 年首次提出並推廣各地的。內養功對治療胃和十二指腸潰瘍、胃下垂、肝炎等內臟疾病有顯著的療效。

內養功的練習方法是：

【姿　勢】

有側臥式、仰臥式、平坐式、靠坐式等。

【呼　吸】

內養功呼吸法較爲複雜，要求呼吸、停頓、舌動、默念四個動作相結合。常用的呼吸有三種：

①吸——停——呼。默念的字句，一般用「鬆」、「靜」、「愉快」、「健康」等詞句。

②吸——呼——停。默念字句與①同。

③吸——停——吸——呼。默念字句與①同。

【意　念】

意守丹田、膻中、湧泉等穴位。意守時用意要輕，做到似守非守。

【注意事項】

⑴內養功側重於脾胃功能的調整，練功後出現食欲增強，消化旺盛等效應，此時可酌情增加食量。對營養不良或身體瘦弱者，應放寬食量的限制。

⑵空腹時不宜做內養功。

⑶臨床應用時，必須注意辨証運功，呼吸法、意守法、默念法，姿勢等都應根據病種、病情，虛証、實証辨証選擇。

⑷內養功同其它功種配合練習，效果更佳。

十三、放鬆功

放鬆功是靜功的一種。它是有意識地讓身體各部位，結合默念「鬆」字，逐步將全身調整得自然、輕鬆、舒服，解除精神緊張狀態，排除雜念，同時使注意力逐漸集中，安定心神，從而調和氣血，協調臟腑，疏通經絡，增強體質，防治疾病。

放鬆功對於某些慢性病如高血壓、腸胃病、神經官能症、神經衰弱、心臟病等均有較好的療效。

放鬆功是上海著名的氣功師陳濤於 1957 年根據前人的經驗總結推廣的。

放鬆功的練習方法是：

【姿　勢】

一般採用仰臥和側臥、平坐和靠坐姿勢。

【呼　吸】

一般採用自然呼吸法。

【意　念】

有三線放鬆法、部位放鬆法(分段放鬆法)、局部放鬆法和全身放鬆法(整體放鬆法)以及吸「靜」呼「鬆」法。

【練功注意事項】

練功前，思想要集中，情緒安定，寬衣解帶；練功場所必須空氣新鮮、環境安靜；練功時要排除雜念，儘量使身體處於放鬆狀態——才能獲得練功的效果。

十四、強壯功

強壯功是將儒、道、佛的練功方法進行整理，取其精華，去其糟粕，編導而成。

【姿　勢】

有自然坐、單盤坐、雙盤膝、站式和自由式。

【呼　吸】

靜呼吸法(自然呼吸法)、深呼吸法、逆呼吸法。

【意　念】

強壯功也採取意守丹田，藉以集中精神，排除雜念，達到入靜之目的。也可意守外景，如美麗的風景和景物，增加良性刺激，以良性意念代替惡念，排除雜念，增進健康。

強壯功對於高血壓、神經衰弱、神經官能症、心臟病、關節炎等有一定的療效。

十五、保健功

「保健功」是氣功中的一種輔助功種，它既可治療，也可保健，對體弱患者和老年人尤爲適宜。

保健功也稱「按摩拍打功」，它是通過自身按摩、拍擊等鍛鍊方法，達到疏通經絡，調和氣血，增進健康的目的。它對某些慢性病，如腸胃病、心臟病、神經官能症、肝病、腎病有一定的療效。

它的練功方法有：耳功、叩齒、舌功、漱津、擦鼻、目功、擦面、項功、揉肩、擦胸、揉腹、夾脊功、搓腰、搓尾骨、擦丹田、揉膝、擦湧泉、浴手、浴臂、浴大腿等。

保健功練習的注意事項：按摩動作的次數和用力的輕重可因人而異，以按摩後感到舒適、輕鬆爲度。用力要適當：用力過小無感覺，用力過猛會傷及皮膚。

*

內養功、放鬆功、保健功、強壯功都是氣功的功種，它們鍛鍊的基本原則是相同的，所以，幾種功種是可以配合鍛鍊的。但一般來說，要根據病情的輕重、病種的不同及體質的強弱、個性的差異而選擇一種主要功種進行鍛鍊，其它功種配合。如高血壓、心臟病患者宜選放鬆功，消化道疾病宜選內養功、其它功種配合。如果體質較弱，不能採用強壯功的端坐和站式，可暫用內養功中的臥式，待身體好轉時，再進行強壯功姿勢訓練。至於保健功，一般在做完內養功、放鬆功、強壯功之後再進行鍛鍊爲宜。因此，保健功也稱爲氣功的輔助功。

十六、氣功棒操

氣功棒操是由木棒操練和氣功調息相配合編導而成，其特點是器械簡單、動作簡單，容易掌握，療效較好。練功時要求姿勢正確，動作節奏性要強，配合呼吸。此操適合於體弱病殘者鍛鍊。

鍛鍊時準備一根直徑 2 厘米左右、長度 90 厘米的木棒或竹棒均可。

氣功棒操共有十式：

【第一式：雙臂上舉(圖 136、137)**】**

自然站立，兩腳平行，與肩同寬，上體正直，放鬆自然，兩手距離約 60 至 70 厘米，正握木棒，置於胸前。

(1)雙臂將木棒上舉至頭頂，同時吸氣。

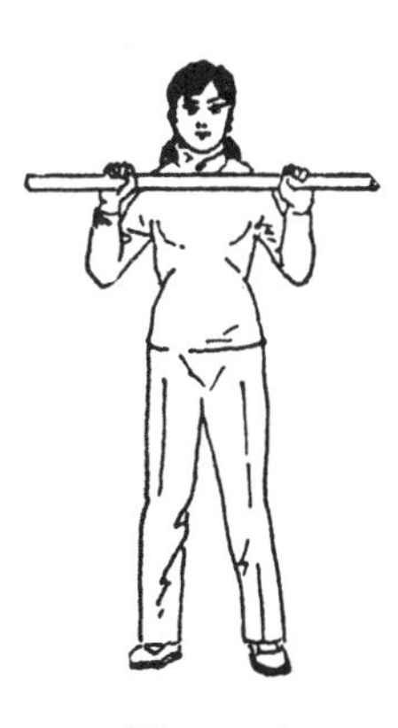

圖一三六

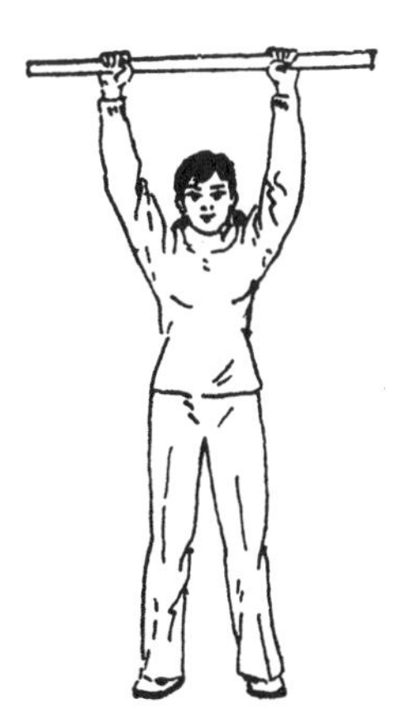

圖一三七

(2)雙臂將木棒下降至原位置，同時呼氣。

要　點：

上舉時慢慢用力向上推，使用內力，頭保持正直。木棒下降時動作緩慢，與呼吸配合協調。吸氣時用鼻吸，呼氣時用口呼。

練習次數 20 次(一呼一吸算一次)。

【第二式：胸前平推(圖 138、139)**】**

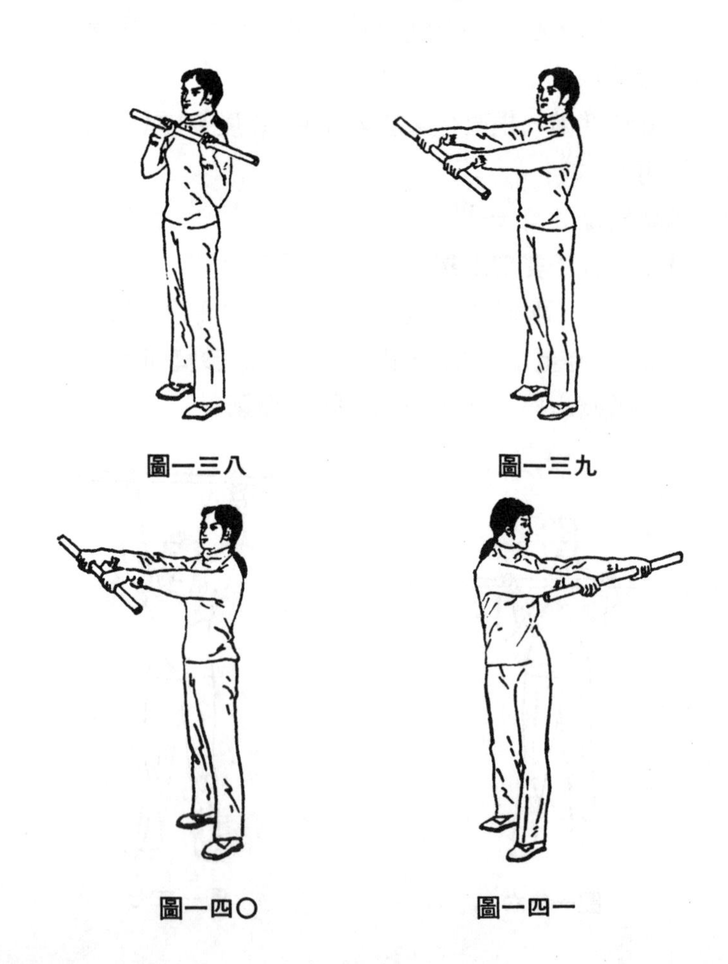

圖一三八　圖一三九

圖一四〇　圖一四一

接上式：

⑴雙臂將木棒向前平推時吸氣。

⑵雙臂將木棒平行收回時呼氣。

要　點：

木棒在胸前是平行推出和收回。木棒平行推出時用內力，動作與呼吸要配合協調。

練習次數 20 次(一呼一吸算一次)。

【第三式：左右平轉(圖 140、141)**】**

接上式：

⑴雙臂將木棒向前平行推出時吸氣。

⑵上體左轉，雙臂將木棒向左平舉到盡處，同時呼氣。

⑶向左的木棒恢復到向前平行推舉的姿勢，同時吸氣。

⑷向前平推的木棒收回置於胸前，同時呼氣；然後向右平轉，其動作與左相同。

要點：向左與向右轉時，木棒平行移動到盡處。

練習次數 20 次(左右轉動算一次)。

【第四式：環肩耍龍(圖 142、143、144)**】**

接上式：

⑴雙臂將木棒向左上方揮舉的同時吸氣。

⑵木棒自然下落至胸前轉一圈時呼氣。

⑶接著向右上方揮舉，同時吸氣。

⑷木棒自然下落至胸前環轉一圈時呼氣。

要　點：

環轉時兩臂是伸直的；揮舉木棒時，動作要連貫，並舉到最高處。

練習次數 20 次(左右揮舉算一次)。

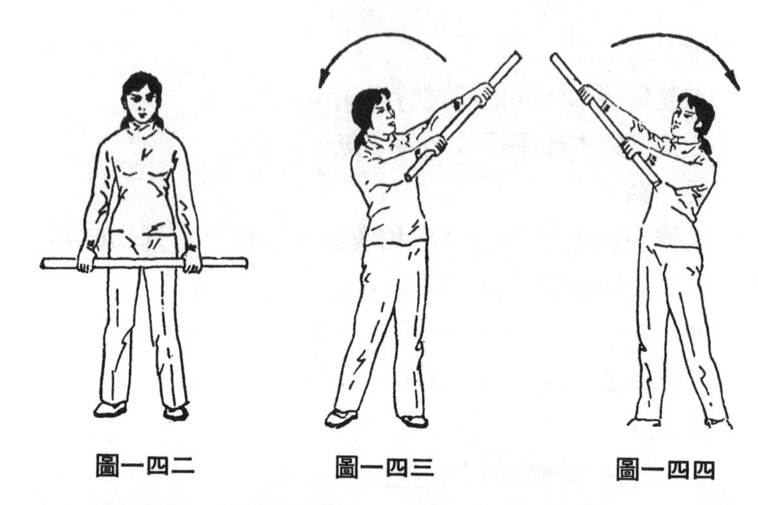

圖一四二　　圖一四三　　圖一四四

【第五式：四面活髖(圖 145、146、147、148)**】**

接上式：人自然站立，兩脚平行向前，相距與肩同寬；將木棒放置在後項上，兩手平行正握木棒。

⑴身體前俯時吸氣。

⑵身體恢復站立時呼氣。

⑶身體後仰時吸氣。

⑷身體恢復站立時呼氣。

⑸身體向左側屈時吸氣。

⑹身體恢復站立時呼氣。

⑺身體向右側屈時吸氣。

⑻身體恢復站立時呼氣。

要　點：

前、後、左、右活動的幅度儘量擴大，膝關節不屈，腿保持正直。

練習次數 10 次(前後左右活動算一次)。

【第六式：左右踢腿(圖 149、150)**】**

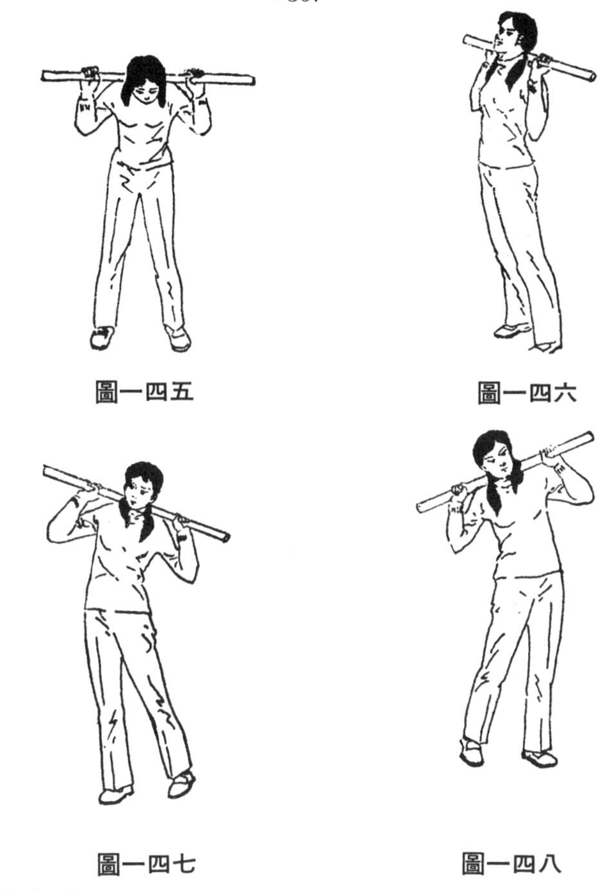

圖一四五　圖一四六

圖一四七　圖一四八

接上式：

(1)將頸項的木棒向前平舉，同時吸氣。

(2)左腳向右上方踢的同時，木棒往左側後方拉，呼氣。

(3)木棒恢復向前平舉，同時吸氣。

(4)右腳向左上方踢的同時，木棒往右側後方拉，呼氣。

要　點：

踢腿時腳面蹦直，儘量往上踢；在踢的同時，兩手將木棒儘量往後拉。

練習次數 20 次(左右踢拉算一次)。

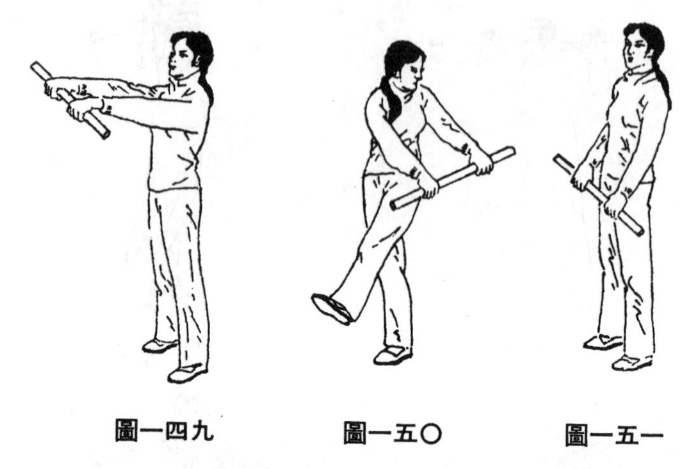

圖一四九　圖一五〇　圖一五一

【第七式：上舉後伸(圖151、152、153)**】**

接上式：人體站立，木棒自然置於大腿前。

⑴木棒向上揮舉的同時，左脚向後伸，同時吸氣。

⑵木棒下降，恢復原來的姿勢時呼氣。

⑶木棒向上揮舉的同時，右脚向後伸，同時吸氣。

⑷木棒下降，恢復原來的姿勢時呼氣。

要　點：

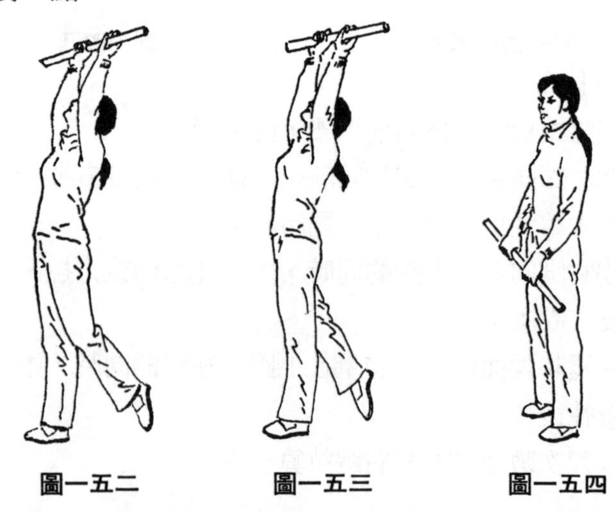

圖一五二　圖一五三　圖一五四

木棒向上揮舉和腿向後伸的動作要協調一致，幅度儘量大，把身體儘量伸展開來。

練習次數 20 次(左右後伸算一次)。

【第八式：彎腰屈膝(圖 154、155、156、157)**】**

接上式：

(1)木棒向頭上平舉時吸氣。

(2)木棒向前平舉的同時彎腰，呼氣。

(3)木棒向前平舉的同時屈膝，呼氣。

(4)木棒放置大腿前，恢復原來站立的姿勢時呼氣。

要　點：

木棒下壓時膝關節直立不屈，彎腰幅度儘量大。

練習次數 20 次(彎腰、屈膝算一次)。

【第九式：屈膝升降(圖158、159)**】**

接上式：將木棒自然地放置胸前。

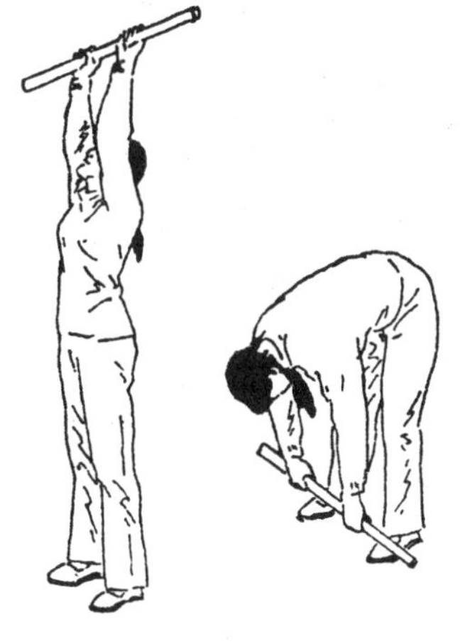

圖一五五　　圖一五六

(1)木棒向頭上平舉的同時屈膝，吸氣。

(2)木棒自然下降置胸前，恢復原站立姿勢，同時呼氣。

要　點：

屈膝與上舉動作要協調。

練習次數 20 次(一屈一升算一次)。

【第十式：挺胸前進(圖 160、161)**】**

接上式：左腳向前跨半步。

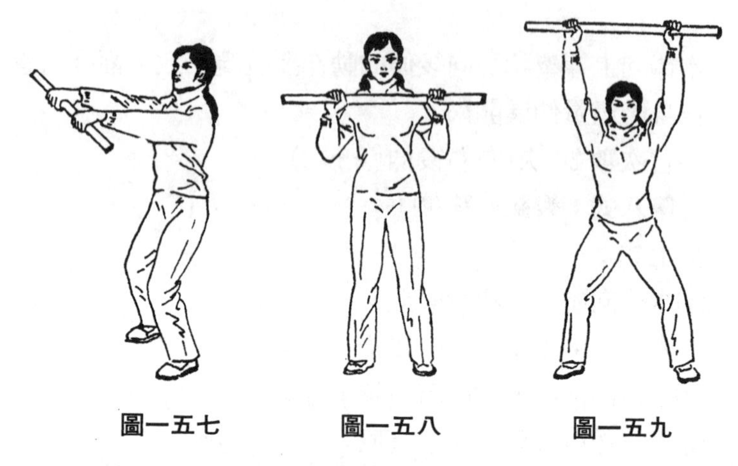

圖一五七　　圖一五八　　圖一五九

⑴木棒向頭上方平舉的同時，挺胸，右腳跟抬起，重心落在左腳上，同時吸氣。

⑵木棒下降，置於左大腿前，呼氣。

重複練習 20 次之後，換右腳向前跨半步，同樣的動作練習 20 次。

要　點：

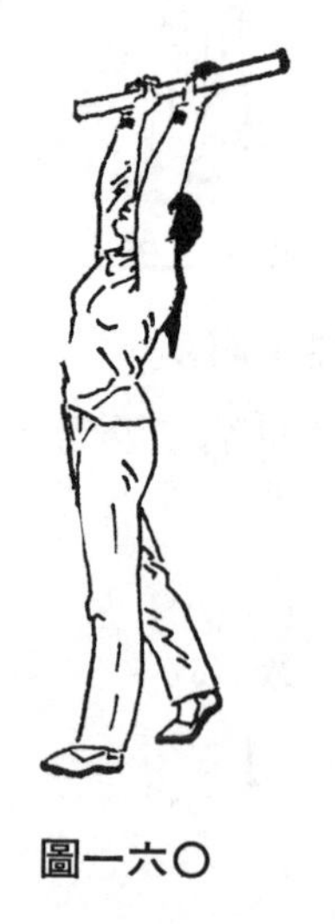

圖一六〇

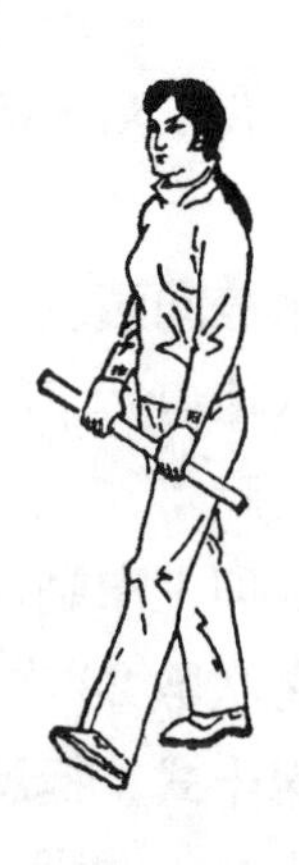

圖一六一

木棒向上平舉時，挺胸動作需與脚跟的起落動作協調。

十七、採陽補氣法

「採陽補氣法」是指擺好練功姿勢，用意識採太陽之氣納入丹田的方法。

採陽補氣練功方法如下：

【姿　勢】

坐式：按內養功、放鬆功坐式的姿勢。

站式：按強壯功站式的姿勢。一般人膝微屈；身體虛弱者不屈膝，自然放鬆站立即可。

【呼　吸】

用鼻吸入新鮮空氣，用口呼出體內濁氣。呼氣時應張小口，緩緩呼出，思想集中，心情安靜。

【意　念】

目視剛升起的太陽，意想把太陽之氣引進體內。特別是在吸氣時，好像把太陽之氣往丹田吸入。

【時間與地點】

早晨太陽剛升起的時候，選擇空氣新鮮，環境安靜，能看到太陽之處，採 20 分鐘至 30 分鐘。但必須注意，不要在太陽光很強的情況下，眼視太陽採氣，以防損害眼睛。

【作　用】

增強體質，預防疾病。特別是對陽虛病人，效果更佳。

採太陽之氣可作爲內養功和強壯功之輔助鍛鍊。早晨採太陽，夜晚觀星斗，長期堅持，可以保健延年。

十八、望月觀星法

「望月觀星法」是指擺好練功姿勢後，用眼觀看月亮、星星的同時，守丹田穴，將氣緩慢往丹田部位貫的方法。

望月觀星法的練功方法是：

【姿　勢】

坐式：按內養功、放鬆功坐式的姿勢。

站式：按強壯功站式的姿勢。一般人膝關節微屈；身體虛弱者不屈膝，自然放鬆站立。

【呼　吸】

意守丹田的同時，用鼻子吸新鮮空氣，用口呼出濁氣，即人們所說的「吐故納新」。呼吸要自然、順暢。

【意　念】

兩眼注視月亮或星星，眼不要睜大，一邊看月、望星，一邊意守丹田。眼睛疲勞時，可以輕輕閉住，記住月亮和星星的形狀。如果已消失，可以再睜眼觀望，然後再閉上眼睛。經過 10 至 20 天，在丹田部位默想月亮和星星的形狀，以後便不再望月亮、觀星星，只回憶月亮和星星的形狀即可。通過意念和月亮、星星連結在一起，合爲一體，使思想集中。古代稱爲「採月之精華，補人之精神」。

【時間與地點】

晚上月亮出來時，選擇空氣新鮮安靜之處。望月觀星後，可徐步慢行，以輕鬆愉快的心情，仰望星辰或遙觀北斗。

【作　用】

望月觀星，能使人心情恬淡，胸懷開闊，身體舒適。望月觀星後，繼之練習其它功法，則能心曠神怡，頭腦清晰。長期觀月望星，可增強視力，擴大視野，清心健腦。

十九、虛靜功法

「虛靜功法」是在臨床實踐當中，根據氣功治療的需要和「練養相兼」的原則創造出來的一種易學易練，收效較快的功法。

虛靜功練功方法：

【姿　勢】

採用自然、隨意、舒服的姿勢，根據每個人平時的練功習慣，採用臥功、坐功、站功都可以。

【呼　吸】

採用「自然呼吸法」。

【意　念】

不要求意守，只要求全身最大限度地放鬆，使整個身體處於虛靜狀態。虛是指虛無，即是指忘卻自身的任何部位；靜是指思想安靜，雜念排除。虛靜是在清醒狀態下的虛靜。只清醒不虛靜是散亂，只虛靜不清醒是昏沉。

虛靜功可以隨時隨地練習，不講究姿勢，不調整呼吸，不意守部位，是只注意「虛靜狀態」的一種練功方法。它有「練養相兼」的功能。因此，它又是其它功種的輔助功法，適合於年老體弱及病情較重者練習。

二十、升陽法

「升陽法」是指補陽壯腎的練功方法。此法適合於年老體弱者作爲壯腎強精的鍛鍊方法。此種練功方法是與「守命門」結合進行的。

升陽法的練功方法是：

開始入靜後，意達命門穴位，以意引氣，由兩腎(命門兩側的腎)起，經丹田，直催睪丸，再由睪丸返上來催陰莖直到頂端，換氣後再催。像這樣進行 36 次，即行靜守命門。此法對於防治陽萎病，具有很好的效果。

婦女練此法，可以調血固經。方法是由兩腎引氣，經過丹田，直催子宮和陰道。

二十一、固精法

「固精法」是防治遺精和早瀉的一種方法。每天夜間臥床前練習此法較好。

固精法的練習方法是：

頭部枕高，先意守丹田，雙手手心向下，以右手指扶在左手背上，左手心按在上肚臍，從左向右轉擦 36 次，即左上→右上→右下→左下→左上。然後換手以同樣方法反方向，即從右向左轉擦 36 次。轉擦之後，雙手尖併在一起，上從劍突起，下到小腹底耻骨處，以丹田爲中心，在肚皮上下推捋摩擦 36 次(一上一下為一次)。推搙向下時，大指較用力，其它指不用力；推搙向上時，小指較用力，其它指不用力。

最後，可以按照古書記載的「一擦一搙，左右換手，九九之功，眞陽不走」方法進行練功。

其具體方法是：用雙手將睾丸送入陰囊的輸精管附近，在其外皮上擦搙，先左後右為一次，共搙 81 次。

二十二、中宮直透法

這是練功有相當基礎以後採用的一種「行氣法」。

練功姿勢採用坐式或臥式，一般在大、小周天通了以後，通過意念引導作用，使丹田之氣上通至頭頂百會穴，又可由百會穴下通至丹田穴，直通會陰穴。如此一呼一吸，上下中宮直透。這一行氣法對培育人體元氣（眞氣），鍛鍊精、氣、神，能起到良好的作用。

二十三、氣功運目法

「氣功運目法」是指眼球運動配合呼吸的鍛鍊方法。

氣功運目法對老年人的弱視、視力衰退、遠視及青少年的近視和散光均能起到一定的防治作用。

具體的鍛鍊方法：

【第一式：上下直視】

閉目，眼球向上轉動時吸氣，平視時呼氣；眼球向下轉動時吸氣，平視時呼氣。做 20 次(上下運動算一次)。

【第二式：左右橫視】

閉目，眼球向左轉動時吸氣，平視時呼氣；向右轉動時吸氣，平視時呼氣。做 20 次(左右運動算一次)。

【第三式：環轉順視】

閉目，按順時針方向，當眼球從左下到左上方轉動時吸氣；眼球從右上到右下方轉動時吸氣。做 20 次(左右轉動一圈算一次)。

【第四式：環轉逆視】

閉目，按逆時針方向，當眼球從右下到右上方轉動時吸氣；眼球從左上到左下方轉動時呼氣。做 20 次 (左右轉動一圈算一次)。

【第五式：遠方正視】

睜目，在離眼百米外的正前方選一固定點(山峰、房頂、樹木、景物均可)，睜目凝視該點，自然呼吸 1 ～ 2 分鐘。

氣功運目法的練功姿勢以坐式較好，呼吸稍緩慢些，運眼時用意用力稍輕。

本法練習非常簡單方便，不受場地、時間和條件限制；如能和「眼保健操」結合鍛鍊，效果更佳。

二十四、周天搬運法

「周天搬運法」是以意氣結合，以意引氣，通大小周天的行氣法功。

練功時採用臥功或坐功。當內氣在丹田發動後，丹田部位就會產生一股熱氣流的感覺，這時用意默默想著它、隨著它，這股熱氣流的感覺就會從丹田部位往下伸至會陰穴位，再向後經尾閭穴位循督脈向上，經命門、夾脊、大椎、玉枕、百會等穴位，然後往下循行至神庭、祖竅，過鼻口，下咽喉，經膻中穴位，再往下伸至丹田。如此循環在督脈、任脈經絡的「周天」運轉，稱「小周天搬運法」。

還有「大周天搬運法」，練功時採用臥式或坐式。當內氣在丹田發動，丹田部位就會產生一種熱氣流的感覺，然後這股熱流經十二經脈、奇經八脈，流往全身，按升降開闔，在全身循環運行。這種大周天循環稱「大周天搬運法」。

這種意氣結合，使內氣貫通「大小周天」運行的方法，稱爲「周天搬運法」。

周天搬運法具有培育元氣（眞氣），升清氣、降濁氣的作用。因而，練習周天搬運法就會感到精氣充沛，全身舒服。它對強身治病確有一定的效果。但初學氣功者不宜先練周天搬運法，一般要在練功有相當的基礎之後，內氣比較充實的基礎上才能採用。

當氣機發動，必須順其自然運行，絕對不要強求或過早以意引導；否則，過早濫用意念是容易產生偏差的。

二十五、丹田運轉法

「丹田運轉法」是指以意引氣，在小腹部運轉的方法。

具體的練習方法是：

吸氣的同時提肛，用意引氣，由會陰穴吸至命門，經命門再到丹田；呼氣時，再用意念將丹田之氣呼至會陰穴位。以意引氣時，注意緩慢、均勻、自然和柔和，如此運轉循環就會逐漸使丹田、會陰、命門之氣形成三角連線，並使三個部位產生溫熱感。

這種運轉法不僅有助於丹田之氣的調動和運行，還有助於「精氣」的鍛鍊。它對於某些泌尿、生殖系統的疾病，如遺精、陽萎，婦女月經不調、不育等症有一定的療效。

二十六、歸一清靜法

「歸一清靜法」是指練功過程中，高度入靜後，見到白光和各種顏色，產生「幻覺」和「幻景」，達到「坐忘」或「忘身」的境界，即達到眞正的「清靜境界」。

歸一清靜法適合於「陰虛」、「火逆」的人練習。陰虛、火逆的主要症狀是怕熱、失眠、多夢、煩躁、喜怒、面色蒼白、頭重脚輕等。

具體練功方法如下：

【姿　勢】

採用「盤坐」姿勢，在盤坐、豎脊、含胸、垂簾、握手、頂舌等一系列「身相」調整之後，全身必須放鬆、自然、輕鬆、愉快。

【呼　吸】

坐好之後，長呼二至三口氣。只向外呼，不吸氣。使體內的臟腑放鬆，胸膈舒暢，初步體會到清靜和輕鬆的滋味。呼氣後就採用自然呼吸法，呼吸的長短、粗細，任其自然。

【意　念】

垂簾或微微閉合的兩眼，很輕鬆、自然地用意識透過眼簾，以 45 度角默視盤腿的兩膝之間，即默默地「觀看」那一塊地方，氣功稱「牛眠之地」。「牛眠之地」雖然空無一物，但經過一段時間，在意念集中之下，開始出現各種顏色的光，這些光在閃動，還有一種「濛濛如霧」的白色；繼續鍛鍊，各種顏色褪盡，只見白光，白色的程度由「濛濛如霧」，逐漸變成月光皎潔。這時，練功者則自覺如皓月當空，遍體清涼，煩躁去盡。這已經接近「清靜境界」了。

看到白色光輝後，練功者要把念頭與它合而爲一，意想「光即是我，我即是光」，「光我不二」，「我光如一」。這樣，那白光便會使自己的身體光明，空無一物，不知道自己的身體存在何處，唯覺知一輪明月，恬靜生輝，光艷明朗，文風不動。練到這個地步，即達到「坐忘」或「忘身」的境界，也就是眞正的「清靜境界」。這時神經系統得到極好的調節，身體得到極好的休息。練此功法後，精神振奮，身心舒適，體質增強。

初練時，練功時間不可太久，以 20 分鐘爲宜，逐步增加到 30 至 40 分鐘左右。這時，如果白光還未出現，絕對不能追求；當各種顏色出現後，也不要理睬它；做到有光不害怕，無光不追求，順其自然，最終會獲得效果的。

要停功時，應把念頭與光色分開，意念不集中在光上，光色即會消失，身體也就會獲得感知了。

有的人練此功，既見不到光，也看不到什麼景象。這沒有什麼關係，只要如法觀看「牛眠之地」，自覺身體清靜，也一樣能獲得功效。

二十七、眞氣運行法

「眞氣運行法」是指通過練功，內氣充足，眞氣充實了，自然可以逐步貫通任督二脈。這種眞氣沿任督二脈運行的方法稱「眞氣運行法」。

具體的練功方法是：

【姿　勢】

練習眞氣運行有行、立、坐、臥四種形式，其中以坐式爲主，其它姿勢爲輔。

【呼　吸】

呼吸是眞氣運行的動力，所以練習眞氣運行法必須從調整呼吸入手。調整呼吸，培育眞氣，主要是把眞氣送入丹田。基於呼氣時眞氣沿著任脈下入丹田的生理活動，因此，調息時只注意呼吸，便可以達到氣沉丹田的生理活動。至於吸氣，可順其自然，無須注意。有人主張深吸氣，爲了「氣沉丹田」努力吸氣，這樣做是違背生理的，不能採用。

【意　念】

李少波編著的《眞氣運行法》認爲：五步功成。

第一步：呼氣注意心窩部

練功條件準備好後，即縮小視野，心不外馳，注意鼻尖少時，即可閉目內視心窩部，用耳朵細聽自己的呼氣。但呼氣時不要發出粗糙的聲音；呼氣的同時，意念隨呼氣趨向心窩部，吸氣時順其自然，不要加任何意識作用。

第二步：意氣相隨丹田趨

當第一步功夫做到每一呼氣即覺心窩部發熱時，就可以意息相隨，在呼氣時延伸下沉的功夫，一步步向丹田推進，不可操之過急。

第三步：調息凝神守丹田

當第二步功做到丹田有了明顯的感覺後，就可以把呼吸有意無意地止於丹田。不要再過分地把呼氣往下送，以免發熱太過；只將意念守在丹田部位，用文火溫養。

第四步：通脈勿忘復勿助

意守丹田 40 天左右，眞氣充實到一定程度，有了足夠的力量時即沿脊柱上行。上行時，意識隨著上行的力量(勿忘)。若行到某處停下來，也不要用意識向上導引(勿助)。上行的快慢取決於丹田的力量如何。若實力尚不足，它就停下來不動，待丹田力量再充實，它就會自然繼續上行。若急於通關，努力導引，會與丹田力量脫節，這是非常有害的。過去把這種情況比喻爲「揠苗助長」。因此，必須順其自然。這時，眞氣的力量不以人們的意志爲轉移，如果上行到「玉枕關」通不過去，內視頭頂就可以通過了。

第五步：元神蓄力育生機

原則上是還守丹田。丹田是長期意守的部位。通督以後，各經脈相繼開通，頭頂百會穴位如出現活動力量，也可意守頭頂。總之，要靈活把握。所謂「有欲觀竅」，「無欲觀妙」也就是練功處於不同階段的思想處理方法。

以上五步功法循序漸進，前一步是後一步的基礎，後一步又是前一步發展的必然趨勢。第一、二、三步是調整呼吸，推動眞氣，使體內眞氣集中於丹田；這一階段稱爲「練精化氣」。第四步是把丹田積足的眞氣衝通督脈，逆運而上，直達腦海；這一階段稱爲「練氣化神」。第五步後，功夫更加純熟精練，靜境更加明顯，表現爲淸淸靜靜，心如止水的樣子；這一階段稱爲「練神還虛」。

以上五步驟，三個階段，是眞氣運行法鍛鍊過程中的基本概況。在鍛鍊過程中，由於每個人體質不同，具體條件又不一樣，練功的效果與表現也就因人而異。因此，練功時旣要順其自然，靈活運用，不可刻意拘執，又要本著一定的要求耐心求進，持之以恒，不可自由放任，實爲成功的要訣。

二十八、導引

「導引」是現代的氣功在古時的一種名稱。《莊子•刻意篇》中說：「吹呴呼吸，吐故納新，熊經鳥伸，爲壽而已矣。此導引之士，養形之人，彭祖壽者之所好也。」可見，丹田已包括姿勢、動作、呼吸、按摩、靜養等，與現在的動功、靜功、動靜結合功基本相似。

1973 年長沙馬王堆 3 號漢墓出土的文物中，發現了西漢初期繪製的彩色導引圖。其中有一幅彩色帛圖，繪有人像 40 多個，他們的練功姿勢各種各樣，有閉目靜坐的，有雙手抱頭的，有收腹下蹲的，有彎腰打躬的，有站立仰天的，有屈膝下按的，形象栩栩如生。

古代的導引，對於研究現代氣功的源流和發展，有著十分重要的意義。

二十九、禪　修

「禪修」是指「禪定」的修習，它是氣功在佛家中的一種修練方法。根據巨贊法師講述，禪修包括的項目很多，範圍很廣。唐窺基法師著《瑜伽師地論略纂》卷 5 說，有 7 種不同的名稱：第一種是「三摩呬多」，義爲「等引」，謂離棄了昏沉、掉舉（雜念）兩種妨礙禪修的病態以後，心意平等，能夠引發功德。第二種是「三摩地」，義爲「等待」，通攝一切有心定位中的心一境性。第三種是「三摩鉢底」，義爲「等至」，即一切有心無心諸定位中所有的定體。第四種爲「馱衍那」，就是通常所說的「禪」，其實正確的意思應譯爲「靜慮」。第五種「質多翳迦阿羯羅多」，即「心一境性」，以等待爲體。第六種「奢摩他」，義爲「寂止」。第七種爲「現法樂住」，則是成就四種「靜慮」的根本。總之，禪修是佛家中的一種修練方法，其含義是指「靜慮」而言。

所謂「禪修」，無非是要禪修者在安靜的環境下和正常的生活中，放棄一切不必要的攀緣和雜念，以便集中精神，用調身、調心、調息的方法，進行不斷地修習，以達參悟禪機，養身修心。

「調身」就是在禪修的時候調整身體的姿勢。佛教通常主張結枷趺坐。《禪秘要法經》上說：「秒門法者，應當靜處結枷趺坐，齊整衣服，正身端坐，左手著右手上，閉目以舌抵顎，定心令住，不使分散。」

「調心」主要是調伏亂想，使注意力集中，腦筋得到充分的休息。通常和調息結合在一起修習。西晉竺法護譯《修行道地經》卷五云：「數息、守息(註：即調心調身的舊譯)有四事：『一謂數息，二謂相隨，三謂止、觀，四謂還、靜。』」這就是調伏心息的六種方法，後來稱爲「六妙法門」。

「調息」就是把呼吸調柔入細、引短令長的意思。漢安世高譯《大安般守意經》卷上曰：「息有四事：『一爲風，二爲氣，三爲息，四爲喘。無聲爲氣，出入爲息，氣出不盡爲喘也。』」

三十、華佗五禽戲

「華佗正禽戲」又名「華佗五禽圖」，相傳乃漢末華佗採取君倩（人名）道家導引之術，模仿禽獸的動作，根據人體氣機發揮的原理，創造出的一套動功，引挽腰體，動諸關節。華佗將此術傳給弟子吳晉、樊阿，尤以吳晉更精此術，練到90多歲仍然耳聰目明，牙齒完堅，飲食如少年人，說明這種功種確有保健作用。

華佗正禽戲的內容包括：

虎：又名羡門虎式。

鹿：又名士成綺鹿式。

熊：又名庚桑熊式。

猿：又名費長房猿式。

鳥：又名亢倉子鳥式。

三十一、武當派太極十三式

「太極功」是武當派的張三丰創造的一種動功，後來分爲楊家拳、陳家拳、吳家拳，都是各有長處的功法，在民間流傳極廣，會練的人很多。此法對於祛病延年、增進健康，有很大的作用。

太極拳是屬於動功範圍，它有身體方向的轉折，步伐的前進和後退，腰部前後左右的扭轉，指掌的屈、伸、探、撈，胸腹的呑、吐、凹、吸，肩背的消、聳、搖、曳，頭頸的頂頸和撞頸，架子繁多，動作較爲複雜。而武當派的太極十三式，動作則比較簡單，與簡化太極有相似之點，但要求姿勢正確，身體放鬆，氣沉丹田；即注意運氣的內功。

三十二、太陽宗火龍功

太陽宗是丹道家的一個小宗派。據傳說，這個宗派是崇禎帝的長公主和明朝遺老顧亭林等主持的，內容富有「反對滿清，恢復明朝」的意旨。

這個宗派最好的方法叫作「火龍功」，既可以作爲養生保健的功夫，又可以作爲運氣治病的方法。火龍功的優點是能夠速成，練功時能夠限制只在有病的地方運氣，單獨對生病的部位產生治療作用。使用這種方法，先決條件是必須精通人體 20 部經絡氣脈的通道，即所謂「內景」的詳細結構，才會發生作用，收到療效。因此，這種功法，一般練習自修的人不能採用，最好在老師的指導下學習。

練火龍功的方法，第一步是先將一種外用藥物「金丹」(一種金石品的煉藥和草木品的散藥配合而成的粉劑)放在杯盤裡，用冷開水調和均勻如稠米湯樣的濃度，然後用毛筆飽醮藥汁，循著診斷決定的經絡道路，先從足下陰經的「井穴」部起，在皮膚外劃條線路，一直循經上行，劃到所統屬的手上陰經盡頭處，隨即從毗鄰的手上陽經「井穴」繼續劃一條線路，循著那一條手足所統屬的陰經，自手上內行，再循足部下行的經道，一直劃到足趾盡頭處的「井穴」，這樣把陰陽經道劃上一個大圓圈，稱「坎離圈」。這種操作劃線，看似簡單，做卻不易。因為人體經道複雜，劃得不正確，作用大減，氣也不會貫通周流；而且，若是阻滯在半路上，就收不到療效。如果精通經絡，把這個陰陽循環的「坎離圈」劃得正確，一定能收到療效的。

在劃坎離圈的時候，當金丹劃線之際，病者立即自覺有一股涼氣透骨、筋絡舒適的感覺。

第二步，線圈劃好之後，即練「感攝法」。具體作法是：首先「觀想上師莊嚴寶像」。其意思是先行閉著眼睛，默默觀想老師的音容笑貌，因為徒弟對老師，患者對大夫，都具有作為偶像而加以崇敬的心理。它是一種很有效的「收攝心神」的方法，也就是一種集中意識，不讓思想開小差的方法。其次，做好「觀想」之後，隨即運用集中了的念頭，把全身放鬆，很自然地把心神轉移到「關竅」上，亦即放在開始劃線路的那個「井穴」處，閉著眼簾，一心一意「內視」那個「關竅」，不用呼吸吐納，只是專心一意貫注線圈的起點。如此練下去，每天不拘次數，隨意練幾分鐘或十幾分鐘，經過相當日子，那個線圈的起點即會產生一股熱氣，順著所預劃的線路流動，由陰經而流轉到陽經，周流循環一個大圈，仍然歸回陽經的終點，自行還入關竅而消逝。這股熱氣決不會亂竄亂走，能很規矩地在那劃就的線圈上循行著。繼續練下去，經過相當日子，這股熱流就會由一條線路而漸漸縮短，凝練成一團火球，像珠子般，仍然循著所劃的那條線路循環流轉。練功之後，這些經絡會感到很舒服。

火龍功練純熟了，那粒火球在經絡中流轉的情況，旁人可以看見，好像一顆圓球滴溜溜在皮膚下滾動著。用手指撫摸它，可以覺出有一種彈力和一絲熱力。

這種借助於「金丹」的作用，通過「觀想」，使氣團像火球般沿著經絡線路周身滾動的功夫，稱爲「火龍功」。

練火龍功外用的所謂金丹，因爲它的顏色是金黃的，所以稱金丹。其配方如下：

㈠生白礬一兩，研細，入火鼎。文火練枯，再研細末，以備和合。

㈡生石月一兩，研細，入火鼎，文火練至烟盡爲度，再研細末，備和合。

㈢馬牙硝一兩，生明礬、生石月各五錢，共同研細，入火鼎，用文火熔化。當化成熔液時，用桑枝不停地攪和，慢慢濃縮，一直到像很乾的漿糊一樣，把鼎倒翻轉來，也不會流下滴落，即爲火候適中的標準。這種操作，名爲「烤胎」。然後倒放在微火上烘烤。將鼎離火，候冷時取出，研細備用。

㈣生蒲黃一兩，研細末，備和合。

㈤鐵線透骨消草一兩，研細末，備和合。

㈥眞梅花冰片一錢，研細末，備和合。

上述 6 種藥做好之後，再把它們共同放在鉢內緩緩磨均勻，最後收存在瓷碗裡，固封備用。使用時，用新水調和成稠米湯樣，用筆醮飽，做劃線路之用。

註：鐵線透骨消草是一種蔓生的草本植物，莖長如鐵線，略現方形，葉似金錢，而邊有鋸齒，秋後經霜，莖變桃紅色，葉亦變紅色筋紋。多生於田邊近水處，而不是一般藥店中的透骨草，也不是鳳仙花。

三十三、叫化功

「叫化功」原是古代勞動人民爲了抵抗飢餓和寒冷的侵襲而創造的一種功法，以後被養生家用來專門做鍛鍊腸胃和抵抗寒氣。

一般氣功鍛鍊，都不主張在飽食或者飢餓時練習，唯有「叫化功」可以在吃飽之後如法練功。它可以祛寒，尤其是對慢性消化不良、慢性潰瘍、腸胃神經官能症、大便秘結、呃氣吐酸等症有效。古人認爲，練習此功有利而沒有弊病。

具體的練習方法如下：

㈠先選擇一塊平直的木板，或者光滑的牆壁。

㈡全身放鬆，頭、背、腿等全部都筆直地貼著板或牆壁，兩脚跟須距牆根約兩拳遠，兩脚與肩同寬。

㈢兩腿屈膝，緩緩下蹲，上身仍舊貼著牆緩緩下降，一直蹲到臀部與脚跟、小腿相接觸爲度，同時把雙掌放在膝蓋上，中指輕按兩外膝眼中間。下蹲的同時，配合採用吐納運氣的「嗨」字訣。動作與呼氣要一致。

㈣腰背離開牆壁，同時腳跟抬起，把全身重量落在腳趾尖上，順勢向前方推去，大腿前移，以平爲度，頭部則把後腦支在牆壁上，使腰、臀、背騰空懸著；接著，胸、腰、腹部都相應挺起，形成一條直線，這時腸胃恰好受到適當的運動。在做這一動作時，注意全身放鬆，不可用力，同時配合吐納運氣的「呬」字訣。動作與吸氣也要一致。

㈤返回原來的蹲式，仍舊緩緩地把腳跟落平，肩、背、腰、臀等貼著牆壁。還原時，配合「嗨」字訣。

這樣來回蹲下運動，練習次數以自己的支持能力而定，可以練 3 至 5 次，也可以練 8 至 10 次；不願練了，則可以慢慢貼著牆壁站起來。功夫純熟之後，還可採用一種「背山勁」的方法，即用肩在牆上一挺，同時雙掌圈攏胸前，向前一推，借勁站立起來。

吐納運氣採用「逆呼吸」腹式呼吸法，並採用「嗨」字訣，呼氣外出；但眞氣反而要下降丹田，肚皮鼓大，而用「呬」字訣吸氣入內，把眞氣升上膻中，肚皮凹縮。

註：「嗨」、「呬」字是吐納發出的聲音。「嗨」字訣時，張口平舌而呼氣，發出的是喉音；「呬」字訣時，則微微張唇，叩齒而吸氣，發出的是舌齒音。

三十四、虎步功

「虎步功」是峨嵋宗的六大專修功之一，外練腰腿，內練腎肝。綜觀其功用，是專治下元虛損的一種動功。

所謂「下元虛損」，係指陰虛火逆的高血壓症、腎虛的腰痛症、因肝虛而導致的腿痛症、因陰虛而導致的上重下輕症等。一般人、特別是老年人，多因下元虛損而患各種疾病，所以特立這種功法，以補助其它動功的不足。多年經驗證明，這種功法既有理論根據，又有顯著療效，值得推廣。

虎步功的功法如下：

【第一式】

自然站立，兩臂下垂，手微貼大腿外側，兩眼平視前方，神態自然，不鬆不緊，兩脚相距，與肩同寬。

【第二式】

兩手緩緩上提，叉腰，大拇指在後，貼著「腰眼穴」(在背部腰際的凹陷中)，四指在前，輕輕併攏，食指尖貼著「章門穴」(在季肋端)。

【第三式】

左大腿提起，膝微屈向前，用足大趾尖點在地上，變成虛脚；同時右腿微微下蹲，支持全身的體重，變成實脚，眼睛平視前方。這叫作「虛實相應」的練法。

【第四式】

第四式：左腿伸得筆直，足尖向下，脚腕蹦直，力爭成爲直線，向正前方緩緩輕輕地踢出去，足掌離地約五寸；同時右腿仍然微屈，支持全身。這叫作「搜襠腿」的練法。

【第五式】

左腿搜襠式踢出去之後，隨即把足尖向上蹺起，腳後跟似有意朝原方向一蹬；這個方法名叫「翹剪刀」。然後把足尖朝下一點，腳後跟收回，恢復原來足背與脛骨成直線的姿勢；這個方法叫「鳳點頭」。接著，再把腳掌向內一轉，劃個圓圈，再向外一轉，反劃一個圓圈，配合著進行足腕運動；這個稱爲「反順太極圈」。然後再用翹剪刀的方法，翹脚伸踵，準備第六式。

【第六式】

利用翹剪刀，後踵蹦直的姿勢，順勢自然下落。先用後踵著地，然後緩緩曲膝，大腿順推向前，同時脚掌配合這種動作也慢慢放平，變成弓步。在這動作的同時，右腿順勢伸直，變成箭步，前引後伸 2 至 3 次。腰部隨著兩腿的動作，也微微相應地活動，同時大拇指貼在腰眼，在腰部向前微送時更加貼緊，腰部向後微退時則放鬆。意識要集中在大拇指與腰眼穴的一張一弛、一進一退的相應動作上，細細體會腎臟開啓、閉合的滋味。功夫深厚的人，用這種「內視」的方法可以體會出腎臟在內裡活動和氣機在內裡循環的景象。

【第七式】

將右腿的箭步輕輕朝前一蹬，向前一送，身體藉著這股彈力向前微微一探，隨即把右腿收回，與左腿看齊，用脚尖著地，如第三式的架子，變成右脚虛勢，左脚實勢；與此同時，左脚原來的弓步也變成第三式右脚的架子，支持體重。

【第八式】

右腿照第四式伸直，起搜襠腿，再繼續參照五、六、七式的架子運動。如此左右交替運動著，一步一步往前，如走路一樣，朝前走去。走到盡頭時，可以向後轉，再照樣練下去，次數多少不拘，因時制宜。如果自己覺得兩腿有些酸脹，即可停止。

【第九式】

停步練功時，即從弓箭步的姿勢，先將後腿箭步收攏，還原成自然站立，隨即把兩手放下，同時把丹田氣鬆開。

三十五、峨嵋宗十二樁

在氣功界裡，峨嵋一派，頗具名聲，因爲其在動、靜兩方面的功夫，吸收了佛門和道家的優點，所以能得佛道兩家之長，方法也較爲全面些。它在理論方面，主張「色」「心」兼攝；也就是說，主張動功和靜功並重。因此選擇了道家動功的特長和佛家禪修的優點，融會貫通，創立了一套動、靜結合的練功方法。簡單介紹如下：

【峨嵋動功十二樁】

(1)天字樁；(2)地字樁；(3)之字樁；
(4)心字樁；(5)龍字樁；(6)鶴字樁；
(7)鳳字樁；(8)雲字樁；(9)大字樁；
(10)小字樁；(11)幽字樁；(12)冥字樁。

【峨嵋的靜功六大專修功法】

(1)虎步功；(2)重錘功；(3)縮地功；
(4)懸囊功；(5)指穴功；(6)涅槃功。

三十六、瑜　伽

「瑜伽」一詞是梵文的譯音，其意思是：「將馬栓在車轅上。」中國舊譯轉義爲「相應」，即指求得身心相應的結合、調和與統一。

有一位外國人說：「印度的瑜伽是指所有的精神活動都停止，『小我』和『大我』合在一起，即天人和一，使工作帶來成功，給人類帶來幸福。這個清靜、智慧、相愛，求得身心相應結合，人與外界環境調和與統一，稱瑜伽。」

瑜伽術在印度有幾千年歷史，經由恒河流域延傳到喜馬拉雅山一帶，由修行者師徒傳授，經過漫長年代，一直到現在。不過，有了一些變化，有多種精神內涵和練功姿勢。

中國過去傳入的瑜伽是和佛教密切結合的，只是作爲闡述和表達佛教哲理之用。近年來，由於它具有調節身心的特點，在世界上引起了廣泛的重視，並迅速傳播開來。美國、英國、法國、日本、瑞士等國家的電視台經常播映有關瑜珈的節目，國外很多學校還開設瑜伽課程；僅紐約市就有 80 多處瑜伽術學校。同時，瑜伽術還成爲宇宙航行員的必修課程之一。許多國家的醫學採用中國的氣功和印度的瑜伽，創造出「生物反饋」等療法。

三十七、硬氣功

「硬氣功」也稱「武術氣功」。它是在 1978 年大陸氣功彙報會時定名，並在以後通行於全境。在此以前，分別稱刀槍不入、金鐘罩、鐵布衫、鐵砂掌等。但不管是何種硬氣功，都是通過外練筋骨皮(即身體外部的拍打、衝擊等鍛鍊)，內練一口氣(即運氣到身體的某一部位)，從而能頂住巨大的壓力和忍住尖銳物體的刺擊。這種功夫稱爲**硬氣功**。

這裡應當指出，練習硬氣功的目的，主要是用來增強自己的體質和健康，絕不能用來欺負他人，更不能利用硬氣功走江湖，賣假藥，欺騙群衆。

硬氣功的練法，各家各派有所差異，練功方法有單練和對練；有基本功法，也有專修功法；有馬步下蹲，也有拍打；有練指掌力，也有練身體的頂力。

練硬功的一般順序是：

第一步，練習基本功，如站馬步功、弓步功等，練習踢腿彎腰、壓靭帶等，鍛鍊身體的基本素質。

第二步，意念指力和掌力。如用綠豆、大沙粒和鐵沙聚成沙堆，進行插指和插掌練習，鍛鍊掌指之功。

第三步，在意念導引下，用掌、拳或棍棒拍打身體任何部位，鍛鍊筋、骨、皮，使之堅實耐擊。

第四步，利用樹木或木樍對掌、臂、丹田、脚等身體各部位進行撞擊練習，鍛鍊身體各部擊、頂的力量。

第五步，將大沙袋或石頭懸空，用掌、拳進行拍擊、推打，待沙袋回盪時，將自身所需要鍛鍊的部位或丹田迎上頂住，這時內部運氣和外表部位配合用功，做到內外結合，一氣呵成，久之，功到自然成。

第六步，根據鍛鍊部位(頭部、頸部、胸部、腹部或手足各部位)的需要，進行有針對性的練功，練功時間長了，那些部位就能承受巨大的壓力和衝力，這樣就產生了「刀槍不入」、「力頂千斤」等功夫。

孫斌介紹的十八羅漢硬氣功的練法，包括頂氣、噴氣、呑氣三個方面，這三個方面又是相互聯繫、相互配合的。

具體練法是：

1 頂　氣

鍛鍊方法是：

(1)直立兩足，分開與肩同寬。左手叉腰，右手自然下垂，舌尖緊抵上腭。

註：準備腰帶一根，長 5.5 市尺，寬 2 市寸左右。練功前，將腰帶紮緊在腰部，位置平臍，鬆緊以勉強可插進兩個小指爲度。

(2)吸氣。吸氣時要緩慢、深長，胸部自然挺起。

(3)全身氣力集中右手和左手臂。右手緊貼右腰，掌心向左，指尖向前，推移到小腹下，然後指尖上翹，沿腹中線向上推移到兩眼中間，直到與頭頂平齊。手向上頂的同時，頭向兩側輕輕擺動。

要　領：

(1)頂氣主要是把全身之氣運向頭頂百會穴。

(2)練功思想高度集中，意守頭頂。

(3)姿勢正直，頭部擺正，兩頦稍向內收。

(4)初練時有頭悶，臉面發脹、發紅等症狀。這是正常現象，練半個月之後就會消失。當意守百會穴位時，最好有老師指導。

2 噴　氣

鍛鍊方法是：

(1)兩足分開，呈內八字形，半蹲成馬步式，兩手自然下垂，舌尖緊抵上腭。

(2)吸氣。吸氣時小腹內收，胸部挺起，兩臂左右分開成一字形，手指併攏，掌心向上。

(3)兩手臂向內前方劃弧形，並向胸前砍去(手掌砍落處應在兩乳連線中點下 1 寸半的位置上)。

(4)在手掌砍胸前的同時，配合噴氣，氣從鼻腔中噴出，噴氣時小腹向外挺出。

要　領：

(1)噴氣是本功法的關鍵。它使全身肌肉運動並強烈收縮，使胸腔擴張，氣血充盈。

(2)動作用力要集中在兩臂和手掌上。

(3)姿勢爲含胸拔背，不可挺胸凸肚。

(4)初練時砍掌不要太猛，循序漸進。否則會有胸部隱痛的感覺。

(5)練功過程中偶然出現耳鳴、兩眼內角流淚等情況，這是正常現象，不必顧慮。

3 吞　氣

鍛鍊方法是：

⑴兩足分開與肩同寬，兩手心輕輕貼在兩側胸前，舌尖輕輕抵住上腭。
⑵吸氣。吸氣時應緩慢、均勻，小腹自然挺出。兩手在吸氣的同時貼身向小腹部推移。
⑶當兩手推到小腹時，口腔喉頭配合，像吞咽硬物一樣，把氣吞下去。

要　領：

⑴頭部和胸部放鬆，氣沉丹田，使氣血下沉。
⑵注意用意不用力，全身肌肉必須完全放鬆，兩眼微閉，思想集中，意守丹田。
⑶練功過程中會有打嗝、放屁、腸鳴等現象，這是氣在運行的反應，屬正常現象。

＊

總之，做頂氣、噴氣操練時要求用力，做吞氣操練時要求用意不用力。

三十八、鐵砂掌

「鐵砂掌」是習武者在手掌上下功夫。它採用鐵砂操掌，久之堅硬如鐵，臂掌力增，能碎磚斷石，能砍斷鋼柱。這種堅硬如鐵的手掌稱爲「鐵砂掌」。

鍛鍊鐵砂掌是先用帆布兩、三層做成四方形口袋，內裝鐵砂，束緊，放在凳子上，或者一手托住，另一手則以手面、手背、手裡側、手外側四個部位在砂袋上反覆摔打。下摔時呼氣，用意將氣力貫達手掌；回手時吸氣，腿亦換成馬步或弓箭步。每次練習，每隻手的四個部位可摔打 20 次，反覆交替進行。初練時勿太用力，以防損傷筋骨；以後逐漸加力，功到自然成。手經摔打鍛鍊後，會有些破裂，注意用藥水塗擦消毒。

如不用鐵砂，以綠豆和花椒混合代替亦可。混合時綠豆量要多，花椒量要少，因綠豆堅硬且可消毒，花椒亦是解毒之物，用此物擦手，不必用藥水洗，十分簡便。打成粉狀後再換一袋。如果沒有鐵砂，也沒有綠豆，採用像綠豆大的粗沙也可。只要有決心鍛鍊，日久必然奏效。

三十九、朱砂掌

所謂「朱砂掌」，主要是用內氣貫達雙手，練習日久，手勁大增，朱砂掌打在人的身上，當時感覺不大，數日後即呈現朱紅色手印，故名**朱砂掌**。

練習此功者能強身健骨，氣血周流，提高內臟功能，使之精力充沛，祛病延年。功夫深者，雙手能發外氣。

據楊永介紹，練功姿勢是身體直立，開襠，兩腳與肩同寬，平行向前，腳尖相齊，頭頂項直，二目平視，全身放鬆，舌抵上顎，口微閉，鼻吸鼻呼，意識集中，排除雜念。最好每天早晨起來，在樹林中，面向東方，以吸鮮氣，以收生氣。

初練有五個動作：

【第一式】

雙手下垂，兩掌朝下，十指朝前，吸氣入丹田。呼氣時十趾抓地，收肛突腹，牙齒相叩。氣自丹田貫達手掌，意引氣走，手掌下按，數做 49 次爲宜。

【第二式】

雙臂向前平伸，立腕，掌與身平，十指向上，吸氣入丹田。呼氣時十趾抓地，收肛突腹，牙齒相叩。氣自丹田貫達手掌，氣引氣走，掌住上推，數 49 次爲宜。

【第三式】

兩臂直上舉，手掌托天，十指向後，吸氣入丹田。呼氣時十趾抓地，收肛突腹，牙齒相叩。氣自丹田貫達手掌，氣引氣走，掌住上推，數 49 次爲宜。

【第四式】

兩臂左右平伸，立腕變立掌，十指向上，吸氣入丹田。呼氣時十趾抓地，收肛突腹，牙齒相叩。氣自丹田貫達手掌，氣引氣走，掌住上推，數 49 次爲宜。

【第五式】

兩臂下垂如第一式，上身以腰爲軸，先向左轉，成正面向左，脚的部位不動。與此同時，雙手向裡交叉，向上劃弧，吸氣至丹田，當上身正面向左時，恰好雙手從裡從下向上劃弧，交於頭頂。雙手向外劃弧，左右分開向外撐，掌心向外，十指向上，意引氣走，氣自丹田貫達手掌，向外推出，收肛突腹，牙齒相叩，慢慢下落、上升，逐漸回復原姿勢。然後再向右，動作與左同。如此交替進行，數做 49 次爲宜。

這種功夫貴在堅持，斷則氣散，功力衰退。

四十、輕　功

「輕功」是通過練功後身輕如燕，縱跳如飛，甚至靜坐時能使身體離地懸浮起來等等。總之，輕功種類很多。

現根據張裕庚介紹的少林嫡傳功夫，簡單介紹跑牆、游牆及其練法。

跑　牆——

又名「橫排八步」。

用粗布袋兩隻，中貯經豬血浸泡過的鐵砂，分束兩前臂上，而在小腿部加上鉛瓦，練習橫跑牆壁：奔跑至牆，先出左足，上牆，繼出右足，側身如臥，乘勢借力在牆上橫跑。力盡時右足先落，則身體由橫空而變成立正了，是爲左式。右式則相反。如能橫排八步(八步爲 1 丈 6 尺)，則第一步功成。再練斜上跑牆，如能斜上八步，則第二步功成。當跑至牆頂時，身體仍橫空，此時靠牆之臂向下擺，外側之臂向上晃，則身體藉此搖晃之力，即能正立牆頂了。

遊　牆——

即「壁虎遊牆」。又名「蛇形功」。

練功者仰臥於地，用兩肘、兩踵抵地，身體的其它部分懸空，運用肘踵撐勁，使身體前後移行。熟練後，在身上帶鉛，並在凹凸不平的牆上練功，要求上下左右，遊動自如。負重逐漸增加，牆面則逐漸改平。純熟後去除負重，即能以身貼壁，任意上下了。

附錄一
氣功溯源文獻摘錄

《素問・上古天眞論》

余聞上古之人，春秋皆度百歲而動作不衰，今時之人，年半百而動作皆衰者，時世異耶。岐伯曰：上古之人，其知道者，法於陰陽，和於術數，飲食有節，起居有常，不妄作勞，故能形與神俱，而盡其天年，度百歲乃去。今時之人不然也，以酒爲漿，以妄爲常，醉以入房，以欲竭其精，以耗散其眞。不知持滿，不時御神。務快其心，逆於生樂，起居無節，故半百而衰也。夫上古聖人之教下也，皆謂之，虛邪賊風，避之有時，恬靜虛無，眞氣從之，精神內守，病安從來，是以志閒而少欲，心安而不懼，形勞而不倦，氣從以順，各從所欲，皆得所願，故美其食，任其復，樂其俗，高下不相慕，其民故曰樸，是以嗜欲無以勞其目，淫邪不能惑其心，愚智賢不肖不懼於物，故合於道；所以能年皆度百歲乃去。以其德全不危也。

《素問・四季調神論》

春三月，此謂發陳。天地俱生，萬物以榮。夜臥早起，廣步於庭，被髮緩形，以使志生。生而勿殺，予而勿奪，賞而勿罰。此春氣之應，養生之道也，逆之則傷肝，夏為寒變，奉長者少。夏三月，此謂蕃秀。天地之交，萬物華實，夜臥早起，無厭於日，使志勿怒。使華英成秀，使氣得泄，若所愛在外。此夏氣之應，養長之道也，逆之則傷心，秋為痎瘧，奉收者少，冬至重病。秋三月，此謂榮平，天氣以急，地氣以明。早臥早起，與雞俱興，使志安寧，以緩秋刑。收斂神氣，使秋氣平，無外其志，使肺氣清。此秋氣之應，養收之道也，逆之則傷肺，冬為飧泄，奉收者少。冬三月，此謂閉芷，水冰地拆，無憂乎陽。早臥晚起，必待日光。使志若伏若匿，若有私意，若已有得。去寒就溫，無泄皮膚，使氣極奪。此冬氣之應，養收之道也，逆之則傷腎，春為痿厥，奉生者少。

《素問・生氣通天論》

夫自古通夫者，生之本、本於陰陽。天地之間，六合之內，其氣九州九竅，五臟十二節，皆通呼天氣。其生五，其氣三。數犯此者，則邪氣傷人。此壽命之本地。蒼天之氣清淨則志意治，順之則陽氣固，雖有賊邪，弗能害也。此因時之序。是故聖人傳精神，服天氣而通神明，失之則九竅閉塞，外壅肌肉，衛氣散解。此謂自傷，氣之削也。

《素問・陰陽應象大論》

帝曰：調此二者奈何？岐伯曰：能知七損八益，則二者可調。不知用此，則早衰之節也。年四十而陰氣自半也，起居衰也。年五十體重，耳目不聰明矣。年六十陰氣痿，氣大衰，九竅不利，上實下虛，涕泣俱出矣。故曰：知之則強，不知則老。同出而異名耳。智者察同，愚者察異，愚者不足，智者有餘。有餘則耳目聰明，身體輕強，老者復壯，壯者益治。是以聖人爲無爲之事，樂恬憺之能，從欲快志於虛無之守，故壽命無窮，與天地終。此聖人之治身也。

《素問・靈蘭秘典論》

黃帝問曰：願聞十二臟之相使，貴賤如何？

岐伯曰：大哉問也。請遂言之。心者，君主之官也，神明出焉。肺者，相輔之官，治節出焉。肝者，將軍之官，謀慮出焉。膽者，中正之官，決斷出焉。膻中者，臣使之官，喜樂出焉。小腸者，受盛之官，化物出焉。腎者，作強之官，伎巧出焉。三焦者，決瀆之官，水道出焉。膀胱者，州都之官，津液藏焉，氣化則能出焉。凡此十二官者，不能相失也。故主明則下安，以此養生則壽，以爲天上則大昌。主不明則十二官危，使道閉塞不通，形乃大傷。以此養生則殃，以爲天下者甚宗大危。戒之戒之。至道在微，變化無窮，孰知其原。窘乎哉。消者瞿瞿，孰知其要，閔閔之當，孰者爲良。恍忽之數，生於毫厘；毫厘之數，起於度量。千之萬之，可以益大，推之大之，其形乃制。

黃帝曰：余聞精光之道，大聖之業。而宣明大道，非齋戒擇吉日不敢受也。

黃帝乃擇吉日良兆，而藏靈蘭之室以傳保焉。

《素問・異法方宜論》

中央者，其地平以濕，天地之生萬物也衆。其民食雜而不勞，故其病多痿厥寒熱。其治宜導引按蹻者，亦從中央出也。

《素問・移精變氣論》

黃帝曰：余聞古之治病，唯其移精變氣，可祝由而已。今世治病，毒藥治其內，針石治其外，或愈或不愈，何也？

岐伯曰：往古之人居禽獸之間，動作以避寒，陰居以避暑，內無眷慕之累，外無伸宦之形，此恬憺之世，邪不能深入也。故毒藥不能治其內，針石不能治其外，故可祝由而已……

《素問・寶命全形篇》

岐伯曰：夫人生於地，懸命於天，天地合氣，命之曰人。人能應四時者，天地爲之父母。知萬物者，謂之天子。天有陰陽，人有十二節；天有寒暑，人有虛實。能經天地陰陽之化者，五勝更立；能達虛實之出入者，獨出獨入，呿吟至微，秋毫在目。

故針有懸於天下者五……一曰治神，二曰知養身，三曰知毒藥之眞僞，四曰制面之大小，五曰知臟腑血氣之診。五法俱立，各有所先。

《素問・八正神明論》

岐伯曰：請言形。形乎形，目冥冥。問其所病，索之於經。慧然在前，按之不得，不知其情。故曰形……請言神。神乎神，耳不聞，目明心開而志先，慧然獨悟，口弗能言，俱視獨見適若昏，昭然獨明，若風吹云。故曰神。

《素問・氣交變大論》

夫道者，上知天文，下知地理，中知人事，可以長久。此之謂也。

帝曰：何謂也？

岐伯曰：本氣位也。位天者，天文也。謂地者，地理也。通於人氣之變化者，人事也。

《素問・奇病論》

帝曰：病脅下滿逆氣，二三歲不已，是爲何病？

岐伯曰：病名息積。此不妨於食，不可灸刺。積爲導引服藥，藥不能獨知也。

《素問・刺法論》

須窮刺法，可以折鬱扶運，補弱全眞，瀉盛蠲餘，令除斯苦……

人欲實肺者，要在息氣也……

腎有久病者，可以寅時面向南，淨神不亂思，閉氣不息七遍，以引頸咽氣順之，如咽甚硬物。如此七遍後，餌舌下津。

是故刺法有全神養眞之旨，亦有修眞之道，非治疾也。故要修養和神也。道貴長存，補神固根，精氣不散，神守不分。然即神守而雖不去，亦全眞人，神不守，非達至眞。至眞之要，在乎六元，神守天息……命曰歸宗。

《靈樞・本神篇》

天之在我者德也，地之在我者氣也，德氣流薄而生者也。故生之來謂之精，兩精相搏謂之神，隨神往來謂之魂，並精出入謂之魄。所以任物者謂之心，心有所憶謂之意，意有所存謂之志，因志而存變謂之思，因思而遠慕謂之慮，因慮而處物謂之智。故智者之養生也，必順四時而適寒暑，和喜怒而安居處，節陰陽而調剛柔。如是則邪僻不生，長生久視。

《靈樞・病傳篇》

而私覽於諸方，或有導引，行氣，喬摩，灸熨，刺爇，飲藥……

《靈樞・本藏篇》

立意者，所以御精神，收魂魄，適寒溫，和喜怒者也。意志和精神專直。魂魄不散，悔怒不起，五臟不受邪也。

《靈樞・天年篇》

五臟堅固，血脈和調；肌肉解利，皮膚緻密。營衛之行，不失其常；呼吸微徐，氣以度行。六府化穀，津液布揚。各如其常，故能長久。

《靈樞·上膈篇》

恬憺無為，乃能行氣。

《靈樞·官能篇》

黃帝曰：明目者可以見色，耳聰者可以聽音，捷疾辭語者可使傳論語。徐而安靜，手巧而心審諦，可使行針艾、理血氣而調諸逆順，察陰陽而兼主方。緩節柔筋而氣血和調者，可使導引行氣。疾毒而言語輕人者，可使吐癰咒病。爪苦手毒，為事善傷人者，可使按積抑痺。

《管子·心術上》

心之在體，君之位也。九竅之有職，官之分也。心處其道，九竅循理。嗜欲充益，目不見色，耳不聞聲。故曰：上離其道，下失其事。毋代馬走，使盡其力；毋代鳥飛，使盡其羽；毋先物動，以觀其則。動則失位，靜乃自得。道不遠而難極也，與人並處而難得也。虛其欲，神將入舍；掃除不潔，神乃留處。人皆欲智而莫知其所以智乎。智乎，智乎，投之海外無自奪，求之者不得處之者。夫正人無求之也，故能虛無。虛無無形謂之道。

……大道可安而不可說。直人之言，不顧不義，不出於口，不見於色。四海之人又孰能知其則。天曰虛，地曰靜。乃不伐，潔其宮，開其門。去私勿言，神明若存，紛乎其亂，靜之而自治。

……天之道虛，地之道靜。虛則不屈，靜則不變。不變則無過，故曰不伐……

《管子・心術下》

形不正者德不來，中不精者心不治。正形飾德畢得，翼然自來。神莫知其極，昭然天下，通於四極。是故曰：無以物亂官，毋以官亂心，此之爲內德。是故意氣定而後及正。氣者身之充也，行者正之義也。

……專於意，一於心，耳目端，知遠之證能專乎，能一乎，能毋卜筮而知凶吉乎。能止乎，能已乎，能毋問人而自得知於己乎。故曰，思之思之，不得，鬼神教之？非鬼神之力也，其精氣之極也。一氣能變曰精，一事能變曰智，所以等物也。極變者，所以應物也。

……人能正靜者，筋韌而骨強。能戴大圓者，體乎大方。鏡大清者，視乎大明。正靜不失，日新其德，昭知天下，通於四極。舍心在中不可匿，非見於形容，可知於顏色。

《管子・白心》

內固之一，可以長久。

《管子・內業篇》

能正能靜，然後能定。定在心中，耳目聰明，四肢堅固，可以爲精舍。精也者，氣之精也。氣，道乃生，生乃思，思乃止矣。

……摶氣如神，萬物備存。能摶乎，能一乎，能無卜筮而知凶吉乎；能止乎，能已乎，能不求諸人而得之已乎。思之思之，又重思之，思之不通，鬼神相通之。非鬼神之力也，精氣之極也。四體既正，血氣既靜，一意摶心，耳目不淫，雖遠若近，思索生知。

《列子・湯問》

黑卵悍志絕衆，力抗百夫，節骨皮肉，非人類也。延頸永刀，披胸受矢，鋌鍔摧屈，而體無痕撻。

《荀子・修身》

扁善之度，以治氣養生，則生後彭祖。

……治氣養身之術，血氣剛強，則柔知以調和；知慮漸深，則一之以易良；勇毅猛戾，則輔之以道順；齊給便利，則節之以動止；狹隘褊小，則廓之以廣大；卑濕重遲貪利，則抗之以高志；庸衆駑散，則卻之以師友；怠慢僄棄，則炤之以禍災；愚款端慤，則合之以禮樂，通知以思索。凡治氣養身之術，莫徑有禮，莫要得師，莫神一好。夫是之謂治氣養生之術也。

《韓非子・解老》

知治人者，其思慮靜；知事天者，眞孔竅虛。思慮靜故德不去，孔竅虛則和氣日久，故日重積德。夫能令故德不去，新氣日至者，早服者也。

……故曰，深眞根，體其道者，其生日長。故曰固眞抵，抵固則生長，根深則視久。故曰，深其根，固其抵，長生視久之道也。

《淮南子・道原訓》

夫形者，生之舍也；氣者，生之充也；神者，生之制也；

一失位則三者傷也。是故聖人使之處其位，守其臟而不得相干也。故形非其所安而處之則廢，氣不當其所充而用之則泄，神非其所宜而行之則昧。此三者，不可不愼守也。

……夫精神氣志者，靜而日充以壯，躁而日耗則老。是故聖人將養其神，和弱其氣，平夷其形，而與道浮沉俛仰，恬然則縱之，則迫用之。

《淮南子・俶眞訓》

靜漠恬淡所以養性也，和愉虛無所以養德也，外不滑內則性得其宜，性不動和則德安其位，養生以經世，抱德以終年，可謂能體道者矣。

《淮南子・精神訓》

是故血氣者，人之華也；而五藏者，人之精也。夫血氣能傳於五藏而不外越，則胸腹充而嗜欲省矣。胸腹充而嗜欲省，則耳目淸，聽視達矣。耳目淸，聽視達，謂之明。五藏能屬於心而無乖，則志盛而行不避矣；勃志勝而行之不避，則精神盛而氣不散矣。精神盛而氣不散則理，理則均，均則通，通則神，神則以視無不見，以聽無不聞也。

……使耳目精明無達而無誘慕，氣志虛靜恬愉而省嗜欲，五藏定寧充溢而不泄，精神內守形骸而不外越，則望於往世之前，而視之來世之後，猶未足爲也。

……若吹呴呼吸，吐故納新，熊經鳥伸，鳧浴蝯躩，鴟視虎顧，是養形者也。

《淮南子・齊俗訓》

今夫王喬赤松子吹呴呼吸，吐故納新，遺形去智，抱素反眞，以游元眇，上通雲天。今欲其道，不得其養氣處神，而彷其一吐一吸，肘詘時伸，其不能乘雲升遐亦明矣。

《淮南子・泰族訓》

故聖人養心莫善於誠，至誠而能動化矣。今夫道者，藏精於內，棲神於心，靜漠恬淡，訟繆胸中，邪氣無所留滯，四肢節族，毛蒸理泄，則機樞調利而百脈九竅莫不順。

附錄二
關於「氣功」的問答

幾年來，國內外許多氣功愛好者在實踐中遇到了一些問題，提出了不少疑問。弄清這些問題，不論對廣大氣功愛好者的氣功鍛鍊，還是對有志於氣功研究的科研工作，都是很有意義的。下面，根據我們的實踐經驗和研究成果，逐一做出回答。

1 什麼叫作「內氣」？「外氣」？

氣功是練氣和練意的運動，在練功進入深化階段時，練功者會自我感到氣體在體內循經運轉，這種氣感，我們稱它爲「內氣」。李時珍在《奇經八脈考》中指出：「內景隧道，惟返觀者能照察之。」此乃是練功過程產生「內氣」感應的一種生動描述。用輻射場照相，能提供「內氣」的指標。

我們認爲，「內氣」存在於人體之中，它在體內起到力量或能量的作用。

練功有素者，「內氣」充足，通過意念，能將「內氣」從自身的某些穴位外發。外發出來的「氣」稱爲「外氣」。「內氣」是「外氣」的根源，沒有「內氣」，就不可能有「外氣」。我們認爲，「內氣」與「外氣」是統一體，「內氣」是「外氣」的基礎，「外氣」則是「內氣」在體外的反映。歷史上，氣功發放「外氣」稱爲「布氣」。發放「外氣」爲人治病，古已有之，流傳民間頗久。

中國醫學認爲：氣是構成人體生命活動的基本物質。所以不管是「內氣」或「外氣」，雖然都看不見，摸不到，但「氣」是物質，這一點是不容置疑的。關於「氣」的物質基礎，已有場、生物能量、遠紅外輻射、次聲、某種流、信息及其載體的實驗結果。對於「氣」本質的探索，有志者仍需努力，才能揭示其全部奧秘。

2 什麼叫任脈和督脈？什麼叫小周天？

任脈是循行於人體胸腹部正中的氣脈。它起於胞中，下出會陰，沿腹面正中線上行，經陰阜、腹部、胸部、頸部直到下唇下方正中，由此分爲左右兩支，經面部到眼眶下。它爲「陰脈之海」。足三陰經在小腹與任脈相交，使左右兩側的陰經通過任脈而相互聯繫，因此任脈對陰經有調節作用，故稱「總任一身之陰經」。它能調節月經，妊育胎兒，故稱「任主胞胎」。

督脈是循行於人體背部正中的氣脈。它起於胞中（指盆腔中的內生殖器官），下出會陰，沿著背面正中線上行，經過骶部、腰部、背部、項部，進入腦內，再沿頭部正中線，由項經頭頂、額部、鼻部、上唇，到上唇內唇繫帶處，並有支脈絡腎、貫心。它爲「陽脈之海」。六條陽經都與督脈交會於大椎。督脈對陽經有調節作用，故稱「總督一身之陽經」。

督脈屬腦，絡腎，腎生髓，腦為髓海。因此，督脈基本上反映腦與脊髓的生理、病理狀況，並使腦、脊髓與內生殖器相聯繫。

氣沿著任、督二脈循行稱**小周天**。即氣由丹田起，逐漸向下，經會陰、尾閭(長強)，從背脊上行至大柱(大椎)，再上行至玉枕(風府)，直到頭頂泥丸宮(百會)，然後再經神庭(印堂)沿額中至鼻柱，過索髎(鼻準)，通於任脈。有時至神庭後分兩岔，從眼下至兩頰而合入口中，過舌尖而和任脈會合。氣的這種小循環的循行，在氣功術語上稱「小周天」。

3 什麼叫氣湧沖脈和氣通帶脈？什麼叫大周天？

沖脈，為總領諸經氣血的要衝。其脈上至於頭，下至於足，能調節十二經氣血，故沖脈有「十二經之海」和「血海」之稱。它起於胞中，並在此分為三支：一支沿腹腔後壁，上行於脊柱內；一支沿腹腔前壁挾臍上行，散布於胸中，再向上行，經喉，環繞口唇；一支下出會陰，分別沿腹內側下行到大趾間。氣衝沖脈是氣由小腹上衝，瞬時即到胸中便散。這是氣衝沖脈常見的現象。

帶脈圍腰一周，有如束帶，能約束諸脈，所以有「諸脈皆屬於帶」的說法。它起於季脅，斜向下行到帶脈穴，繞身一周，並於帶脈穴處，再向前下方沿髂骨上緣斜行到小腹。氣通帶脈是氣從丹田發出，向左而轉回右，返回丹田，好像一條串著的圓珠在腰間轉動著。這就是氣通帶脈。

練功進入深化階段，氣沿十二經絡及奇經八脈大循環地循行，在氣功術語上稱「大周天」。

4 什麼叫三關？三關在何處？

「三關」是指氣通小周天時，督脈路線有三處氣行不易通過的地方。《金丹大成集》說：「問背後三關。答曰：腦後曰玉枕關，夾脊曰轆轤關，水火之際曰尾閭關。」

玉枕關位於後頭部，正當仰臥後腦著枕處，玉枕穴是在兩側風池穴連線中點之上方，爲三關最不易通過之處，故又名「鐵壁」。

轆轤關位於背部第十四椎上，即仰臥時正常兩肘尖連線點正中處。

尾閭關位於脊椎骨最下端，上連骶骨，下端游離，在肛門的後上方。該處有長強穴。

在氣通三關時，首先是順其自然地運行，有時很順利，有時則會遇到障礙。如在夾脊轆轤關遇到障礙時，一方面可輕輕用意把氣上引，一方面採用提撮肛門法，使氣通過；也可以在功前先拍打按摩夾脊穴和轆轤穴。在玉枕關遇到障礙時，可以閉目上視，輕輕用意引氣上行，直透此關。但絕對不能急於求成，以防偏差。日日行之，功到自然成。

5 什麼叫丹田？丹田在何處？

「丹田」，歷來養生家都很重視，他們把練功的希望都寄託在這裡，認爲這是人體煉丹的好地方。他們認爲，丹田不是一個點，也不是一個穴位，而是一個區域，是一片田。種麥子的地叫麥田，生長稻穀的地叫稻田，產煤的地方叫煤田，在人體煉丹的地方就叫丹田。古代修道者求取長生、得道時，用金屬一類物質放在煉丹爐裡冶煉，然後吞服，結果很多人不僅未能長生不老，反而中毒身亡。後來一些養生家想在人體內部用呼吸意守的修練方法生出一味仙丹靈藥來。想在頭部生丹就稱「上丹田」，在胸部生丹稱「中丹田」，在小腹部生丹就稱「下丹田」。

古人認爲，丹田是滋養全身的重要部位，並有「呼吸出入繫乎此，陰陽開合存乎此。無火能使百體皆溫，無水能使臟腑皆潤，關係全身性命，此中一線不絕，則生氣一線不亡」的說法。武術家認爲：「練成丹田混元氣，走遍天下無能敵。」由此可見，丹田部位對練功家來說是極其重要的。但丹田在何處呢？古書記載互有出入，說法也不一致，不僅有上中下丹田之分，還有前後丹田之別。上、中、下丹田的講法也不同，上丹田有的指百會，有的指印堂，有的指祖竅；中丹田有的指膻中，有的指臍部；下丹田有的指臍中，有的指臍內，有的指臍下一寸三處，有的指臍下一寸五處，有的指臍下三寸處，也有人認爲下丹田爲會陰部，後丹田爲命門。總之，衆說紛紜。

作者認爲：丹田有三，即兩眉之間爲上丹田，心窩處爲中丹田，臍下小腹爲下丹田。我們常說的意守丹田，是指意守下丹田，即意守臍下小腹處即可。

6 什麼叫意守丹田？其意義何在？

「意守丹田」是指練功時用意默默，微思丹田部位。

上丹田在頭部。凡氣虛下陷、頭畏風寒、腦貧血、血壓低等患者，宜意守上丹田，因爲上丹田爲諸陽之會。但初學氣功者不要馬上意守上丹田，以免氣機上竄，發生偏差。如果患者屬心火上炎、肝陽上亢以及高血壓等症，則更不能意守上丹田，以免加重病情。

中丹田在胸部。如患者症屬中氣下陷，以及婦女月經過多者，可意守中丹田。但初學者意守中丹田最好在老師指導下進行，以免出現胸悶、氣急等現象。

下丹田在小腹部。歷代練功家多主張意守下丹田。我們平常說的意守丹田，是指意守下丹田而言。因爲這個部位同人體生命活動的關係最爲密切。它位居人體中心，其範圍包括關元、氣海、命門等穴，自然包括這些穴位的作用，能助腎氣、提高腎的功能；它又是任脈、督脈、沖脈、帶脈等經氣運行的氣點，是眞氣升、降、開、闔的樞紐；它也是男子藏精、女子養胎的處所。因此有人認爲下丹田是「性命之祖」、「生氣之源」、「五臟六腑之本」、「十二經脈之根」、「陰陽之會」、「呼吸之門」。所以，練功家都很重視意守下丹田的鍛鍊，因爲它是匯集、儲存和運轉眞氣的主要部位，又是眞氣升降出入的基地。重視意守下丹田的鍛鍊，能獲得強身、防病、治病之效。

7 什麼叫氣貫丹田？其意義何在？

「氣貫丹田」是指在練功時有意識地把氣往丹田部位貫入，借助於呼吸時胸部感覺的力量，使氣向丹田部位衝擊。從生理解剖的角度看，呼吸之氣，無論如何是不會達到丹田部位的。但氣功理論認爲，借助於呼吸的感覺，通過膈肌的上下升降，腹部的前後脹縮，反應上可以在人體之正中建立一條衝向丹田部位的興奮線。這條興奮線建立後，就加強了意識對丹田部位的刺激力量。所以也可以說，氣貫丹田是加強意識對丹田刺激的一種強化手段。

由於丹田部位是性命之祖，生氣之源，經脈之根，所以，用意識對丹田部位進行刺激，加強了丹田之氣，這對於培養元氣，增進健康，能起良好的作用。

8 怎樣選擇意守點和意守部位？

選擇意守點和意守部位時，必須根據個人的神經類型以及功種、病種、病情的不同而選擇之。

【根據神經類型選擇】如果是安靜型，在練習氣功時容易入靜的，宜選擇意守自身的某一點或某一部位；例如意守自身的丹田部位或湧泉穴、膻中穴。如果是活潑型，練習氣功時不易入靜的，宜選擇意守外景；例如意守海洋、花木和美麗的景物，甚至可意守某一歡樂的情景。

【根據練功的功種選擇】練習氣功中的靜功，宜選擇自身的某一部位作爲意守點；如果是練習動功或動靜結合功，宜選擇外景作爲意守點。例如，早晚在戶外散步或進行開眼站樁，行功時，多採用外守法。另外，意守外景，主要應該在內守不適應，或內守之後出現副作用的情況下採用。

【根據病種的不同選擇】例如高血壓患者，意守點多選擇身體的下部，如下丹田、湧泉穴位等，以利氣血下行，降低血壓。低血壓或貧血患者，意守點多選擇身體的中上部，以利氣血上升，升高血壓(當然，意守頭部時，必須在醫師的指導下練習)。

【根據病情的區別選擇】例如，上實下虛的病者，意守點多選擇身體的下部；而上虛下實的病者，意守點多選擇身體的中上部。又如腎虛命門火衰者，可以選擇意守命門穴，以提高腎的機能；脾胃虛弱者，可以選擇意守足三里，以增強陽明胃經的機能活動。

9 怎樣具體掌握意守下丹田？

練功者意守，多選擇意守下丹田。許多功法都要求腹式呼吸。開始練習腹式呼吸時，要以意引氣，使氣由淺入深，逐漸達到小腹(即氣貫丹田)。每當呼氣吸氣時，思想即集中於呼吸的出入，默默意念小腹丹田處，並注意小腹的鼓起和回縮。此即謂意守丹田了。至於丹田部位，不能認爲是一竅一穴之地，可以意守小腹表面正中的大部分，也可意守小腹部相當大的一塊體積。當入靜進一步加深，即應放棄對呼吸的意守。這時，只覺小腹緩緩起伏，全身感到輕鬆、舒適，近似萬物皆虛之境界。

意守丹田的同時，一定還有雜念不斷襲來，此乃自然現象，要不急不躁，耐心排除，始終使思想集中於小腹部。如果某次練功時雜念較多，令人心煩意亂，不能守住丹田，也可暫停練功片刻，在原地緩緩散步，或做幾節保健功，或做一套廣播體操；待心情平靜，再繼續意守丹田。

10 怎樣掌握意守的火候？

「意守火候」，是指意守時注意掌握注意力的強度。火候適度，就是指意守強度要適中。這在練功中是一大難題。不少人因火候掌握不當，走了彎路，甚至出了偏差。要掌握意守火候，練功者必須在實踐中親身體驗，自行調節，由微至弱，由弱至強，逐漸達到適宜。臨床實踐告訴我們，意守強度太小，雜念常較繁多，丹田就難以守住；意守強度偏大，雖然雜念可以減少，但易招致頭痛、頭脹、精神緊張等不適症狀的出現。怎樣掌握才算適度，古人在這方面體會尤深。他們主張：「不可用心守，不可無意求，用心著相，無意落空，似守非守，綿綿若存。」這個經驗完全可以遵循。

練功初期的意守火候比起「似有若無」應偏大點，這樣可有助於排除雜念，但要以頭不脹、不痛，精神放鬆爲度。在此基礎上，隨著練功時間的加長，可逐漸減少其強度，而達到綿綿若存的程度。另外，每次練功時，意守強度也不能千篇一律。如果這次練功雜念較多，意守強度可適當加大；雜念很少，則可減弱意守強度。如果意守過濃，即意守強度過大，時間過長，意守點出現發熱，甚至發展到鼓脹，那就必須停止此意守點的意守，或轉移到其他意守點，以防不良效果的產生。

11 怎樣才叫入靜？

所謂「入靜」，是指思維活動相對單一化，雜念減少，對內外刺激因子反應減弱。入靜程度取決於功夫的深淺。入靜在主觀感受上常呈現「恬淡虛無」的境界。入靜境況往往隨著氣功功夫的進展而步步深入。其境況，人與人之間差異甚大；即使一個人，每次練功的感覺也不一樣。初步入靜多表現爲心平氣和，情緒安定，精神集中，雜念減少，意守內容相對穩定，對外界刺激的反應也有所減弱。進一步鍛鍊，思緒更加淨化，主觀上僅有一絲息相，綿綿密密，心息相依，心神寧靜，意念專一。入靜進一步發展，則自覺恬靜虛無，靜若止水，或覺輕飄飄如縷縷青煙，或覺遊蕩蕩似騰空駕霧，其美感可以體會，而難以形容。但出現這種高度入靜的機會不多，一旦出現時，應抓緊時機練功；既不能追求，也不能留戀，以免造成胡思亂想的弊病。

12 入靜的生理作用是什麼？

入靜對人體具有廣泛而重要的生理意義。首先，入靜狀態對人體具有積極的保護作用。

衆所周知，興奮、抑制活動乃是高級神經活動的基本過程，一切反射，包括高級思維活動，都賴於神經細胞的興奮過程。由於興奮活動伴隨著生化成分的異常消耗，因此，當其持續過長或過度強烈時，可能導致高級神經中樞的機能障礙。根據高級神經的活動規律，興奮過程必須在抑制過程的密切協調之下，才能行使其正常的生理職能。氣功入靜狀態下的內抑制同其他生理抑制一樣，不但保證了各種反射的精確實現，對大腦細胞生化成分及生理機能也具有保護、調節和恢復的作用。人體是一個高性能、多層次的生物控制系統，大腦半球則是自動控制系統的調節樞紐，機體的整體、器官乃至細胞水平的一切生理過程，都是在高級神經中樞的控制、調節之下進行活動的。

實驗表明，氣功入靜後腦電波趨向同步化，腦細胞電活動達到有序化，高級神經活動的功能得到加強，神經的調節作用進一步改善，從而將整個機體推移到一個新的動態平衡狀態。在氣功入靜狀態下，基礎代謝降低，單位氧耗率下降。常人熟睡時，單位氧耗率較清醒狀態下降低 10%；而入靜時，單位氧耗率則又低於熟睡的水平。此外，氣功性抑制對大腦細胞的物質成分又起著補充、恢復的作用。在氣功入靜狀態下，可導致機體系統熵（熵的增加率大於排出的熵流量，是生物體衰老的標誌）的增加率變小，血漿中皮質激素、生長激素含量下降，中樞神經介質、5-羥色胺水平提高。這表明，入靜乃是一個生理的低能量代謝過程，從而實現了良好的儲能作用。

實驗還表明，入靜狀態下，交感神經張力下降，副交感神經張力提高，兩者的協調關係得到進一步改善，使機體處於一種鬆弛反應狀態。這對防病治病都有積極意義。

13 入靜後常出現哪些感應？如何對待？

練功過程中，由於呼吸調整和意守丹田等內容的鍛鍊，使大腦皮層處於一種氣功特有的時相狀態，此狀態對經絡、氣血、臟腑等組織結構均具有有效應性的影響作用。這樣一來，機體內部或體表必將產生這樣或那樣的生理改變，這就是練功入靜後出現這樣或那樣感覺的生理基礎。顯然，入靜狀態下的多種效應又是練功入靜的另一種表現形式。

臨床上，入靜後常有頭腦清晰、心情舒暢、精神安定等感覺，全身或某部分出現溫熱、清涼、肌肉跳動、麻軟舒適等感覺，或感到整個機體或某些部位變大或縮小，軀體輕盈飄渺，時間觀念不清等等。總之，入靜後的感覺是多種多樣的，古人稱之爲「八觸」，即一動、二癢、三涼、四暖、五輕、六重、七澀、八滑。也有把八觸稱爲一掉、二猗、三冷、四熱、五浮、六沉、七堅、八軟等。上述景象的出現乃屬正常現象，對此一不追求，二不恐懼，可順其自然，繼續練功。當發現有驚叫或恐懼的情景出現時，一定要保持心情鎮定，不理不睬，繼續守住丹田。這樣就可免受其害。

14 姿勢和呼吸對入靜有何影響？

不論是什麼氣功功法，都是由姿勢、呼吸和意念三方面的內容組合而成，三者之間存在著「相互依存、相互爲用」的關係。因此，搞好姿勢、呼吸的調練，都有助於入靜狀態的形成和發展。

姿勢對入靜的影響是顯而易見的。當姿勢不正確，全身某些肌肉不能放鬆而處於緊張狀態時，就必然向相應地使大腦皮層發放一系列非良性的向心性興奮衝動，有礙於入靜。相反，自然舒適的姿勢和全身肌肉的最大放鬆，將會減低大腦皮層的興奮而有利於入靜。

呼吸對入靜的影響也有很大的關係。意守是入靜的手段，而意守丹田之初，多由意守呼吸開始，故呼吸調整的好壞直接關係到意守的成敗，也直接關係到入靜的優劣。

息調則心定即是上述關係的概括。呼吸悠、勻、細、緩的運動本身可成爲單一的良性刺激因子，有助於誘發入靜。

每當姿勢緊張、呼吸不調和時，也必然會心緒散亂、雜念叢生而無法入靜；而入靜較好之時，則姿勢越是放鬆舒適，呼吸也越發匀暢調和。這即是調身(姿勢)、調息(呼吸)、調心(意念)三者相輔相成、相得益彰的具體表現。

15 入靜與昏沉有什麼區別？

「練功入靜」與「練功昏沉」是臨床上比較容易出現的兩種情況。因兩者的生理基礎不同，效應不一，故必須嚴格區別開來。練功入靜乃是大腦皮層處於氣功特有的活動時相，這時，主觀意識培養起來的良性興奮灶占據優勢地位，其它部位在意識作用下處於抑制活動，從而使大腦呈現有序化的活動狀態。而昏沉則是大腦皮層由清醒向睡眠狀態發展的過程，大腦皮層以蒙受廣泛範圍的抑制活動爲特徵。

入靜後，練功者自覺頭腦清晰，雜念減少，對外界刺激的反應減弱，停功後，自覺全身舒暢，精神倍增。而昏沉則表現爲頭腦昏昏，意識時清時濁，有時雜念減少，有時出現短暫夢景或突然驚醒狀態，停功後自覺精神疲憊，全身酸懶。

練功者要精心練習，仔細體會入靜之感，善於誘導，使入靜逐漸加深。如係昏沉，則應及時糾正。

16 影響練功入靜的常見因素有哪些？

影響入靜的因素很多，總的來說不外是有利因素和不利因素兩類。練功中要充分利用有利因素，減少或杜絕不利因素，以保證練功入靜的順利進展。

有利於入靜的因素是：

幽靜的環境、柔和的光線能減少新異因子對大腦皮層的刺激，有利於練功入靜的形成。

在溫度適宜和空氣新鮮的室內或戶外練功，常感到心曠神怡，頭腦清晰，對促進入靜有一定的積極意義。

心情舒暢，情緒樂觀，能使心氣平和，心神安定，有利於入靜。

正確掌握練功方法和動作要領，此乃是入靜的必備條件。當練功得法，並依循序漸進的要領鍛鍊，則可少走或不走彎路，獲得預期的入靜效果。

堅定信心是練好氣功的思想基礎。氣功療法是自我療法，必須發揮個人的主觀能動作用，精心操練，克制雜念，才能順利入靜。

影響入靜的不利因素是：

思想負擔和精神壓力過重，常使心緒煩亂，雜念、惡念叢生，不利於入靜。

練功急於求成，用意不當，和有意追求某種景象或強求入靜，結果反而造成精神緊張，大腦興奮，有礙入靜。

疾病痛苦，會給心神帶來不安，也會給機體造成痛苦，純屬惡性刺激，當然影響入靜。

練功姿勢不正確，呼吸不調和，思想不集中，產生胡思亂想，直接影響入靜。

另從個人修養看，修養好的易於入靜，修養不好的不易入靜；從神經類型看，抑制型者易於入靜，興奮型者則不易入靜。其他諸如年齡、性別等等，對入靜也有一定的影響。但不管怎樣，只要對練功有信心，認眞掌握練功要領，逐漸排除雜念，隨著練功時間的延長，終會獲得入靜的效果。

17 不能入靜怎麼辦？

「不能入靜」是指練功時思想散亂，不能進入安靜的境界而言。練功時越想入靜，往往越不能入靜，因爲追求入靜的本身就是雜念活動，並可能造成大腦皮層的緊張性興奮。這與失眠的患者相似，越想入睡，越睡不著，其生理機制相同。達到入靜，除要正確掌握方法外，尙需經過相當一段時間的鍛鍊。初練氣功者，一則氣功鍛鍊時間較短，二則易抱有急於求成的心理，因此雜念較多，難以入靜乃是正常現象。此時不要心情急躁或求功過切，應耐心練習，循序漸進，經過一段時間，雜念自會減少，入靜也會自然到來。

一些練功有素者有時也會出現雜念繁多，不能入靜，甚至心煩意亂的情況。此時應暫停練功，仔細查找原因。諸如環境噪雜、溫度不宜、精神負擔、疾病痛楚、飽腹飢腸、方法不當、拘泥姿勢、呼吸失和等等都會影響入靜，應針對原因，予以排除。

必須找出影響入靜的主要因素，努力排除影響入靜的主要矛盾，逐漸達到入靜的境界，才能獲得練功之效果。

18 入靜有哪些常用方法？

練功者都把「入靜」視爲練功的重要環節。綜合古今練功方法和臨床指導體會，現列舉幾種常用的入靜方法，供有意者選擇使用。

【意守法】 練功者多數意守丹田和湧泉穴。即是在練功時意念集中於丹田或湧泉穴，以幫助入靜。

【數息法】 即是在練功中默念自己呼吸的次數，以一吸一呼爲一次，可數至百、千次，以幫助入靜。

【聽息法】 這是在數息法的基礎上，進而採用聽自己呼吸出入之聲音的方法，以誘導入靜。

【隨息法】 這是在聽息法的基礎上，使意念跟隨一呼一吸，自然出入；即所謂意息相隨，以誘導入靜。

【幻視法】 練功中幻想一個景物展現在自己面前，如旭日皎月、白雲碧空、青山秀水、遼闊海洋、鮮花異草、翠柏蒼松等等，意緣於以上諸景象，則意念專一，心境寧靜。

【幻聽法】 練功時，通過幻聽喜愛的輕鬆愉快的音樂、歌曲、鐘聲等美妙的音律，誘導意識入靜。

【默念法】 就是在練功過程中選用具有良性含義的詞句

或本功種的意守部位進行默念，如「鬆靜」、「愉快」、「健康」等詞句，或「丹田」、「湧泉」等意守部位，幫助入靜。入靜後，常會自然忘卻默念活動，當雜念重來時，再以默念法淨化思緒。

【鬆靜法】這是通過放鬆鍛鍊以誘導入靜的方法。在練功過程中，意想自己身體各部分逐一放鬆（如局部放鬆法與三線放鬆法），或者吸氣時想靜，呼氣時想鬆，這樣一鬆一靜，逐步誘導放鬆入靜。

【止觀法】即練功時用意念觀想，以眼觀鼻，以鼻觀臍，或以雙目內視臍部，並把眼、鼻、臍三者連成一線，通過這種內視止觀法，以誘導入靜。

【誘導法】即通過自我或他人誘導的方法入靜。如把雙手輕置於小腹上輕輕按摩，或用詞句進行暗示，促使入靜。

以上入靜方法，可以通過練功實踐，選擇適合於自己的加以採用。

19 練習氣功，採用哪一種呼吸方法好？

由於氣功的種類比較多，採用的呼吸方法也較多，例如有腹式呼吸、胸式呼吸、深呼吸、停息呼吸、大呼大吸、吸呼、吸吸呼、胎息呼吸、冬眠呼吸和自然呼吸等方法。練功時採用何種呼吸法，可根據每人的習慣和不同病種而選擇。例如腸胃不好的患者以採用腹式呼吸爲宜，心肺不好的患者以採用胸式呼吸爲宜。

各種不同的呼吸方法都各有優點。如果沒有老師指導，一般以先採用自然呼吸法爲宜，然後再過渡到其他呼吸法。在練功呼吸過程中，一般採用鼻吸口呼的方法，不僅符合一般人的呼吸習慣，也符合生理衛生要求。停息呼吸、胎息呼吸、冬眠呼吸，初學者不宜採用，以免出偏差，一般是有一定氣功基礎或功夫較深的練功者才採用。

20 練習氣功，選擇哪一種姿勢最好？

練功的姿勢有臥式、坐式、站式和行步等等。選擇那一種姿勢，必須根據病種的不同、病情的輕重、病人體質的強弱、年齡的大小以及生活習慣而定。

【根據疾病病種而選擇】例如胃下垂的病人選擇臥式爲宜，高血壓病人選擇坐式爲宜，支氣管炎病人選擇坐式或站式爲宜，神經衰弱病人選擇站式爲宜；肺癌病人體力較好，以選擇行步功爲宜。從體質方面說，體力較差的病人應選擇臥式或坐式，以後再逐漸過渡到站式和行步功。

【根據病情的輕重而選擇】例如病情重、體質差，甚至長期臥床不起的患者宜採用臥功；病情較重、體質較差的患者，一般宜採用坐功；病情較輕、體質較好的患者，一般宜採用坐式或高位站樁；病情輕、體質強的患者，一般採用中位站樁或低位站樁。

有些患重病如胃出血、肝腫大腹水的病人和臥床不起的病人，一般應先選擇靜功，待體力有所恢復、健康狀況有所好轉，再選擇動功或動靜結合功。

【根據病種的差異而選擇】靜功與動功對不同的病種，其作用也有所不同，因而應根據病種選擇功法。例如腎胃下垂患者一般採用臥式靜功，冠心病和高血壓患者一般採用坐式放鬆功的靜功，關節炎患者及癌症初期患者多採用動功，特別是行步功。

當然，選擇靜功還是動功，還要根據患者體力和健康情況而定。例如同樣患肺癌的患者，初期體力較好的就必須採用快步行動，而晚期體力較差的就要採用慢步行功或靜功。

【根據年齡的大小和個人的愛好而選擇】 例如性格愛動的年輕小伙子宜選擇動功或動靜結合功，性格愛靜的老年人一般宜選擇靜功和動靜結合功。

【根據風俗習慣而選擇】 例如印度和中國，在古代多採用盤膝坐(包括單盤膝或雙盤膝)，而日本一般採用跪式。

【根據練功的舒服感而選擇】 不管採用哪一種姿勢，如果練功後感到舒服，就堅持原來的姿勢練下去；如果練功後感到不舒服，經過一段時間觀察仍然不舒服，就必須考慮改換練功姿勢。

21 練習氣功，採用哪一種意念方法好？

氣功中的「意念」也稱「調心」。意念的方法很多，有放鬆法、默念法、吸靜呼鬆法、數息法、意守法、貫氣法、良性意念法等等。採用哪一種意念方法，也是根據每人的性格特點和病種不同而選擇。例如容易入靜的人可選擇意守法，雜念較多的人可選擇良性意念法。從病種方面看，心臟病、高血壓患者一般宜採用放鬆法；腸胃不好的患者一般宜採用意守丹田法；肝腎不好的患者一般宜採用貫氣法；神經衰弱的患者一般宜採用數息法或吸靜呼鬆法等。因此，選擇哪一種意念方法，也要區別情況，辨證選擇。

22 練習氣功是練靜功好還是練動功好？

氣功分靜功和動功兩大類。臥功、坐功和站樁功屬於靜功範疇，行步功、五禽戲、太極氣功、十段錦、自發動功等屬於動功範疇。靜功和動功的分法是以肢體是否運動而確定的。實際上，靜功不完全靜，而是外靜內動。例如站樁功，從外表看，一動也不動地站在原地，實際上站了一會兒，全身就發熱、出汗，心、肺、肝、胃、腸、腎五臟六腑都在加強運動。因此說，靜功和動功是相對而言。在選擇所謂靜功還是動功時，也是根據病種差異、病情輕重、體力強弱、年齡大小而定。例如體力差而病情重的患者可先練靜功，後練動功，有時也可採取靜功和動功相結合的方式進行。靜功有靜功的優點，動功有動功的優點，不能一概而論地說哪一類功種好，但可參照具體情況進行選擇。

23 練功時睜眼好還是閉眼好？

一般來說，練習內養功、放鬆功時，均宜輕閉雙目，其目的在於杜絕因視覺刺激而對大腦皮層的興奮衝動，以助其收斂思潮，意識入靜。入靜旣爲練功中的重要環節，那麼闔閉雙眼(其目的是減少外界的刺激)的意義就顯而易見了。

有些練功者，有時闔閉雙目，不但達不到意識專一，反致思潮連綿。遇此情況，可以用兩眼輕閉，微露一線之光的方法糾正之。另外，有些練功者還常伴有昏沉困盹現象，遇此情況，也可採用輕閉兩眼，微露一線之光而凝視自身某處一點，即可防止和解除困盹現象的產生。

練習站樁功，採用良性意念法時一般是睜眼練功。如果是練習動功或動靜結合功，則必須睜眼練功。因此，練功時睜眼好還是閉眼好，必須根據功種的不同和練功者的特點而選擇之。

24 練功的時間和次數應如何掌握？

練功時間的長短、次數的多少，是根據每個練功者的體質(體質強者多練，體質弱者少練)、年齡(年齡小者多練，年齡大者少練)、病情(病情輕者多練，病情重者少練)，區別情況而定的，很難強求統一，但必須注意循序漸進，逐日增多(包括時間、次數和強度)。總的原則是：練功後精神感到愉快、心情舒暢、不大疲勞就好(初練功者，肌肉感到有些酸痛是正常現象)。特別是對病患不能勉強要求，剛開始練習，不要練得過猛，以免過度疲勞，引起不良的後果。

一般練功時間最好是在早上和晚上各一次，每次練習時間從 10～20 分鐘逐漸增加到 40～60 分鐘，練功次數和難度也應該逐漸增加。練功最好是在飯前或飯後半小時以外進行。體力較好的人練功時間與次數可以多些，但也不是說越多越好，還是以不要過度疲勞爲宜。只要姿勢正確，方法對頭，長期堅持不懈，就會收到顯著的效果。

25 練功前要做哪些準備工作？

做好練功前的準備工作是爲了便於練功，並有助於收到練功的預期效果。

練功前的準備工作：

做好練功前的思想準備，先使情緒穩定下來，停止原來的一些活動和思維。

選擇比較幽靜的環境，無論室內、室外，光線不要太強，空氣要清新、流通，但要避免直接吹風，注意保暖，以免受涼、感冒。

準備好練功用的臥床、坐椅和適宜的場地，力求舒適。

場地的選擇，一般要注意避免練功時有劇烈響聲發生。

寬衣解帶，排除身上硬物。

先排除大、小便。

26 練功過程要注意些什麼？

練功過程應注意：

要認眞按照各套功的功法要求及注意事項去做。

各種練功姿勢都應該擺得舒適、正確，面帶笑容，全身各部位都應做到最大限度的放鬆，特別是額肌。

呼吸應該自然、柔和，做到悠、匀、細、長、緩，防止用意使呼吸勉強拉長或縮短。

意念用意宜淡、宜緩、宜柔，不要刻意追求各種感覺。

練功過程若聽到突然喊叫或巨響，莫緊張，若無其事，以免受驚而出偏差，可按原姿勢繼續練習或慢慢收功。

27 練功後的良好效應是什麼？

練功時掌握得好的人，練功後會產生良好的效應。

練功時會感到上肢甚至全身有發熱、發麻、發脹和皮下蟻走感及部分肌肉抖動感。

練功後會感到頭腦清晰，心情舒暢，精力充沛，全身輕鬆，體力增強。

練功後會感到胃腸蠕動增強，食欲增強，食量增加，消化功能加強。

練功後會感到大腦安靜，易於入睡。

肥胖者，通過練功會逐漸消瘦，體質恢復正常。

練功後會感到肢體的協調性、靈活性提高，步履輕健。

28 練習氣功是否一定要做好收功動作？

練習氣功，不管是練靜功、動功和動靜結合功，都必須做好收功動作。注意做好收功動作能提高練習氣功之效果，同時能避免氣功鍛鍊出現偏差。因此練習氣功做好各套功的收功動作是相當重要的。例如練靜坐時的收功動作是把兩手心扶放在丹田處片刻後收功。練站樁時收功方法多採用兩腿逐漸伸直的同時兩手向上提，掌心向上，掌指相對，同時吸氣；當手掌提至頸前時，翻掌，掌心向下，下按的時同呼氣，連續做 3～5 次。動靜結合功的收功方法多採兩掌擦熱後，再用手掌擦面部和頭部多次後收功。

練功後做好收功動作，人會感到輕鬆、舒服，並獲得更好的功效。

29 練習各種功法是否都要意守丹田和進行腹式呼吸？

有的人認爲，氣功鍛鍊，不管練什麼功法，都必須意守丹田和進行腹式呼吸。這種看法不完全，因而也不對。

當然，丹田部位是重要的，一些體弱體虛的人，通過意守丹田，可增強眞氣。腹式呼吸也是重要的，一些腸胃不好的人，採用腹式呼吸，可加強腸胃蠕動。這對增進健康都是很有益的。但是，氣功的功法很多，姿勢、意念和呼吸的方法也很多。以意守來說，有意守外景和內景(指人體自身)之分，而意守內景時可根據需要，意守不同的穴位。以呼吸來說，除了腹式呼吸之外，還有自然呼吸、胸式呼吸、深呼吸、閉息呼吸和胎息呼吸等等。因此，採用何種意守法和呼吸法，要根據病種的不同、病情的輕重、入靜的程度和個人的習慣而定。例如，高血壓患者，以意守湧泉穴爲宜；肺氣腫患者，以胸式呼吸爲宜。

30 練功多長時間才能發放「外氣」？

許多人對發放「外氣」比較感興趣，因爲「外氣」不接觸人體便能治療疾病，不接觸儀器便會使儀器動起來。因此許多人就問，成年人學會氣功之後，是否還能發放「外氣」？要發放「外氣」，需要進行多長時間的鍛鍊？

我們認爲，發放「外氣」功法的鍛鍊最好是在十歲左右就開始爲好。年紀大些雖也可以進行鍛鍊，只是鍛鍊速度慢些，「外氣」的發放量少些。但成年人鍛鍊發放「外氣」功法對增進自己的身體健康是很有益處的。

需要多長時間的鍛鍊才能發放「外氣」呢？

這個問題不能簡單地回答，因爲發放「外氣」的鍛鍊，必須看其鍛鍊的艱苦程度、年齡大小、身體好壞、基礎高低，以及練功是否得法而決定。一般人鍛鍊三年左右就可發放「外氣」。但有的人鍛鍊兩、三個月就感到有氣感，這時絕不能好奇地去試放，因爲十個有九個會失敗，會把自己的身體搞垮。例如，有一位練功愛好者練習發放「外氣」一個月不到就想試放「外氣」，結果試放後損害元氣，身體總感到沒有氣力，一星期不能起床。

因此，我們認爲，既能發放「外氣」，又不損害自己的身體，起碼要鍛鍊兩、三年時間，並且在儀器測試時能有所顯示，才可以在臨床上實驗。我們認爲，鍛鍊「外氣」發放的功法，主要不是爲了能發放「外氣」，替人治病，因爲這個「外氣」已被仿生治療儀器所代替，所以發放「外氣」的訓練，主要是鍛鍊自己的身體。

31 練習發放「外氣」功應注意些什麼？

練習發放「外氣」功應注意：

姿勢要正確，身體要相對放鬆，練功要持之以恆。

擺好姿勢之後，可以適當說話，也可以聽輕鬆、愉快的音樂，但身體不要亂動。

練功時呼吸要自然，採良性意念法，不能罵人和生氣。

不宜空腹練功，練功前可先喝一些熱飲料；但也不宜吃飽後練功。

練功前做好準備活動。練功順序是先練深根在地動作，每次堅持一小時左右。練習一年後才開始做第一個空中飛劍動作。再練習一年，才能鍛鍊第三個龍鷹跨步動作。

擺好練功姿勢後，順其自然，絕不要追求各種感覺。

練功時發現手掌發熱，甚至全身發熱出微汗，這是好現象。如果練功時身體感到發冷，就做收功動作，隔天再練。

練功時間與強度要適當掌握，剛開始不要練得過急、過猛，避免過度疲勞。練功後，膝關節酸痛是正常現象，但要注意控制運動量。如果運動量太大，會產生不良反應。

開始練習時，練功時間要短些，難度要小些，然後逐漸增大，循序漸進。

練功後出汗，宜用熱水擦身和飲用熱飲料；避免立即用冷水擦身及喝冷飲，以免受涼。

32 氣功與飲食的關係怎樣？

古人主張練功者要吃素，禁止抽菸、喝酒，有一定的道理。許多人平時愛吃素，生活有理，起居有節，注意鍛鍊，因此身體健康又長壽，這是大家都知道的。我們認為，練功者的飲食以清淡為好。當然，適當增加些營養也可以。人體需要的營養成分是糖、脂肪、蛋白質、維生素和礦物質等，因此，要獲得較全面的營養物質，除了多吃些糖類、維生素等，適當補充些脂肪、蛋白質等也有必要。至於練功者應該增加哪些飲食，要根據自己的病情和需要而定。例如高血壓與冠心病患者，練功期間要多吃素，少吃脂肪。貧血與低血壓患者，除了多吃一些糖類與維生素，可適當多吃些脂肪和蛋白質食物。糖尿病患者在練功期間則要少吃糖類。

但練功者必須停止吸菸，因為菸裡含有尼古丁等毒素。練功是解毒，而抽菸是吸毒，因此練功者吸菸是有害的，必須下定決心戒菸。至於患有風濕性關節炎等的患者，每天可少量喝一些酒或藥酒。

總之，練功者在飲食方面要以清淡為主，照顧多種營養，禁止抽菸，這對健康是很有益處的。

33 空腹與飯後立即練功好嗎？

空腹與飯後立即練功是不好的。氣功具有使腸胃活動加強的作用，胃腸蠕動增強了，便於食物的消化和吸收。這對患有消化系統疾病的患者來說，意義相當大。

如空腹時練內養功，必然引起胃腸蠕動加強，但此時胃腸相對處於空虛狀態(主要指胃而言)，常導致強烈的饑餓感。遇此情況，如果不予以及時進食(少量即可)，便會影響入靜與呼吸的調整。因此，饑餓了不宜練內養功。

但飯後立即練功也不合適，因爲飯後胃內飽脹，胃的負擔過重，不利於調整呼吸，也會影響舒適感和入靜。

因此，最好不要空腹練功，也不要飯後立即練功。

34 健康人練氣功有什麼好處？

體育運動可以增強人的體質，這是人們都懂得的基本常識。但一提到運動，有些人就認爲只有跑跑跳跳、打球爬山、體操游泳等肢體活動，才能促進身體健康。這種認識不夠全面。其實，氣功也是一種運動，也能促進身體健康。特別是氣功中的靜功，雖然看不到肢體的明顯運動，但人體五臟六腑都在運動，這種運動稱爲「內運動」。因此說氣功是中華民族獨特的一種醫療體育活動。

氣功的作用是調動人體內在的主觀能動性，疏通經絡、調和氣血、扶正祛邪、增強體質，並能調整大腦皮層機能，增強機體抵抗力，消除機體和外界環境的不平衡狀態，增進機體對外界環境的適應能力。因此，不論病人還是健康人，都可以練習氣功，病者可以祛病，無病者可以保健延年。

從臨床實踐中可以看到，許多久病纏身的患者，通過氣功鍛鍊，獲得健康；無病者通過氣功鍛鍊，弱者變得強壯，強者更加健康。

健康人體質和體力都較好，練靜功時，以採用中位或低位站樁爲宜，並多採用動功或動靜結合功。這對增添生活情趣和增強健康都有好處。

35 練功時意守不住會不會影響功效？

練功時，特別是練習內養功時，有時越想入靜、越想意守丹田、越想收斂思想，而思想往往愈益奔放。此乃初學練功者常見的現象。例如意守丹田，時而守住，時而守不住，雜念也不斷襲來，這樣當然影響練功效果，也影響療效。但經過一段時間鍛鍊後(兩、三週)，此現象便會自然減少，甚至消失。雜念對療效的影響，主要看雜念的嚴重程度和影響入靜的深淺而定。

總之，雜念本身，對練功或多或少會有些影響；練功時意守不住，當然也會影響功效。

36 幾種功法可否同時練習？

一般說來，慢性病患者爲了增進健康，學習氣功時，選擇一、兩種功法即可；特別是選擇一、兩種適合自己身體狀況的功法，持之以恆地練下去，就能得益。

如果練功時間不長，功夫尙未到家，就同時學練多種功法，這樣做容易出偏差，特別是容易造成氣亂。如果練功時間較長，已有一定功夫，也可以同時練習多種功法，但也不宜太多，而且要注意合理安排練功時間。例如，淸晨練太極氣功，下午和晚上練習站樁功和放鬆功等。另外，有些人已長期同時練習多種功法，且沒有感到什麼不舒服，那也可以繼續按原來的練功方法練下去。但我們主張，學練氣功不宜同時追求多種功法，還是以少而精爲宜。

37 練習太極氣功十八式是否一定要練一整套？

一般說來，練習太極氣功十八式都是練完十八節，這樣整套練習，可使身體各部位得到全面鍛鍊，對身體健康更爲有益。但有些人由於體質較弱、病情較重，不能一下子做完十八節，也可根據自己的身體情況和病情狀況，每次練功時選擇其中幾節進行練習。例如，心臟病、肺氣腫患者可選擇開闊胸懷、推波助浪和飛鴿展翅等節練習；腰背酸痛的患者可選擇轉體望月、轉腰推掌和撈海觀天等節練習；神經衰弱、神經官能症患者可選擇肩前托球、大雁飛翔、揮舞彩虹等節練習。總之，不能一次做完太極氣功十八節的，可根據病種、病情和個人特點，選擇其中某幾節重複練習，同樣可以收到一定的效果。

38 氣功如何同其他體育活動配合鍛鍊？

有的人認爲練氣功就不能再做其他體育活動，這種觀點是不對的。因爲氣功本身就是我國人民在長期同疾病進行鬥爭中產生的，具有我國民族形式的醫療體育。因此，練習氣功者同時可以做其他體育運動，但要根據身體特點、體力強弱和客觀條件而定。可選擇散散步，打打乒乓球、羽毛球，練習太極拳、太極劍，爬山，游泳等活動，運動量可由醫師和病人本身酌情掌握。但練氣功的時間與體育鍛鍊的時間最好錯開。例如，清早跑跑步，打打太極拳，晚上做氣功；或上午做氣功，下午搞其他體育活動。這樣鍛鍊身體不僅不矛盾，而且會相輔相成，得益更大。

39 氣功如何同太極拳結合？

氣功和太極拳都是鍛鍊身體，增進健康的一種方法，因此，練氣功的人也可以進行太極拳鍛鍊。但由於它的練功方法、呼吸方法、姿勢和意念不同，氣血流通的路線和方向也有所差異，所以氣功和太極拳不宜在同一時間練習，練習時間最好錯開。例如，清早練習太極拳，晚上練氣功，或者上午練氣功，下午練太極拳。這樣不僅不矛盾，反而起相互促進作用，從而更好地增進健康。如果由於病情較重，體力較差，不能站立，可先練習氣功中的臥功或坐功；待體力增大，體質增強，病情好轉，再與太極拳鍛鍊相結合。

練習自發動功者就不一定要另安排時間練太極拳，因自發動功的練習過程往往包括了「自發」太極拳動作在內了。

40 練習氣功是否需要氣功醫師指導

練習氣功最好在氣功醫師的指導下進行。其好處是姿勢正確，方法得當，少走彎路。沒有氣功醫師指導，往往會出現姿勢、方法不當，雖然練功時間較長，但其效果不大。另外，有氣功醫師指導，能防止偏差或發生氣功「走火」現象。臨床實踐證明，練功過程，由於方法不當，往往產生許多不舒適的副作用，如果不及時糾正，往往導致氣功偏差的產生。例如氣聚不通，紊亂活動不能控制，頭暈、頭痛，某部位脹痛、難受等不適反應。這就不但不得其效，反損其身。但是，練功者都要求在氣功醫師親自指導下進行練功存在實際困難，其解決方法是看書自學，但必須嚴格遵守氣功練習原則和注意事項，嚴格遵照各種功法去練。如果發生偏差，必須立即按照規定方法予以糾正，或找有經驗的氣功醫師給予及時糾正。另外可與有關的療養院、門診所等氣功醫療單位取得書面聯繫，以函授方法代替親身指導。當然，有條件的最好定期到有經驗的氣功老師處拜訪，請求指點，得益更多。

41 如何選擇氣功老師？

氣功在我國有幾千年的歷史，群衆基礎相當廣泛；加之氣功流派繁雜，氣功老師也甚多，在醫院、學校、工廠、機關及體育系統均有許多。如何選擇氣功老師呢？我們認爲應當注意以下幾點：

選擇氣功老師，需注意他是否有多年的氣功實踐、較豐富的氣功基本認識和較好地掌握幾種氣功功法。

選擇的氣功老師必須掌握一般的醫學知識，這樣對患者才能對症指導練功，臨床上才能對症進行治療。要防止故弄玄虛之人，以免產生偏差，發生醫療事故。

根據患者的實際情況選擇老師。如患者適合於練習靜功功法，就選擇從事鬆靜功、內養功教學的老師。如果患者適合於練習動功功法，就選擇太極氣功、五禽戲、行步功教學的老師。這樣才能有的放矢地進行鍛鍊。

根據練功者練功的不同目的而選擇老師。例如以防病治病爲目的，就選擇氣功醫師當老師。如果是以強身自衛爲目的，就選擇從事武術的氣功老師或少林武功老師。

總之，選擇氣功老師，要根據不同情況，區別選擇。

42 經常改變練功方法好嗎？

經常改變練功方法不好。因爲練習氣功就像練習寫字一樣，當你學習一種字體，尚未掌握，又學另一種字體，勢必造成每一字體都不成熟。氣功的門戶很多，派別也林林總總，各有各的理論，各有各的方法，各有各的特長，其目的都是增強體質和增進健康。但某些練功者見師就拜，見異思遷，盲目追求多種方法，結果往往浪費了時間而一無所成，而且因不得其要領，還會造成弊病。因此，練功者應下定決心，專修一種或兩種適合於自身的功法，有信心，持之以恆地堅持練下去，這樣就會很快地獲得氣功的效果。如果因病情所需，也並非絕對不可改換其他練功方法，但需要慎重，最好在醫師的指導下改換練功方法，避免產生偏差，以便獲得更好的效果。

43 臥功鍛鍊時總想入睡，怎樣處理？

練臥功時，有些人易於昏昏入睡，甚至睡得很深沉，這是因爲在練功中雙目閉合，加之環境安靜以及平臥的趨勢而引起的。這種現象多產生於體質虛弱和神經類型抑制性比較強的人。功中入睡會影響練功效果，也不利於內氣的產生，必須予以糾正。糾正的方法是雙目似閉非閉，微露一線之光，通過這一感光器，不斷接受外界一些輕微的刺激而阻止睡眠發生。大多數人經過一段時間的練功，發睏入睡現象可自然消失。如長時間得不到糾正，則可更換練功姿勢，由內養功的臥式改爲坐式。如果是神經衰弱或高血壓患者，在練功時想入睡，這是好現象，應順其自然地安睡。這對治療其疾病有一定的好處。

44 練側臥式時，一次功內是否可左右轉換位置？

練臥功，腸胃不好的患者多採用右側臥式，肝不好的患者多採用左側臥式。

側臥式在一次功內是否可以左右轉換位置呢？我們認爲是可以的。因爲氣功鍛鍊中，不論哪一種姿勢，練久了都可能出現疲乏現象，功中肌肉關節不能放鬆者更易產生倦怠。在這種情況下，是可以變換姿勢或左右更換位置的。練功前一定要掌握練功要領，注意全身放鬆，保持舒適自然。初學者練功時間宜短，不可盲目追求練功時間。但側臥式在一次功內變換位置的次數不可過多，變換多了，會影響入靜程度和練功之效果。

45 練功時用鼻子呼吸好還是用口呼吸好？

練功時的呼吸方法很多，有鼻子呼吸、鼻吸口呼、口吸鼻呼等方法。我們認爲，還是採用鼻子呼吸和鼻吸口呼的方法爲好。因爲鼻有鼻毛、鼻甲和上中下鼻道，用鼻子吸進空氣時，可對空氣起著過濾、加溫、濕潤的作用；而且它符合人們的呼吸習慣，便於氣功呼吸的調整。因此，不論從生理衛生的觀點或是從練功方面看，以鼻子呼吸是較爲適宜的。如練功時進行深長的呼吸，也可採用鼻吸口呼的方法。但不宜採用口吸鼻呼的方法，因其違反基本的生理衛生常識。

在練功過程中，如因鼻子有病，妨礙呼吸，暫時可以用口代之，但宜設法早日解除鼻病，以保持呼吸通暢和衛生。

46 練功時環境吵鬧，不易入靜，是否可用棉花等物堵塞耳道？

練習內養功、放鬆功時，入靜是很重要的。幽靜的環境，對入靜雖有一定的幫助，但非決定因素。

一般練功宜擇安靜場所，避開喧嘩鬧市。環境安靜可以杜絕外在過頻過強的刺激，有助於意識入靜。練功日久，由於氣功特有的條件反射的構成，練功時雖居喧鬧場合，也可以很快入靜。顯然，入靜乃取決於平時的氣功修養，並非完全決定於安靜的環境。至於用棉花諸物堵塞耳道，雖可減少或杜絕外音侵入，但對自然入靜無大裨益，這同失眠患者靠服安眠藥入睡情況相似。因此，還是以意識引導入靜爲好。

如果練功時久久不能入靜，可採用意守法、放鬆法、默念法等誘導入靜。用這些方法之後還不能入靜，就改練動功或動靜結合功。採用良性意念法也可以。

47 練功時唾液增多是何原因？有何意義？

練功時，特別是練內養功時，由於舌尖起落或舌頂上顎的動作，刺激了內分泌系統，導致唾液腺分泌增多。另外，練功時消化器官的活動增加，特別是腸胃蠕動增強，也就會反射性地引起唾液腺系統的分泌增多。更主要的是，練功時副交感神經加大了興奮性的結果。

練功時唾液增多，一方面可以幫助消化，促進食欲；另一方面可以利用向下吞咽唾液時的感覺衝動，強化意識對丹田部位的刺激力量。所以，練功當中唾液增多以後，不要外吐，而應向下吞咽。

48 自然呼吸時長短不均勻，是否可用意控制？

自然呼吸時，長短不均勻，不能用意控制。如果用意控制，就不能算是自然呼吸了。自然呼吸即「靜呼吸」，其具體要求可用**悠、勻、細、緩、靜**五個字概括起來，但這並不是短時間可以做到的。因此，不可急於求成。凡用力強爲，著力控制者，其呼吸不但不會得到調和舒暢之樂，反而會招致滯塞不暢之苦。自然呼吸，一般應在自然的基礎上，用意輕微地予以誘導，使其逐漸做到悠、勻、細、緩、靜的程度，達到綿綿若存，勿忘勿助之境。

49 有人主張呼吸時舌頂上顎或做上下活動，有人則不主張，如何掌握？

練強壯功時，有的人主張舌可舐頂上顎，主要目的是加強任脈與督脈之氣的運轉。而做內養功時，一般情況下都伴隨著舌的上下活動。

舌的上下活動是練功中的一種手段，其意義有二：一是藉著舌頭的上下活動集中意識；二是舌頭的活動可以興奮植物神經，幫助和加強消化系統的消化能力，呈現有益的條件反射功能。

但我們主張初學者練功時不要強調舌頂上顎或做上下活動，因爲初學者的功夫還不熟練，練功時容易造成精神緊張，影響身體的放鬆與入靜；另一方面，有的人呆板地舌頂上顎，因未掌握要點，會產生舌尖發硬等不良現象。

50 爲什麼下按式站樁功不要求舌頂上顎？

練習氣功，特別是練習內養功時，一般都要求先通小周天，後通大周天。大家知道，舌頂上顎，可以接通任、督二脈，利於氣通小周天。因此，練功時要求舌頂上顎。另外，還要求舌頭做上下活動，其意義：一是藉舌頭的上下活動，可以集中意識；二是借舌頭的上下活動，可以興奮消化系統神經群，增強消化功能。而下按式站樁，是一種直接通大周天的練功方法，只要按照規定的姿勢、意念和呼吸方法，經過一定時間的鍛鍊，就可直接通大周天。因此，下按式站樁不需先通小周天，也就不要求舌頂上顎和做上下活動了。

51 爲什麼動功中喜歡做升降開闔動作？

動功中的升降動作是：將兩手掌置於小腹前，掌指相對，掌心朝上，兩手掌從下往上提，同時吸氣，也稱爲提氣，其目的是提清氣；當兩手掌提到與鼻同高時，翻掌，掌心朝下，從上往下降，也稱爲降氣，其目的是降濁氣(最好是有意識地將濁氣降入地下三尺，又稱入地三尺)。

開闔的動作是：兩手背相靠，置於胸前，慢慢向左右拉開，使身體各部位舒張開，同時吸氣，似在吸入大量天地之正氣；然後翻掌，掌心相對，逐漸向胸前合攏，此時意念似將正氣吸入體內並守住。

通過這種升清氣、降濁氣，吸正氣、守正氣的升降開闔活動，可以使人感到身體很舒服，精神很爽暢，有益於身心健康。因此，氣功中的動功多有升降開闔動作。

52 腹式呼吸時有些人對腹壁起伏運動難以感知，是正常的嗎？

患有腸胃病的患者練功時多採用意守丹田和腹式呼吸。腹式呼吸中，腹壁的起伏運動現象，自己意識的感知程度，因人而異。有的感知十分明顯，有的則難以感知，這是正常現象。可是，有的人爲了感知腹壁起伏，改變自己練功的正確姿勢，例如將身體向前凹曲或向後仰些。這樣的作法是不對的，也是不必要的，因爲腹壁之起伏運動感知與否，與練功並無多大關係，所以用不著在這方面傷腦筋，也用不著爲感知腹壁的起伏活動而去調整姿勢。

53 練功中默念字句有什麼好處？爲什麼默念字數不能超過 9 個？

練氣功時，許多人往往默念「鬆靜」、「愉快」、「全身舒服」、「身體健康」以及「大家都來練氣功」、「我們的家庭和睦幸福」等等字句。其作用如下：

從詞意上來看，健康、愉快、放鬆都是良性刺激，它有暗示誘導入靜或使人健康愉快的作用。

通過默念字句，可使雜念排除，思想專一，減少睡意；還可以借助於默念詞句的節奏，均勻地調整呼吸。

根據古人的經驗和臨床觀察，默念字數以不超過 9 個字爲宜，因爲超過 9 個字的範圍則停閉時間太長，易於產生頭痛、頭脹、心跳、胸悶、呼吸滯塞、心情煩躁等副作用。

54 內養功是以調整呼吸爲主還是以靜爲主？

內養功中，呼吸(調息)和入靜(意念)同等重要，練內養功治病者均宜兩者並重。呼吸和入靜不能分隔孤立地看待，因兩者存在著相互影響之關係。

入靜能使呼吸暢達自然；呼吸暢達，則思想安定，便於入靜。古人云：「凡息不調，其氣必濁，若不知其調處，則猿馬無處拴矣。」就是說，練功之時，若呼吸不得調和，心猿意馬便無拴繫之處，以致奔馳開來，雜念橫生，有礙氣功療效之獲得。顯而易見，調整呼吸，意識入靜，皆內養功之重要環節。因此練功時調整呼吸和入靜同等重要。

55 什麼叫目視鼻準？其意義何在？

「目視鼻準」是指雙目輕輕地注視鼻尖而言。其目的在於專一視線，從而有助於思想專一，意識入靜，同時也有助於避免功中入睡現象。如果練功中常出現困盹、入睡現象，則應該用目視鼻準這一方法加以糾正。但目視鼻尖時不要用力，應該似看非看，眼前如有一層白光即可。

目視鼻準只是練功的手段之一，不一定適合於每個人。這一練功方法如果應用得當，很有裨益；若應用不當，則會出現如頭痛、頭暈、眼脹等感覺。不適合這一方法者，可改用輕閉雙目、意守丹田的方法，或以良性意念法練功，這樣即可免去目視鼻準這一較難掌握的動作，又可避免這一動作可能產生的副作用。

56 什麼叫「內視」？其意義何在？

「內視」也稱「返觀內照」。「內視」就是在練功中閉合雙眼或微閉雙眼，內窺、觀想自己身體的某一部位或某一經絡、穴位。通過內景觀想的鍛鍊，久之，一般會逐漸出現「返觀」現象，即彷彿看到自身內氣沿經絡路線運行。正如李時珍在《奇經八脈考》中所說的：內景隧道(經絡)，惟返觀者(靜坐者)能照察之。

內視的意義是能起到集中思緒，幫助入靜，並給機體一定的刺激，使機體產生變化而利於內氣的產生和運行。

57 什麼叫「性功」和「命功」？

氣功按活動之形式，可分爲靜功、動功和動靜結合功。「靜功」由於其修練之目的和方法的不同，又可分爲「性功」和「命功」。

「性功」在氣功練習時是強「意」的修練，這個「意」指的是神意，即大腦的意識、精神活動，強調意念、意守和「入靜」。

「命功」在氣功練習時是強調「氣」的鍛鍊，強調氣的培育、儲存和運行，重點在於促使人體內的「精氣」、「眞氣」充實，使「內氣」循經運行等等。

但不論性功或命功，雖然練法和側重點有所不同，但它們相互之間有密切的聯繫。練習氣功既要練氣，也要練意，氣是基礎，意則起著主導作用，所以我們主張「性命雙修」，既要練氣，又要練意，以意引氣，意氣相隨，意氣結合，從而鍛鍊精氣神，達到防病治病、增進健康之目的。

58 什麼叫「六神通」？

「六神通」是古人的一種說法。他們認爲，通過練習氣功，眼明、耳靈、足輕快，通過妄念後，能達到空無境界和產生先知先覺等現象，把這種現象稱爲「六神通」。

「六神通」早在我國古代文獻（佛家《俱舍論》）中就有記載。所謂「六神通」，就是：

【天眼通】能看見常人所看不見的東西，如能透視人體內臟和物體。

【天耳通】能聽見常人所聽不見的聲音，就是遠處微弱之音也能聽到。

【神足通】四肢靈活，手足輕快，身體輕靈，走路快捷。

【他心通】有常人所沒有的靈感，比他人更先知先覺。

【宿命通】能感知過去的事情，能推測未來的預兆。

【漏盡通】練功高度入靜後，可達到清淨無爲、恬淡虛無，甚至忘我的空無境界，精、氣、神不漏。

《列子·仲尼篇》曾記述老子的學生元倉子練功時達到不用眼睛而能視，不用耳朵而能聽，哪怕是郊外芥蒂之物、微弱之音，亦能感知，甚至還能遙感遙測。這就是通過練習氣功後產生了「六神通」。

59 什麼叫生物回授？與氣功鍛鍊有何不同？

「生物回授」又叫「生物反饋」，它的基礎是「條件反射」，是一種幫助人們控制身體內部某些生理功能的方法，主要是練習內臟分泌與收縮功能的控制。具體方法是借助於生物回授器，把生理功能的微小變化轉變成聽覺或視覺的信號，然後告訴(回授)受試者，讓受試者意識到自己內部某一機能的狀態，主動去加以控制與調整，使之轉向所祈求的目標，控制調整的結果；再通過信號的強弱或數據變化，不斷提供給受試者，讓受試者做到「心中有數」，及時掌握動態，以便根據情況，隨時做出相應的調整。

氣功鍛鍊與生物回授是不同的。氣功鍛鍊要求大腦入靜，練功過程中呈現中樞神經主動性抑制和鬆弛狀態；而生物回授則要求受試者密切注意回授信號的連續強化，一般不出現上述抑制與鬆弛的指標變化。

氣功鍛鍊，本身包含了生物回授因素，如能在生物回授的幫助下練功，就可以在意識的主導下主動調整各系統的生理功能，控制練功的時間與強度，順利地糾正機體的平衡失調，達到治病強身的功效。

60 氣功與催眠術是否一樣？

氣功與催眠術是不一樣的。

氣功是中國醫學遺產之一，有幾千年的歷史，人們通過自身氣功的鍛鍊，能達到防病治病，增進健康之目的。而催眠術多是西方國家採用的方法，它是通過他人(催眠術者)的語言、暗示等刺激，在醫療方面發揮作用。

氣功之氣是有物質基礎的。中國醫學認爲：「氣是維持人體生命的基本物質。」醫學儀器測試也表明，氣功之「外氣」是一種受低頻漲落調製的紅外電磁波、磁和靜電等物質。而催眠術則是靠催眠術者採用語言、暗示等刺激人體的第二信號系統，產生效應。

氣功療法是靠自身持之以恆地練功，調動自身的潛力而獲得健康，是主動的。而催眠術是靠他人(催眠術者)進行，是受催眠術者「擺布」的，因而是被動的。

61 硬氣功與保健氣功是否一樣？

「硬氣功」與「保健氣功」有它的共同點，但也有區別。共同點是，它們都通過不同形式的氣功鍛鍊，增強體質。不同點是，鍛鍊方法不同，鍛鍊目的有所區別。

硬氣功，也稱「武術氣功」，它通過武術基本功法的鍛鍊，加上拍擊、拍打等錘練，將氣運到身體的某一部位，使某一部位的肌肉和骨骼產生超乎常人的耐受力，即所謂不怕刀、槍、刺、壓，不怕火、燙，顯示了硬氣功練習者的高度耐受力，因此它可做表演和起到自衛的作用。而保健氣功，顧名思義，其目的是通過氣功鍛鍊達到保健強身，祛病延年。練功方法雖然有靜功、動功和動靜結合功，但動作比較柔軟、緩慢和要求入靜。它主要是通過精、氣、神的鍛鍊，達到保健的目的。

62 硬氣功有哪些精彩表演？

硬氣功的表演項目較多。1979 年 7 月，大陸全境著名的氣功武術家雲集北京西苑賓館，爲國務院有關領導及科學界做了許多精彩的表演。有一項表演是：兩根近 1 米長、4 厘米見方的鑄鐵棒，在氣功師侯樹英手裡鏗鏘作響。他把鐵棒固定後，運氣在手，一掌砍去，鑄鐵棒斷爲兩截；運氣於額，一頭碰去，鑄鐵棒又應聲折斷。侯樹英的頭和手則安然無恙。接著，侯樹英又表演了臥功——重物壓體。運氣後，他仰臥在地，二十個壯小伙子抬了兩塊水泥預製板(約 3000 斤)壓在他的身上，他的妻子王淑英不慌不忙地跳了上去，說聲：「起！」隨著侯樹英運氣，水泥板在他的身上前後擺動，上下起落了兩次。王淑英跳下來，小伙子們把水泥板抬走，侯樹英一躍而起，面不改色。

廣東56歲的朱標表演了「掌指碎石」。他把3厘米厚、8厘米寬的扁平鵝卵石放在地上，運氣於掌側，猛力揮臂，向鵝卵石砍去，「啪」的一聲，鵝卵石斷爲兩塊。他再運氣於食中兩指，猛喊一聲，向另一塊鵝卵石砍去，那塊鵝卵石也一分爲二。

湖南的趙繼書表演了「叉尖推磨」。他運氣後，把腹部壓在鋒利的鋼叉尖上，整個身體懸空，並在上面旋轉一周。這時趙繼書小腹部承受的壓強約達3000公斤／厘米^2。

無錫的劉錦榮拿了一把2尺長、4寸寬的大刀。他運氣後自握刀把，將刀口放在胸部，請一位壯士用約重五公斤的大木棍使勁地捶打刀背，壯士都打累了，刀口却未進皮膚一厘一毫。劉錦榮放下刀，又拿起4毫米厚、5厘米寬、70厘米長的鋼板，猛擊肋部三下，鋼板彎曲成弧形。他再運氣於頭部，用鋼板反向猛擊頭部，鋼板又恢復了原狀。

廣西的氣功師鄧培芝和朱忠甫表演了「喉頂槍尖」。表演前，兩人先後以徒手、磚塊及三節棍互相打擊運氣後的胸、腹和肋部，相互敲打後，又運氣打喉，面對面用白藤桿兩頭裝的槍尖互推咽喉，雙方用功力對頂，使白藤桿彎曲成半圓形。據推算，這時兩人喉部的壓強均爲500公斤／厘米^{2}左右，但他們的喉部絲毫沒有損傷。

1981年7月15日，上海沈大法和李立群兩位氣功師在廣州中山醫學院爲首屆國際「中國氣功」訓練班學員和美國、日本、秘魯等國外賓表演「腹臥鋼叉」、「口拉汽車」、「喉頂鋼筋」、「腳踩玻璃」、「手抹火紅的鐵鏈」等節目，都博得外賓和港澳同胞的熱烈掌聲。一幕幕驚人的表演，彷彿把人們帶進一個奇異的世界。

爲什麼人的骨肉比石頭、鋼鐵還堅硬？氣功武術家一致回答：是因爲運了「氣」。因此，對氣功之『氣」的研究是非常必要的。

63 高血壓與低血壓患者練習氣功的功法是否相同？

高血壓與低血壓患者練習氣功的目的都爲了恢復健康，但具體的練功方法則有所不同。這些不同點是：

【意守點不同】高血壓患者練氣功的意守點必須在身體下部，例如意守丹田、意守湧泉等。而低血壓患者練氣功的意守點必須在身體上部，例如意守膻中、意守百會等穴。

【氣感方向不同】高血壓患者練氣功時，氣感必須從上往下流動，如從頭部往脚部流動。而低血壓患者練氣功時，氣感必須從下往上流動，如從脚部往頭部流動。

【收功手勢不同】低血壓患者在收功時是將掌心朝上，慢慢提至胸前吸氣，然後翻掌，掌心朝下，下按呼氣。而高血壓患者收功時不翻掌，仍然以掌背(即掌心朝下)上提至胸前吸氣，然後手勢不變，下按呼氣。這樣就不易將氣上提上衝，引起血壓升高。

64 練功期間怎樣對待性生活？

練功到一定時間和程度之後，由於病情逐漸好轉，體質也有所增強，性生活要求也有所提高。因此，練功期間怎樣對待性生活，是練功者經常提出和考慮的問題。古人主張練功期間節制性生活，有一定的道理，但具體掌握比較困難。夫妻分居兩地，停止性生活比較容易；但若夫妻同住一處，則很難完全控制。在夫妻同住一處的情況下，應依據身體狀況，做到性生活恰當而有節制。如果身體較好，性生活應適可而止；如果身體較差，應儘量減少性生活次數；如果病情較重或身體虛弱的，則必須下定決心，暫時停止性生活。這樣才能有利於增強氣功療效和早日恢復健康。

病者在練功期間若有性衝動，應加強氣功之修養，緊記練習氣功之目的是爲了恢復健康，性衝動會使病情加重。因此，練功期間，思想要集中，不要胡思亂想。爲避免性衝動，可暫時改換練功地點和練功方法；如從室內暫時走向室外，以動功代替靜功，或進行動靜結合的練習，從而使練習能正常進行，取得更有益的效果。

另外，夫婦雙方應相互諒解，並主動加以配合；特別是無病的一方應爲對方的健康和長遠幸福著想，暫時停止性生活或減少性生活的次數。這才是對待性生活的正確態度。

65 乘車坐船時如何練功？

乘車、坐船可以練習氣功，坐著的可練坐功，有臥舖的可練臥功。它是遠途旅客在精神、體力過度疲勞時的一種積極的休息方法，對消除旅途疲勞能起一定的作用。練功方法一般採用放鬆功。如果做意守入靜時，必須對車船上常易發生的巨響事先有所準備，並且不宜達到高度入靜程度，以免車船汽笛之巨響突然襲來，產生驚嚇的弊害。

如果乘車、坐船能夠練功，並獲得效益，說明練功者對外界各種環境的刺激已具有適應能力，平時在安靜的環境中練功，其效益更佳。

66 婦女月經期間是否可以練功？

婦女在月經期間一般是可以練功的。但有一部分婦女練功之後月經發生變化，例如經期縮短或延長，甚至月經量增加，這些現象是因爲意守丹田時，意識直接刺激了子宮而產生。另外，根據對練功後血流量的觀察，部分婦女意守丹田時，其血流量增加30%左右，因而使少數婦女經量增多。爲了消除這些現象，可採用以下的練功方法：

減少對丹田的刺激量，把意守丹田改爲良性意念法。

意守點暫時改爲遠離子宮部位，如可改在湧泉穴等。

婦女在月經期間，練功時間相對縮短些，強度相應減輕些。如果經量仍然過多，可暫停練功數日，經期過後再練。

婦女在月經期是不宜練自發動功的。

67 爲什麼練習氣功要注意針對性？

初學氣功的人往往有一種想法：學哪一種功法好呢？

由於氣功門戶繁雜，功法甚多，練功的目的也有所不同，所以初學練功者要針對自己的實際情況，選擇適宜於自己的功法。例如練習氣功是爲了治病，增進自身的健康，那就需要選擇保健功、鬆靜功、內養功、太極氣功等治病功法。如果練功是想增長功夫，那就選擇少林內功、低位站樁功等功法，紮紮實實地打好基本功的基礎。又如，年老體弱者宜選擇靜功爲主的功法，而青少年則宜選擇動功或動靜結合爲主的功法。總之，練習氣功，必須根據自己的實際情況，有針對性地選擇功法，才能更好地達到練功的目的。

68 爲什麼硬板床、硬木凳適合於練功？

練習氣功最重要的是要求姿勢正確。練坐功時姿勢要求是頭頸正直，軀體端正，身體保持放鬆自然的正確體位；練臥功時也要求身體臥得放鬆自然，保持正確的姿勢。而木板床和木凳的好處是便於保持軀幹端正，不易使脊柱彎曲，便於實現姿勢正確這一要求。這對於意念集中和呼吸調整的鍛鍊均有很大的幫助。當然，練功時沒有硬板床、硬木凳，也不必強求，只要注意自己的練功姿勢，掌握正確的呼吸與意念要領，同樣會收到練功之效果。

69 爲什麼練功要先修德？

練功先修德，是每個練功者值得重視的問題，也是練好氣功的基本條件。也就是說，練功先要修養道德。練功者要使自己有高尚的品德，不做損人利己的事；說具體點，就是應該尊敬父母、師長，尊老愛幼，爲人正直，見義勇爲，捨己爲人，大公無私。如果不修道德，氣功是練不到家的。我們完全同意這種看法。因爲練功的目的是防病治病，增強體質，增進健康；另一方面，通過練功，掌握本領，以作防身自衛之用。古人主張練功要「修心養性」、「清心寡欲」、「清淨無爲」、「與人爲善」、「淨神不亂思」，才能達到排除雜念，眞氣從之，恬淡虛無，進入高度入靜的境界，使身心獲得健康。如果私心雜念很多，心胸狹窄，總想損人利己之事，邪念多，那是很難做到入靜的。如果我們具有樂觀情緒，具有高尚的道德品質，大公無私，胸懷開闊，心情舒暢，雜念減少，這樣就能做到心靜意定，把功練好。

練功不先修德，不僅不能把功練好，而且容易出偏差。正如達摩《洗髓經・無始鍾氣篇第一》裡所說：「氣無理不運，理無氣不著，交併爲一致，分之莫可離。」即使有些人練功之後學到一些本領，由於不修德，雖然得逞於一時，最終必定沒有好下場。例如，有些人利用學到的一些本領，不是很好地爲人民服務，而是去欺壓群衆，訛詐他人，最終必然會走上違法犯罪的道路。

70 氣功能治哪些病？不能治哪些病？

氣功療法是一種整體療法。通過氣功的鍛鍊，發揮人體的潛力，調動自身的積極因素，疏通經絡，調和氣血，平衡陰陽，扶正祛邪，提高人體免疫力和抵抗力，達到防病治病，增強體質，增進健康之目的。所以氣功治療的病種是比較多的，治療的範圍是比較廣泛的。特別是慢性病，如高血壓、心臟病、關節炎、肺結核、肺氣腫、支氣管哮喘、胃和十二提腸潰瘍、胃下垂、慢性肝炎、慢性腎炎、過敏性結腸炎、神經衰弱、神經官能症、精神分裂症、腰背痛、肩關節周圍炎、腰椎間盤突出症、腦震盪後遺症、中風、便秘、截癱等均有一定的療效。對於腫瘤患者，也能起扶正的作用。

氣功的禁忌症有狂躁型精神病、出血性疾病及皮膚化膿性疾病等。

71 氣功治病痊癒後是否會復發？

用氣功療法治病，特別是治療一些慢性病，確有一定的療效。多年的臨床實踐也表明，氣功療法後的復發病例也存在。但絕不能因此而輕視氣功療法在臨床上的意義。

疾病復發的誘因是複雜多樣的，例如病毒感染、生活失調、精神緊張、過度疲勞等。在以上因素的影響下，即使健康的人也會招致疾病，更何況痼疾初癒者，怎可能保證不復發呢！病癒後如能保持飲食適當，生活規律，情緒平衡，同時繼續進行氣功鍛鍊，一般是不容易復發的。如疾病復發，仍可繼續採用氣功治療。當然，採用中西醫綜合治療更好，這樣可早日恢復健康。

72 想健康長壽，除了認眞進行氣功鍛鍊，還要注意什麼？

氣功能使人健康長壽，已被人類幾千年的實踐所證實。但要健康長壽，除了認眞鍛鍊，還要注意以下幾點：

【樂觀情緒】大陸十年動亂期間，爲什麼許多人患有心臟病、高血壓、癌症等？這與精神緊張、焦慮苦悶等有一定的關係。所以平時要保持樂觀情緒，胸懷要開闊，碰到困難和問題時要想得開些，始終保持樂觀主義精神。

【起居有節】生活要有規律性，養成早起早睡的良好習慣，工作、學習、勞動、鍛鍊都要安排得有條有理。這樣，肌體才能更好地適應各種環境的變化，保持身體健康。

【清淡飲食】每日三餐，以清淡食物爲宜，要多吃些蔬菜、豆製品之類的食物。過量的脂肪對老年人有害；但體弱多病的患者可適當增加營養。

【禁戒菸酒】菸內含有尼古丁等多種毒素，會造成多種疾病，所以吸菸對人體的健康有害無益，必須下決心戒菸。關於喝酒問題，我們認爲喝少量酒精度數低的酒是可以的，但必須防止過量，以免損害健康。

【體育活動】 俗語說：「生命在於運動。」經常參加體育鍛鍊，對身體健康有益。所以，除了練習氣功，還必須注意其他的體育鍛鍊，例如散散步、打打球、打打太極拳、爬山、游泳等，以增強體質，增進健康。

【參加勞動】 人們適當地參加一些體力勞動，特別是體弱和腦力勞動者參加一些輕微的體力勞動，對身心健康有幫助。但應注意不要過於勞累，以免過度疲勞。

【節制性慾】 婚後性生活要適當節制。性生活過多，損耗精氣，不利於健康，長壽。

【講究衛生】 許多傳染病多因不講衛生所致，所以講究個人衛生與環境衛生是非常重要的。

【新鮮空氣】 室內要保持空氣流通，清晨多到有樹木花草的地方，呼吸新鮮空氣。

【有病早治】 對於疾病，要樹立預防爲主的方針，患了病要及時診治，採用中西醫結合治療的方法及早進行治理，做到及時控制病情，使身體早日康復。

73 練功一段時間後病情不見起色，怎麼辦？

練功的效果同練功者的年齡、體質、精神狀態、疾病性質、病程長短及對氣功所抱之信心等有密切之關係，因此，在效果方面也是有所差異的。

根據臨床觀察，用氣功治療潰瘍病，一般約兩周左右，疼痛基本消失，食慾增加，其他症狀也都有明顯的改善。但也有的患者練功一、兩個月之後，症狀雖有好轉，但程度不大。也有個別患者，練功一個療程(約三個月)，仍不見任何起色。還有的練功初期收效甚速，後來效果就不明顯了。練功者要想獲得氣功的療效，首先應樹立起對氣功的信心，並要合理地掌握練功方法和要領。如果練功一、兩個月，病情不見好轉，不宜失去信心，仍應繼續練功，但要詳查原因，給予適當的糾正，同時結合進行中西醫藥物治療，效果更佳。如果練功一個療程，病情雖有改善，但未能痊癒，可繼續延長練功時間，直至痊癒爲止。如患者練功一療程，病情不見任何好轉，要根據病情的輕重，改用其他治療方法，或暫時休息一個時期再練。

74 有的人練功一段時間後很少或根本不增加體重，怎樣理解？

練習一段氣功後，由於食慾良好，消化功能增強，吸收能力加強，大多數人體重會增加，其他病態症狀也隨之減輕或消失。但也有少數人，練功之後，病態症狀逐漸消失，唯體重並無增加，或很少增加，這是正常現象。其主要原因是練功、特別是練習站樁功的過程中，內運動較劇烈，全身發熱，出汗較多，皮下脂肪消耗了一部分，因而肌肉更加結實了。我們認爲，練功後體重增加，是氣功獲得療效的標誌之一，但不是唯一的標誌，更不是主要的標誌。主要標誌是病情減輕或消失了，身體更強健了。所以體重增加與否，並不是衡量氣功效果的唯一標誌。因此，練功者不必因體重未增加而失去信心，也不必因此而產生懷疑之心理。

75 有的人練功久了，小腹爲什麼會大起來？

練功時採用意守丹田與腹式呼吸，時間久了，有的人小腹會大起來，這是正常現象。腹式呼吸是氣功中一種特殊的呼吸運動，它可以加強腹部肌肉的活動。練功久了，腹肌經長期鍛鍊，肌纖維的彈性加大，加上意守丹田，也使腹中之氣充足，所以小腹自然會顯得增大一些，此乃是練功之良好現象。由於練功，植物神經興奮加強，腸胃蠕動加大，肌肉與皮膚的彈性增大，同時小腹氣足，增加了腹壓，對胃下垂與腎下垂的患者能起良好的治療作用。

但必須指出，有些人在練功時由於意守丹田用意過濃，即死守丹田，使丹田部位鼓脹，這是不正常現象，應引起注意，及時加以糾正。

76 爲什麼有的人練功時會出現半邊身熱、半邊身冷等現象？

練功時，有的人出現左半邊身體熱，右半邊身體冷，甚至上半身熱，下半身冷，或下半身熱，上半身冷，還有的一隻手上大拇指和食指熱，而其他手指冷。這些現象的出現是因爲練功前情緒不穩定，練功中姿勢不正確或身體不舒服，造成人體氣血不調，經絡不通，陰陽不平衡的緣故。出現這種現象時不必擔心，只要進一步安定情緒，檢查練功姿勢是否正確，如果不正確，及時給予糾正，繼續練習，身體不平衡的生理現象就會好轉。如果不平衡現象仍然存在，功前就必須做好充分的準備活動，讓身體發熱，或喝一杯熱飲，這些不平衡現象就會逐漸消失。

77 爲什麼有的人練功時會產生頭痛、眼痛？

練功時造成頭痛的原因是由於久久不能入靜、意守過濃，或是姿勢不正確、身體沒有放鬆、呼吸過分用力等因素造成的。眼球和眼眶痛係內、外視過分用力所致。所以練功時應輕閉雙目，內視或外視時不要用力，姿勢要正確，呼吸要悠、勻、細、緩、靜，意守時精神不要太集中，不要死守，而要做到似守非守。練功時如果突然聽到驚叫、巨響，應採取不慌不忙、置之不理的態度，遵循各項練功的原則繼續練功。這樣做一般是不會產生頭痛、眼痛現象的。如果練功時已排除造成頭痛、眼痛的因素，仍然有頭痛與眼痛的現象，就必須進一步查明病理原因，採用中西醫結合的方法治療。

78 爲什麼有的人練功時手脚會抖動、甚至全身大動起來？

練功時，特別是練站樁時，有的人手脚會抖動，身體會搖動，甚至手脚會舞動起來。其原因是由於體內氣機的發動，衝擊著某些部位的運動分析器，使之興奮，無意中指揮某些部位、特別是手脚的肌肉，使其活動起來。另一方面是在練功時，某些部位的肌肉承受一定量的負荷，時間長了，肌肉疲勞後也會產生這種抖動現象。練功時，有時抖動幾次就不抖動了，說明某些部位的肌肉沒有放鬆，可繼續練習，待全身出汗後再停功，停功後用熱水擦身，會感到很舒服。如果是練自發動功，那就按自發動功的練功原則、注意事項和收功方法進行。但練功時絕對不能有意識地要身體動起來。這樣不好，易出偏差。

79 爲什麼練功時身體有溫暖感和出汗現象？

不管是夏天還是冬天，不管是清晨或是夜晚，練習氣功時都會有身體發熱、出汗和溫暖的感覺，這是好現象，也是練功的良好效應。

練功時，雖然從外表上看運動量不大，但身體的內運動卻比較激烈，從而促使植物神經興奮，運動分析器和皮膚分析器也相應興奮，使肌體的新陳代謝旺盛，血液循環相對加強，汗腺分泌力增強，皮膚溫度上升，使身體產生發熱和出汗的正常現象。

作者在上海瑞金醫院、高血壓研究所採用熱象儀實驗，練站樁功 3 分鐘後，手心勞宮穴的溫度就上升 2.8℃。皮膚溫度上升了，身體就感到有熱感或溫熱感，要散熱，就會產生出汗現象。但在練功時，如果身體感到很熱，出汗很多，也要加以適當的控制。控制的方法是，一方面縮短練功時間，另一方面減輕練功強度，或減輕意識對某一部位的刺激。

如練功時身體發熱出汗，練功後應把汗擦乾，及時穿上衣服，注意保暖。如果出汗較多，不要馬上直接吹風；如不要開電風扇或坐在風口，也不要立即用冷水洗手或沖身，應稍等片刻再進行沖洗，避免因受涼和冷刺激，出現偏差。

80 爲什麼練功時某些部位的皮膚、肌肉有酸、麻、脹、熱、涼、重、癢等感覺？

練習氣功時，由於氣機發動後全身生理、生化都在發生變化，特別是交感神經和副交感神經興奮與抑制逐漸趨於平衡；例如練功前情緒激動，使交感神經興奮性增強，副交感神經減弱，而練功時人處在較安靜的狀態，情緒較穩定，交感神經的興奮性相應抑制，副交感神經的興奮性相對增強。與此同時，練功時血液循環加強了，內分泌系統功能提高了，新陳代謝改善了。由於神經在調節，氣血在調和，經絡在疏通，肌電在變化，因而引起身體某些部位的皮膚肌肉有發麻、發脹、發熱、發涼、發酸、發重、發癢和蟲爬、蟻走等感覺，氣功俗稱「八觸」。這些都屬於正常現象，不必驚恐、緊張，只要順其自然地練下去，就會獲得較好的效果。

81 爲什麼有的人練功時眼前會出現各種各樣的幻景呢？

練功時，有的人眼前會有各種各樣顏色和各種各樣形狀的景物出現，氣功稱這些現象爲「幻覺」。這種現象並不神秘，而是大腦皮層進入深度抑制後才會出現的，它與作夢的道理相同，兩者都是以往經歷過的事情在大腦中留下的印象、痕跡在一定的條件下重新呈現出來。但幻覺與做夢不同之處在於：幻覺是在練功入靜的情況下出現，而做夢是在睡眠的情況下出現。因此練功時出現幻覺不必緊張，不必害怕，但也不要追求，順其自然，繼續練下去，經過一段時間就會消失。如果這些幻覺繼續存在，影響練功，可考慮改換另一種練功方法，此現象就會逐漸消失。

82 練功時全身感到發冷，是否可以繼續練下去？

練功者在練功時一般都有感到舒適或全身發熱、出微汗等良好效應。但有的人在練功時，因精神緊張、恐懼憤怒等心理狀態，出現全身發冷，甚至越練越冷，這時繼續練下去是不適宜的，應該暫時停止練功，等第二天再練；或者臨時改做一些輕鬆愉快的肢體活動，或其他有益的文體活動，待精神緊張和恐懼憤怒的心理平靜或消失後，再繼續練功。如果第二次練功時又出現全身發冷現象，就必須採取措施，如練功前先喝一杯熱牛奶、熱咖啡、熱豆漿、熱白開水，使身體有些溫暖感，怕冷的現象就會逐漸消失。待此現象消失或減輕時而練，效果更好。

如練自發動功時出現發冷現象，可在收功後練習一下站樁功(中位或低位)，全身即會轉暖。

83 練習站樁功，膝關節產生酸痛等反應是正常現象嗎？

是屬於正常現象。因爲練站樁功時，雖說身體要儘量放鬆，但身體要求保持一定姿勢，所以放鬆是相對的。由於膝關節要保持一定的屈度，特別是中位站樁和低位站樁，膝關節的負擔量就更大。再加上站樁時內運動較激烈，某些器官，某些部位反應較大，因此，氣功鍛鍊後，全身有點酸痛，特別是膝關節酸痛更加厲害，這是正常現象。隨著練功時間的延長，這些現象會逐漸消失。這同體育鍛鍊有些相似：「沒有酸痛就沒有訓練。」站樁時，沒有這些反應，就達不到鍛鍊身體的目的。因此練站樁功時，全身發熱，出微汗，膝關節有些酸痛，都屬於正常現象，甚至可說是個好現象。

84 練站樁功時間長了會不會發生下肢靜脈曲張？

不會。下肢的靜脈分淺靜脈和深靜脈，淺靜脈有大隱靜脈及小隱靜脈，深靜脈有脛後靜脈、脛前靜脈、膕靜脈、股靜脈。深淺靜脈靠交通支相通。不管是下肢深淺靜脈或交通支，都有一個特點，就是有靜脈瓣膜，這些瓣膜是防止血液沿靜脈向心臟流動時發生倒流的「倒置」。而靜脈曲張是因爲靜脈血管的彈性減弱，管內瓣膜功能不全，使防止血液倒流的瓣膜變性，血液循環不疏暢，皮下肢的靜脈血液不能順利流回心臟而集聚在下肢所導致。

站樁，看起來下肢不動，但站了一些時候，下肢感到熱呼呼的，這說明站樁不僅能增強肌肉的力量，也能增進血管壁的彈性，提高靜脈血管瓣膜的功能，從而促進了下肢的血液循環。所以站樁不僅不會發生下肢靜脈曲張，而且能增強下肢血液的回流作用。

85 練站樁功時可以聽音樂嗎？

練習站樁功時，必須注意姿勢的正確，身體保持相對放鬆，呼吸以自然呼吸爲主，意念以安靜爲主，或採用良性意念法。爲了使站樁的時間延長，有的人在練站樁功當中，邊進行調身、調息、調心的鍛鍊，邊收聽某些輕鬆愉快的音樂，可使身心愉快、輕鬆，從而使大腦皮層中的某些不良刺激、緊張信號得到緩解與消除，這不僅能排除雜念，消除疲勞，而且感到時間過得較快。因此，聽音樂是可以的。但在收聽音樂時，宜選擇輕音樂，音量小些；聽音樂的同時，要注意「三調」的鍛鍊，而不是專門欣賞音樂，否則，與一般的音樂欣賞就沒有什麼區別了。練習站樁功時，收聽輕鬆愉快的音樂，不僅能增強練功的效果，而且能防止氣功出偏差。

86 練站樁功有時也會不由自主地舞動起來，怎麼辦？

站樁是仿照樹木深根在地，固定不動之狀態下生長發育起來，運用到人體健康治療強身上的一種功法。站樁功要求放鬆、自然，保持正確姿勢，身體不能亂動，呼吸調和，精神愉快即可，不要求舞動。但有的人站樁到一定階段，在某些情況下，突然不由自主地動起來，這是由於身體氣機發動的結果，沒有什麼關係。一般而言，站樁是不主張舞動的，如果突然產生舞動現象，那也順其自然；如果動得舒服，以後練習就繼續讓其舞動。但千萬不要追求，以免偏差。如果動得不舒服，就按自發動功的收功方法，結束舞動現象。若喜歡舞動，就必須根據自發動功的練功原則、注意事項進行(詳見自發動功一問)。

87 練功後手指端變粗了怎麼辦？

我們經過多次測試，證明人在氣功狀態下，血管容積增大，練功後之，手指端變粗是肢端末梢微血管在氣功狀態下血容積增大，血流量增多，收功後血液未能及時回流、仍滯存於肢端所致。因此，我們主張每次收功之後都稍用力搓擦手掌、手背和手指，讓指端血液及時回流，以防止指端變粗的現象；若手指端已變粗，也可以通過這個辦法解決。

88 練功受驚後，應該怎麼辦？

有些人在練功過程當中，如在入靜和意守階段，有時外界往往有巨響突然襲來，或功中出現幻覺現象，因而恐懼，受驚。患者受驚後常表現爲惶恐不安，心律不齊，或伴有機體不同性質的異常感覺，以往練功時之良好現象，如入靜迅速、呼吸細長、全身舒服感等現象也隨之消失。出現這種情況時，必須立即停止練功，用雙手手掌按住耳門處做鳴鼓十次，或喝一杯熱茶，然後用熱水擦臉或用熱水浸雙手 1～3 分鐘；最好洗個熱水澡，以此放鬆肌肉、平靜情緒和消除緊張。

值得一提的是，如果在練功入靜時突然發生意外，思想千萬不要緊張，保持心靜意定，採取不理不睬的態度，順其自然地練下去，就可避免受驚或出偏差。

89 急性扭傷，應如何進行合理的氣功療法？

在日常工作、生活和運動中，皮膚、肌肉、關節、骨骼碰傷，特別是軟組織扭傷是經常發生的。有一部分患者會立即採用熱敷或用紅花、透骨草、伸骨草、荊芥、防風之類的中藥進行熏洗療法或對扭傷部位立即進行氣功意守和氣功按摩療法。我們認爲，這樣治療都會導致血管擴張，滲出加快，腫脹自然加劇，組織破壞也就加重，對治療扭傷不利。

一般來講，軟組織遭到急性扭傷之後，受損的肌肉、韌帶、關節囊等部位的微血管也必然損傷，在急性初期階段的治療原則，應選擇冷敷療法，使血管收縮，以減少內出血，使腫脹逐漸消退，待 24 小時以後，根據損傷情況，才開始考慮熱敷、熏洗療法，氣功意守患處及氣功按摩療法。

一般在扭傷 2～3 天，腫脹消退，急性期過後，或扭傷日久，局部軟組織發生黏連，關節功能受限或局部受傷出現瘀血硬塊時，採用熱敷、熏洗療法和氣功療法(包括氣功意守患處和氣功按摩)，可達到疏通經絡，舒筋活血，氣行傷癒之目的。所以，急性扭傷必須待急性期過後才進行氣功療法，才是比較適宜的。

90 本書介紹的這套自發動功的一般外動規律是怎樣的？

練習本書所介紹的這套自發動功時，在高度入靜的情況下，身體的各部位會自發地運動起來。這是一種正常的「靜極生動」現象。本功的肢體運動是自發的，也是有規律的。從外動的趨勢來看，是由小動到大動，由肢體的局部到全身，由猛烈到平穩，由亂動到有規律地動，由間息的動到靜動自如。從範圍來講，有各式各樣的拳式動作或一些類似於體操、武術、舞蹈的動作會自覺地給自己按摩拍打、點穴、指示經絡，並會自發地做出類似虎、熊、鹿、鳥、猿等「五禽」的形象、動作和聲音。而各人自發的動作(包括五禽動作)是不盡相同的。

肢體運動的正常規律是：

靜→自發外動→間息動→靜動自如→虛無。

即由無規律轉向有規律。

91 爲什麼練習自發動功之後，有些人會感到頭暈作嘔？怎麼辦？

產生此種情況的原因，一般是練功者對自己所練習的自發動功功法掌握不夠熟練，或是不遵照功法的要領及注意事項練功所致。凡是有意無意地不循章法練習自發動功的人，收功後有時會出現頭暈作嘔現象。如體弱的患者採用站式姿勢練習自發動功(體弱患者應採用臥式或坐式)；如外動過度劇烈，不加抑制；如外動時間過長，造成身體過度疲勞不適應；如練功者閉眼後沒有做到內視肚臍，而是內視「祖竅」穴或鼻端；如外動產生旋轉動作時不加意控制(產生旋轉外動時應加意控制，採用反方向轉或坐下使旋轉停止)；如在風口的地方迎風練習，以致著涼——都容易導致練功後產生頭暈、作嘔現象。要防止這種現象產生，就必須根據自身的體質與病況選擇合適的練功姿勢、練功時間，控制練功的外動強度，切實按各種自發動功的程式及注意事項練習。

92 爲什麼練習自發動功之後，有些人會手脚冰涼？怎麼辦？

此種現象往往出現於本來就是手足溫度比較冰冷的人，因爲這些人多數是由於體溫調節作用特殊而引起，也有部分是因體弱、末梢血液循環差而致手足冰冷。這些人出汗特別多，手足皮膚經常濕潤。練功後出現兩手冰涼的人卻往往又是身上出汗多的人。看來這可能是人體爲了保存熱量(出汗是一個體內放熱的過程)，維持體溫，四肢小動脈明顯收縮，外周血流減少的原因。

練習自發動功後，出現此現象是暫時的，當練功時外動由大動轉入小動或靜時，這種現象會明顯改善。在練習自發動功之後出現此現象時，應即擦乾身上的汗，不要到擋風的地方去，應用力搓手和擦湧泉穴，並繼續練習一下中位或低位站樁功，即可排除上述現象。

93 練習自發動功時，意念活動程序未完成便外動起來，怎麼辦？

按照本書介紹的自發動功功法練習，當練功進入眞正入靜時，會產生自發的外動。有了第一次完全順其自然的自發外動，每次練習此功法便很容易外動起來。當練功比較成熟時，也往往有些練功者當入靜後、意念活動還未完成時便自發外動起來，對此種現象應立即加以抑制，強制自己要完成全部意念活動後才好外動，否則會產生偏差；如會使練功者產生平時稍靜下來便手舞足蹈的弊病，或導致練功者大動不已，無法收功的毛病。因此須加注意，切不要把此種現象視爲入靜得法、功夫到家的標誌。

94 練習自發動功時，功間沒有產生外動，收功時卻有點想動起來，爲什麼？怎麼辦？

產生此種現象，一般是練功時間不夠長，未達「陽氣」發動便收功。這是一種原因。另一種原因則是，練功時意念未能集中到意守部位，即練功過程未能做到意守丹田，一直到收功要意念繞肚臍轉圈時，意念才眞正集中到那裡，此時「陽氣」便微微發動，使外動也隨之產生。要克服這種現象，首先應做到練功時眞正入靜，做到眼要內視丹田，耳要聽著丹田，腦要想著丹田，亦即要輕輕地意守著丹田這個部位，使體內「陽氣」發動，以引發外動。同時可把練功時間適當延長些(以收功後自我感覺沒有不適爲度)，以保證有充足的時間利於「陽氣」發動。

95 練習自發動功一段時間後，練功時往往會感到體內有熱氣團或熱氣流，爲什麼？怎麼辦？

練習本書介紹的自發動功一段時間後，練功時往往會感到體內有熱氣團或熱氣流，這是練功者體內產生「內氣」的一種良好感應。這團熱氣會產生在各條經脈的一些部位，當功夫達到一定的深度，「內氣」充足時，這團熱氣又會發展成一股熱氣流，循體內經脈流轉，這就是氣功術語中所指的「通大、小周天」的感應。當練功者體內產生熱氣團竄動感應時，不應控制，不要追求，不能加意誘導，應繼續練習，順其自然發展，使「內氣」增強。內氣」在體內穴位部位竄動能產生如針灸穴位的治療作用。「內氣」增強之後，體魄也自然會壯健起來的。

96 練習自發動功時，單側或雙側耳朵有時會出現「如風蓋耳」現象，爲什麼？怎麼辦？

五官有病灶或上呼吸道發炎的練功者練習自發動功時，往往會出現此種現象。這是練功時「氣攻病灶」的感應。如出現此種現象，不要害怕，應繼續練下去，待排除後才收功(往往會很快便自我排除)。若收功後仍出現此種現象，可把口張闔幾次，或捂著鼻子、闔著口噴一下氣便可解決。有此種現象的練功者，日後應加強氣功的練習，以幫助消除病灶，使身體康復。

97 練習自發動功時，如何使意守丹田與自然呼吸配合好？

本書介紹的自發動功意守部位是丹田，採用的是自然呼吸法，即要求練功者練習此功時不要注意呼吸，使呼吸完全從屬於自然。這樣做有利於入靜，並能防止出現憋氣的偏差。但當練功者意守著丹田，進入全靜狀態後，呼吸便會不由自主地隨之深長、緩慢起來(這是此功不用加意練習呼吸，自然而然能自發地練好呼吸的一個特點)。這是一種良好的練功感應。出現此種現象時，練功者應輕輕地意守著丹田，對呼吸不加任何注意。此時絕不要忘記意守丹田，不要用意使呼吸達到自我要求的速度和深度，而應讓其自然地發展。這樣，收功後練功者會覺得胸腔部有一種舒適感(呼吸系統病之患者，感覺尤其明顯)。如此堅持練習下去，將會使練功者每分鐘的呼吸次數逐漸減少，呼吸深度逐漸增大，呼吸系統的生理功能得到提高。

筆者在醫院指導矽肺病人練習自發動功時，強調練功者要按照上述原則處理這種練功感應，取得了滿意的療效。

98 練習自發動功時，體內有感應但沒有外動，會產生練功效果嗎？

練習本書介紹的自發動功的一般練習者在掌握好功法之後，當練功進入完全入靜時，「陽氣」發動，會自覺地外動起來；繼續加強練習，便會產生各種體內感應；功夫深化後，「內氣」的感應也逐漸出現。這是一般的練功規律。但有個別練功者，練習此功一段較長的時間之後，產生了體內的各種感應，甚至「內氣」的感應也產生了，但總是沒有自發外動，這可能是先有內動而不易產生外動的特殊規律所致。我們經過長時間的臨床觀察，看到這種情況的練功者雖然在一段時間裡練功時不產生自發外動，但練功的效果還是很好。我們還對有這種情況的練習者進行過一些生理指標的檢測，證實了這個事實。我們認爲，這種練功者只要能做到眞正入靜，儘管暫時沒有外動，但已產生了練習靜功的效應。而且，從觀察中看到，這種練功者堅持練習下去，終歸會自發外動起來，並且外動得會劇烈而有規律性。

99 練習自發動功時，體內患部往往會作痛，爲什麼？怎麼辦？

當有病痛的練功者掌握本書介紹的自發動功功法之後，

練功時往往會感到體內病患部位有疼痛或不適之感，且每次產生的持續時間不等，痛的程度不同，有時甚至會劇痛難忍。這是一種氣攻病灶的良好感應。出現此種現象時，練功者不應害怕，更不應中斷當次的練功(如遇到劇痛難忍時，可由練站式變爲練坐式或臥式姿勢)，應繼續加強意守，把功練下去，直至疼痛完全緩解方好收功。長期觀察表明，練功時氣功病灶所產生的疼痛會在繼續練功時自行緩解。在觀察中還發現，患者練功時每出現一次氣攻病灶的現象，病情就會向好的方向轉化一步。

100 練習自發動功時，有些人會流眼淚或流鼻涕，爲什麼？怎麼辦？

有眼、鼻疾患，上呼吸道炎或肝氣鬱結的患者，練習自發動功時往往會出現流眼淚或鼻涕的現象。這是一種氣攻病灶的良好感應，不必害怕，應繼續練下去，待眼淚、鼻涕不再流時才收功。這對幫助練功者恢復健康有很大的好處。

101 練習自發動功外動劇烈時可強制自己立即收功嗎？

練習者在練功前應明白，練功時外動的範圍應以不超過自己站著時向體側平舉兩手的範圍爲度，外動的強度應以收功後自身不感到疲倦爲度。如練功前能明確到這一點，練功中一般就不會出現劇烈的外動。若出現外動劇烈時，不能強制自己立即停功，而應暗示自己慢慢停下來，當肢體回復到停止外動以後才收功。

如果外動劇烈時即強制收功，那會使身體感到不適，肢體在收功後又亂動起來，甚至會導致下次練功時產生大動不已，無法收功的弊病。因此，要十分注意收功方法。

102 練習自發動功時出現咳嗽、痰液時怎麼處理？

有呼吸系統疾患的練功者，在練習本書介紹的這套自發動功時，往往會出現咳嗽及大量的痰液，這是一種氣攻病灶的良好效應。遇到此種現象，不應抑制咳嗽，應把咳出的痰液吐掉，待咳嗽慢慢停止之後，繼續意守丹田，繼續練功，直到不再咳嗽了才收功。這樣，經過一段時間之後，病情便會緩解，逐漸好轉。

103 《行氣玉佩銘》的內容是什麼？

《行氣玉佩銘》是近代出土的文物，它記載了古人練習氣功的情況，證明我國人民在戰國初期(公元前四世紀時)就積累了豐富的練功經驗。

《行氣玉佩銘》中記載：「行氣，深則蓄，蓄則伸，伸則下，下則定，定則固，固則萌，萌則長，長則退，退則天，天幾春在上，地幾春在下，順則生，逆則死。」

郭沫若在《奴隸制時代》一書中，對這一出土文物做了考證。他認爲，這是深呼吸的一個回合。吸氣深入則多其量，使它往下伸，往下伸則定而固，然後呼出，如草木之萌芽，往上長，與深入時的徑路相反而退進，退到絕頂。這樣天機便朝上動，地機便朝下動。順此行之則生，逆此行之則死。這就是古人所說的「導引」，今人所說的氣功。

我們認爲，這段銘文，具體而生動地敍述了古人練習氣功的調息過程，和內氣循經絡路線運行的情況。從而進一步證明，氣功是中國醫學的珍貴遺產之一，是使人健康長壽的一門科學。

104 馬王堆漢墓出土文物中有何重要的氣功文獻？

1973 年，在長沙馬王堆三號漢墓出土文物中發現兩件重要的氣功文獻：一是迄今爲止所能見到的最早的西漢初期繪製的彩色《導引圖》，其中有一幅彩色帛畫繪有人像四十多個，他們的練功姿勢多種多樣，有閉目靜坐的，有雙手抱頭的，有收腹下蹲的，有彎腰打躬的，有站立仰天的，有屈膝下按的，形象栩栩如生。它對於研究氣功的源流和發展，具有十分重要的價值。二是《辟穀食氣法》。它是與《導引圖》聯接在一幅上的。其功法有許多特點，並提出了怎樣按照季節，選擇環境，進行「食氣」的方法，對後人很有啓發——即練功時要講究四時及地點、方向。

〈全書終〉

國家圖書館出版品預行編目資料

氣功學／林厚省／著
-- 修訂一版 .-- 新北市：新潮社， 2014.08
面； 公分 . --
ISBN 978-986-316-558-3（平裝）

1. 氣功

413.94 103012821

氣功學

作　　者　林厚省

〈企劃〉
益智書坊
〔出版者〕新潮社文化事業有限公司
電話 (02) 8666-5711＊傳真 (02) 8666-5833
〔E-mail〕editor@xcsbook.com.tw
印前作業：東豪印刷事業有限公司

〈代理商〉
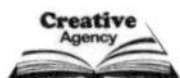

創智文化有限公司

新北市23674土城區忠承路89號6樓（永寧科技園區）
電話 (02) 2268-3489＊傳真 (02) 2269-6560

2014年8月　修訂一版
2019年8月　一版三刷